互联网+乡村医生培训教材

总主编　何清湖　宋春生

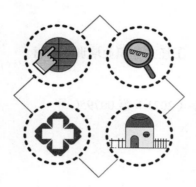

经方临床应用

（供乡村医生、全科医生等基层医护人员用）

主编　田雪飞

全国百佳图书出版单位

中国中医药出版社

·北　京·

图书在版编目（CIP）数据

经方临床应用 / 田雪飞主编 . —北京：中国中医
药出版社，2021.11
互联网＋乡村医生培训教材
ISBN 978-7-5132-6723-6

Ⅰ . ①经…　Ⅱ . ①田…　Ⅲ . ①经方－职业培训－教材
Ⅳ . ① R289.2

中国版本图书馆 CIP 数据核字（2021）第 007950 号

中国中医药出版社出版
北京经济技术开发区科创十三街 31 号院二区 8 号楼
邮政编码　100176
传真　010-64405721
河北省武强县画业有限责任公司印刷
各地新华书店经销

开本 787×1092　1/16　印张 19.5　字数 400 千字
2021 年 11 月第 1 版　2021 年 11 月第 1 次印刷
书号　ISBN 978-7-5132-6723-6

定价　79.00 元
网址　www.cptcm.com

服 务 热 线　010-64405510
购 书 热 线　010-89535836
维 权 打 假　010-64405753

微信服务号　zgzyycbs
微商城网址　https://kdt.im/LIdUGr
官 方 微 博　http://e.weibo.com/cptcm
天猫旗舰店网址　https://zgzyycbs.tmall.com

如有印装质量问题请与本社出版部联系（010-64405510）
版权专有　侵权必究

《经方临床应用》编委会

前　言

习近平总书记指出："没有全民健康，就没有全面小康。"2020 年
10 月，中国共产党第十九届中央委员会第五次全体会议审议通过了
《中共中央关于制定国民经济和社会发展第十四个五年规划和二〇三五
年远景目标的建议》，其中明确指出："坚持把解决好'三农'问题作为
全党工作重中之重，走中国特色社会主义乡村振兴道路，全面实施乡
村振兴战略。"

随着社会主义新农村建设的不断推进、医药卫生体制改革的日益
深化和农村疾病流行模式的逐步改变，农村居民对乡村医生的整体素
质寄予了新的期待，农村卫生工作对乡村医生提出了更高要求。乡村
医生是我国医疗卫生服务队伍的重要组成部分，是最贴近亿万农村居
民的健康"守护人"，是发展农村医疗卫生事业、保障农村居民健康的
重要力量。长期以来，受多种历史条件影响，我国乡村医生业务素养
整体不高，乡村医疗服务水平比较低下，与乡村经济蓬勃发展、农村
居民医疗卫生服务需求日益增长的速度不相适应。因此，全面加强乡
村医生队伍建设，提升乡村医疗服务水平，构建和谐稳固的基层医疗
服务体系，是新时代发展对乡村医疗服务提出的新要求，是达到全面
实施乡村振兴战略目标的重要内容。

立足国情，紧扣需求，尊重规律，制定实施全面建成小康社会阶
段的乡村医生教育规划，强化素质能力培养培训，加快乡村医生队伍
向执业（助理）医师转化，提高整体服务水平，逐步缩小城乡基层卫
生服务水平的差距，已经成为当前和今后一段时期深化医改、加强农

村卫生工作、推进新农村建设、保障和改善民生的一项重要而紧迫的任务。

为全面落实党中央重要决策部署，中国中医药出版社和湖南中医药大学共同策划了《互联网＋乡村医生培训教材》的编写出版工作。旨在通过编写规范化教材，以互联网＋网络远程教学、面授讲座和临床辅导教学相结合等方式，提升乡村医生专业理论水平和临床操作技能，以满足新时代基层人民的健康需求。

为了编写好本套教材，我们前期做了广泛的调研，充分了解了基层乡村医生的切实需求，在此基础上科学设置了本套教材内容体系和分册章目。本套教材共设置了《中医基本理论》《经方临床应用》《中医经典名句》《中医适宜技术》《名医医案导读》《中医名方名药》《中草药辨识与应用》《健康教育中医基本内容》《初级卫生保健》《西医诊疗技能》《常见疾病防治》《危急重症处理》12本分册，编写过程中注重突出以下"五性"特色。

1. 科学性。力求编写内容符合客观实际，概念、定义、论点正确，论据充分，实践技能操作以卫生部门标准或规范、行业标准、各学会规范指南等为依据，保证内容科学性。

2. 实用性。《互联网＋乡村医生培训教材》主要是针对在职的乡村医生，在教材编写的基本要求和框架下，以实际需求为导向，充分考虑基层医疗"简、便、廉、验"的客观要求，根据乡村医生的切实需求设置教材章目，注重技能水平的提高和规范化。

3. 先进性。医学是一门不断更新的学科，在本套教材的编写过程中尽可能纳入最新的诊疗理念和技术方法，避免理论与实践脱节。

4. 系统性。在明确培训的主要对象是在职乡村医生的基础上，有针对性地设置了培训章节和条目，内容强调六位一体（预防、医疗、康复、保健、计划生育、宣传教育），并充分考虑到学科的知识结构和学员认知结构，注意各章节之间的衔接性、连贯性及渗透性。

5. 启发性。医者意也，要启发悟性，引导乡村医生在培训教育和工作实践中不断发现问题、解决问题，从而在工作中不断提高自己的医疗实践能力。

另外，本套教材在整体展现形式上也有较大创新：以纸质教材为主体，辅以多元化的数字资源，如视频、音频、图片、PPT 等，涵盖理论阐述、临床操作等内容，充分体现互联网＋思维。

为了尽可能高标准地编写好全国首套基层医生规范化培训教材，我们公开在全国进行了各分册编写人员的遴选，参编人员主要来自全国各大高校和三级甲等医院中学验俱丰的医学专家、学者。全体编写人员肩负使命与责任，前后历时两年余，反复打磨，在完成教材基本内容的基础上，又完善了教学大纲和训练题库，并丰富了数字教学资源，力求编写出一套以在职乡村医生为主要对象、线上线下相融合的基层医生继续教育精品教材，以填补乡村医生规范化培训教材的空白。

习近平总书记指出：当今世界正经历百年未有之大变局，我国正处于实现中华民族伟大复兴的关键时期。当前，我国医疗卫生事业发展迎来历史机遇期，进一步转变医学目的，实现我国医疗卫生工作重心下移、战略目标前移，需要全体医务工作者的共同努力。我们真诚希望本套教材的出版和使用，能够为我国乡村医生系统规范化培训提供教材蓝本，为全面提升乡村医疗卫生水平提供助力。

由于我们是首次系统编写乡村医生培训教材，加之融合互联网技术的应用，没有太多经验可以借鉴，本套教材的内容和形式尚有不足之处。希望广大读者能不吝指出，以便我们及时修订和完善，不断提高教材质量。也真诚希望广大乡村医生能够有所收获，在充满希望的美丽乡村建设中，更加有所作为！

何清湖　宋春生
2020 年 11 月孟冬

编写说明

经方因疗效卓越、效如桴鼓而备受推崇。对广大基层中医师而言，面对难懂的《伤寒杂病论》经典条文，能找到一本与经方临床应用互参的快速入门手册，是初学之时的急迫需求。清代医家陆九芝曾经说过，"学医从《伤寒》入手，始则难，继而大易"。由经方而旁及后世的其他医籍，是中医学习和入门的正道，这也是许多中医临床医者的深刻体会。学好经方，运用经方临证处理疾病，组方配伍遵循"知犯何逆，随证治之"的中医辨证思维，出具的方药追求简约而力量专宏的特点，是医者尽力追求的目标。

本书收集的经方以古代经典医籍《伤寒论》《金匮要略》的经典方为主，此外还收集了《温病条辨》中的少数疗效确切、对传统经方有补充作用、现代常用于治疗热病的几首方剂，与经方同列且互为补充。

经方的剂量选择，一直是初学者困扰的问题。为了帮助读者应用经方，我们在导论中对《伤寒论》的剂量换算进行了详细说明，采用汉制度量衡的"两"与现代单位"g"进行换算，最大限度地保持经方的原汁原味。此外，经方原文中许多特殊的剂量表示方法，如厚朴一尺、半夏半升、附子一枚等也进行了剂量换算，以方便读者结合临床参考使用。鉴于患者的地域、体质、病程等多方面的因素以及古代与现代药材的质量、加工工艺、服药方法等不同，对于一些有毒性的峻猛药物，建议从小剂量开始运用为佳。

本书的编写，根据方剂的类型进行章节编排，便于读者根据类方的特点进行综合分析，利于读者对主症和兼症的深入理解，快速掌握临证的加减要诀。如桂枝类方，选取了桂枝汤为基础的27个常用方剂进行罗列，免去了读者在原著中寻找出处的繁琐，并方便进行参阅对比。

为了尽量贴近临床，每一个经方包括了原文、方歌、辨证要点、现代应用、经验采撷以及典型病案。其中"原文"及"方歌"方便读者温习理论，熟悉方药组成；选用的带有剂量、服用方法，甚至制作方法的长沙方歌括，可有效地解决经方容易混淆、剂量掌握不准的问题。本书中的"辨证要点"是从证、病机、证候三方面对经方进行高度归纳，"现代应用"则根据治疗疾病的应用频率进行排列，方便临证时查询。在经方的使用中，我们经常会碰到一些原著中没有提到的兼症或夹杂症，因此在"经验采撷"中针对常见的兼症或夹杂症总结了常用加减法以及一些应用心得体会，供学习者临证参考。"典型病案"中罗列了针对性的常见病案，使本书更具有临床指导意义。

本教材是学习经方、传承经方的入门教材。书中对每个经方的特点进行了总结，并通过医案互参的形式，将经方应用知识传授给读者。不仅在临床中可以参照使用，也为今后的理论提升与进阶奠定基础。希冀本书能为经方的传承贡献菲薄之力。

因编者水平所限，纰漏之处在所难免，望读者指正。

《经方临床应用》编委会

2021 年 9 月 12 日

目　录

导 论

一、经方源流

经方起源于东汉张仲景的《伤寒杂病论》，经方派的学术思想也根于六经辨证。广义的经方，是古代经验方的总称。狭义的经方，是随着明清时期医学的发展，张仲景的《伤寒论》《金匮要略》被视为医学经典，书中所载的经典方，被称为经方。

张仲景在原序中列举了撰写《伤寒杂病论》时参考的医籍，包括《素问》《九卷》《八十一难》《阴阳大论》《胎胪药录》《平脉辨证》等，合为十六卷，其理法方药齐备，被称为"方书之祖"。后世医家根据各自不同的见解，分为六大流派。

一为理法派。以金代医家成无己、清代医家喻昌为代表。成无己是最早注释伤寒论的医学家，以《黄帝内经》(简称《内经》)《难经》来辨析伤寒，著有《注解伤寒论》《伤寒明理论》，后世又称之为"崇古理法派"；喻昌以三纲学说释伤寒，体现了仲景早期治病的思想，后世称之为"重修理法派"。

二为经络派。以北宋医家朱肱为代表。用"经络说"解释六经方证发生与演变的机理，主张脉症合参辨别病证表里虚实阴阳的性质，开创了"以方类证""以证类方"等类证分析伤寒的归纳方法。主张辨证与辨病相结合，同时详述了方药的加减之法，著有《活人书》。

三为气论派。以清代医家黄元御为代表。黄元御对《黄帝内经》《难经》《伤寒论》《金匮要略》均有精辟的见解。在所著《伤寒悬解》中，认为伤寒六经从六气而治，创疗伤寒守五味之说；在《金匮悬解》中，认为治杂病应主扶阳气，以运化为本，并将经方所用之药共 160 种，以药名药性为纲，以药方用此药为目，各推其因证主治之意。

　　四为方证派。以清代伤寒学家柯琴为代表。采用"以方名证、因方类证"的方法，以六经分篇，以证分类，以类分方，对伤寒及杂症据六经加以分类注释，使辨证论治之法更切实用，对后世研究《伤寒论》颇有影响。所著《伤寒来苏集》为后世学习《伤寒论》的范本之一。

　　五为法证派。以清代医家尤在泾为代表。著有《伤寒贯珠集》《金匮翼》等，对《伤寒论》做了逐条注解和阐发，对原书的有些内容次序做了重新的编排归类，为后世研读经方的重要参考书。研究伤寒，按法类证，开创了以法类证的先河。

　　六为经证派。以清代医家沈明宗为代表。著有《伤寒六经辨证治法》《伤寒六经纂注》《金匮要略编注》等。突出六经主病，颇多创见，以《内经》《难经》等经典对《伤寒杂病论》进行注解，条文下必有概括题要、分析、释义、病机分析、方药作用等。

　　晚清以后，经方医学的代表人物是曹颖甫，著有《经方实验录》，主张研究仲景学说，以"考验实用为主要"，力主经方，强调仲景之法今古咸宜。同时代的还有一批临床经方家，如郑钦安、余听鸿等均擅长经方的运用。民国时期，受日本汉方研究的思路和启发，涌现了一大批擅长用经方的医家如陈伯坛、范文虎、包识生、陈鼎三、恽铁樵、祝味菊、陆渊雷、黎庇留等，为现代"经方派"的起源。至抗日战争后，更是如雨后春笋般出现了一大批经方医家，北京的胡希恕、岳美中、赵锡武，上海的徐小圃、夏仲方、吴涵秋、刘鹤一、姜春华等，福建的陈慎吾，江西的杨志一，江苏的叶橘泉、余无言、章次公等，湖北的冉雪峰，湖南的赵守真，山西的刘绍武，河南的周连三，云南的吴佩衡、戴丽三，四川的范中林等。现代诸多经方传承类著作多为这些医家的医案集，他们对经方医学的传承产生了深远的影响。

　　了解经方的源流，有助于学习者更深入地理解经方的传承脉络，可以根据自己的知识背景与特点，从中选择最适合自己学习的经方著作，提高经方的临证应用水平。

二、经方辨治特点

　　经方的运用，是以六经辨证为核心。因此首先必须弄清楚六经的本质。历代医家对于六经的认识是有分歧的，因此造就了理论认识的诸多流派。清代以后到近代，对于六经与经络的关系分歧越来越大。现在统一的认识是，六经是物质性的，是脏腑经络的生理和病理反应，反映了手足经脉与相应脏腑的病变，是脏腑经络的概括。

1. 六经辨证的本质

　　对于基层医者而言，更重要的是掌握六经辨证的本质。

　　六经分为太阳表证、少阳半表半里证、阳明里证等三阳经证，以及太阴证

（阴中之表）、少阴证（阴中之半表半里）、厥阴证（阴中之里）等三阴经证。一般来说，三阳经证候反映实证、热证、表证，三阴经证候反映虚证、寒证、里证，疾病发展到三阴经都是正气抗邪无力所致，出现系列虚衰的证候群。因此对于六经辨证而言，最首要的是分阴阳，以阴阳为纲来统摄表里、寒热、虚实等情况，即以三阴三阳为纲。"治病必求于本，本于阴阳"，这是六经辨证对疾病认识的指导总则。在实际应用中，单纯的表证、虚证、寒证与里证并不多见，多为合病或并病，这就要求我们对六经证各种特征性表现必须理解到位，灵活掌握。

2. 六经的传变

六经病的传变，是人体正邪斗争的反映，其中关键是正气，正气不能抗邪，则邪气就会传变，传里会使疾病更加严重，甚至传到阴经，病情会更加危重。因此，"扶阳气，保胃气，存津液"贯穿了六经辨证的始终。之所以会传变，是正气不足。究其根源，一为患者先天气血亏虚、阳气不足，二为误治耗伤气血津液，戕伐阳气。所以在太阳表证麻黄汤后，随即附上治禁，各种不可发汗的禁忌证对如何应用汗法体现得淋漓尽致。这都是我们学习经方时必须细细体会的。经方中尤其是汗、吐、下法，或者破血、逐水等方药使用的时候，在祛邪的同时，应特别重视匡扶正气，如因祛邪而伤正，不仅得不偿失，反而加重病情。

六经的传变，有以下几种类型。一是循经传，按照六经顺序传变，如太阳传少阳，但也可传阳明，如果传阳明的话也叫越经传；二是表里传，阳经直接传到阴经，例如太阳之邪传到少阴；三是直接出现三阴经的证候，叫直中，大多见于寒邪太过或者老年人气血亏虚，临床上多见于麻黄附子甘草汤或麻黄附子细辛汤证；四是并病，一经之病未愈，另一经之病又起；五是合病，同时出现两经或两经以上的病，这种情况在临床比较多见，如三阳合病等，多见于热病。

3. 六经证的区分

六经辨证需要区分主症、兼症、变证和兼夹证。也就是我们通常在临床辨证中提及的层次感——第一层次是主症，主症之后才是第二层次兼症，第三层次才是变证和兼夹症。这种层次感需要细细揣摩，最忌讳的是对主症视而不见，而将精力放在第二、三层次的处理上。

主症是占主导地位的证候，如小柴胡汤证"寒热往来，胸胁苦满，默默不欲饮食，心烦喜呕"，这些是判断小柴胡汤证的特征性症状，必须牢记条文而且学会变通，如外感后饮食减退，甚至呕吐，或者出现咳喘的胸部满闷等。这也对学习者提出更高的要求，要做到主症、主方都能背，打好基本功才是熟练应用的前提，在此基础上再不断根据自己的体会，在临床中逐渐形成自己的临证思维方法，才能真正做到举一反三。

至于兼症，就是主症基础上兼见的证候。例如桂枝加厚朴杏子汤证的"微喘"，桂枝加附子汤证的"小便难，四肢微急，难以屈伸"等。前者的"喘"是肺系的证候，而后者的小便难、四肢微急等是阳气不足、津液亏损的表现，均不属于桂枝汤证的范畴。通俗地讲，桂枝汤进行加减所依据的证候均属于兼症的内容。

变证及兼夹证更为复杂。变证是由于汗、吐、下、火等疗法误治以后发生病情变化从而出现的新证候，与原来的主症完全不同。明白变证的原因，对于临床的启发意义非常大，结合《金匮要略》的杂病治疗方法，对于完善六经辨证具有重要的意义，这也是"观其脉证，知犯何逆，随症治之"的精髓。对于兼夹证，常关系到新感和旧疾的问题，两个疾病如何治疗，哪个先治等都是必须考量的问题。那么在临证中如何去判断呢？原则上医者需要权衡疾病的轻重程度，根据第一位原则来判断。如虽有外感"身疼痛"，但同时"下利清谷"，这时候当然是先四逆汤救里，然后再去解表。又如"伤寒，脉结代，心动悸，炙甘草汤主之"，心脏的虚衰是第一位需要解决的，先用炙甘草汤治疗脉结代、心动悸，暂时先搁置伤寒表证的问题。

4. 经方用药宜从原方

经方除了疗效专宏以外，药味精简也是备受医者推崇的主要原因。经方的良好疗效体现了理与法，仅百味药物，通过几千年大量的临床实践与筛选，才形成现在的常用经方。方中每一味中药、加减都经过了仔细推敲，可谓千锤百炼才成方留世。对于经方的药味，一般情况下不宜随意加减，必须尽量遵从原方的剂量及比例，方能取得良效。如小柴胡汤，方中柴胡为半斤，因此临床有少阳伴发热的情况，柴胡的用量达到30~40g以上，则可起到立竿见影之效。又如泽泻汤治水饮头晕眩，方中为泽泻五两且分温再服，折成现代用量为30g以上；另，甘草泻心汤中之甘草，《伤寒论》中为炙甘草，而《金匮要略》中为生甘草，两者的量均为四两，折成现代用量为20g以上。许多初学者在学习经方时持有怀疑态度，尤其习惯于大而全的时方后，很难理解。后来在临床应用中领略到经方的疗效后，无不心服口服，从而转变成经方的崇拜者、追随者，这就是经方的魅力。

5. 经方为时方之源

中医辨证思维是支撑中医学发展和支持临床疗效的核心内容。辨证思维的描述起源于《黄帝内经》，在《肺胀》《咳论》等疾病专论中，完整清晰地记载了以症状、体征不同而分辨同一疾病的不同类型。以《伤寒杂病论》为代表的中医辨证思维演变过程，促进了中医学历史上至为重要的"六经辨证"体系，将"辨证"的方法、过程、治疗大法囊括其中。后世经过金、元、明、清的发展，逐渐完善。民国名医孔伯华先生说："仲景之立法垂训，乃法外有方，方外有法；金元四大家虽各成一派，乃羽翼仲景；后世叶天士、王孟英、吴鞠通，亦羽翼仲景也。"虽然有卫气营血等传变的温病传变层次变化，以及热病的三焦之说，但上述所设处方，确乃《伤寒论》之羽翼，与《伤寒论》之方互为补充，故本书中还撷取了部分温病方附于经方之中，以飨读者。

三、经方剂量换算

1. 经方剂量溯源

随着几千年历史的演变，采用东汉度量衡制的经方与中医现代用药规范和习惯比较，有着巨大的发展与衍变。《伤寒杂病论》来源于《黄帝内经》的基本理论和医药知识，为集秦汉医学大成之方书，为众方之祖。

1973年湖南长沙马王堆三号汉墓出土的《五十二病方》为现存最早记载中医方剂的医书，其中所载方剂剂量单位多为数量、拟量或估量，如枚、束、大围束、颗、杯、大如指等，或长度单位寸、尺和容量单位合、升、斗等，极少用到两、斤等精确的度量衡单位。

《伤寒杂病论》中使用的药物计量单位多为东汉通行度量衡单位，如精确的重量单位、容量单位，少数不精确的长度单位如尺（厚朴）、寸（手捻蜜作挺）等。其他估量性的单位如大枣用枚、葱白用茎、生姜用片等计量方法，因使用方便至今仍在临床中使用。由此可见，经方的药物剂量是逐步从估量向精确进步的。

后世医家对经方用量说法不一，如《本草纲目》云："今古异制，古之一两，今用一钱可也。"清代汪昂在《汤头歌诀》中也有相同的观点，这种经方1两者合1钱的说法对后世影响颇大。1964年出版的中医学院试用教材《伤寒论讲义》乃至后期的历次全国统编《伤寒论》教材均采用此方法，并将1钱改为3g。与中国学者不同，日本学者认为汉朝之1两相当于今1~1.6g，为日本汉方的常用量。

2. 东汉度量衡的标准

东汉时期的度量衡资料现在已经日趋完善，根据1984年国家计量局主编的《中国古代度量衡图集》中收集的东汉衡器"权"的资料，并结合史料、实物核算得出数据，东汉每斤合220g，即1两为13.8g≈14g，与李时珍、汪昂的1两等于1钱说法相去甚远。对于经方的剂量，应参考度量衡考证研究，实事求是，真正体现经方本来面目。关于"两"的剂量换算举例如下：如桂枝汤中桂枝三两，换算成现代为42g，根据桂枝汤的服用方法，煮三升，服一升，因此现代方剂中应用每剂中为14g；如果为顿服，如桂枝甘草汤中桂枝为四两，换算为现代剂量可达56g，这也是经方大剂量使用有奇效的奥妙之处。但大剂量使用对于初学者应当慎重，须防辨证错误而犯虚虚实实之戒。

3. 测量值与药物剂量的换算

《伤寒杂病论》中有大量以容量升、个数等测量值为单位的药物剂量，换算成现今药物剂量，见表1-1。

表1-1 《伤寒杂病论》中常用药物剂量换算

古剂量	《伤寒杂病论》药物剂量	今剂量（g）
容量（1L）	半夏	80
	五味子	90
	芒硝	120
	麦冬	90
	麻子仁	90
	赤小豆	150
	薤白	90
	百合	60
	葶苈子	120
	杏仁	100
	苦参	60
	酸枣仁	90
	小麦	120
	薏苡仁	150
	莘荸	20
	蜀椒	40
	吴茱萸	70
个数（1枚）	大枣	3
	杏仁	0.4
	附子小者	10
	附子大者	20
	栀子	1
	栝楼实	80
	乌梅	3
	枳实	15
	桃仁	0.3
	水蛭	1.5

4. 常用计器值与药物剂量的换算

《伤寒杂病论》中的常用计器有药物计器与药合计器两种。常用药物计器主要有：一方寸匕、一钱匕、梧桐子、鸡子大等。其中一方寸匕为6~9g，一钱匕为1.5~1.8g，梧桐子大1枚约为0.3~0.4g，鸡子大1枚约为45g。

第一章 桂枝汤类方

桂枝汤 PPT

桂枝汤类方视频

桂枝汤

【原文】

太阳中风，阳浮而阴弱。阳浮者，热自发，阴弱者，汗自出。啬啬恶寒，淅淅恶风，翕翕发热，鼻鸣干呕者，桂枝汤主之。（《伤寒论》第 12 条）

太阳病，头痛，发热，汗出，恶风，桂枝汤主之。（《伤寒论》第 13 条）

太阳病，下之后，其气上冲者，与桂枝汤，方用前法，若不上冲者，不得与之。（《伤寒论》第 15 条）

太阳病，初服桂枝汤，反烦不解者，先刺风池、风府，却与桂枝汤则愈。（《伤寒论》第 24 条）

伤寒发汗已解，半日许复烦，脉浮数者，可更发汗，宜桂枝汤。（《伤寒论》第 57 条）

病常自汗出者，此为荣气和，荣气和者，外不谐，以卫气不共荣气谐和故尔。以荣行脉中，卫行脉外，复发其汗，荣卫和则愈，宜桂枝汤。（《伤寒论》第 53 条）

患者脏无他病，时发热自汗出，而不愈者，此卫气不和也。先其时发汗则愈，宜桂枝汤。（《伤寒论》第 54 条）

伤寒，医下之，续得下利，清谷不止，身疼痛者，急当救里；后身疼痛，清便自调者，急当救表。救里宜四逆汤，救表宜桂枝汤。（《伤寒论》第 91 条）

太阴病，脉浮者，可发汗，宜桂枝汤。（《伤寒论》第 276 条）

吐利止，而身痛不休者，当消息和解其外，宜桂枝汤小和之。（《伤寒论》第 387 条）

师曰：妇人得平脉，阴脉小弱，其人渴，不能食，无寒热，名妊娠，桂枝汤主之。于法六十日当有此证，设有医治逆者，却一月加吐下者，则绝之。（《金匮要略·妇人妊娠病脉证并治第二十》第1条）

产后风续之数十日不解，头微痛，恶寒，时时有热，心下闷，干呕，汗出，虽久，阳旦证续在耳，可与阳旦汤。即桂枝汤。（《金匮要略·妇人产后病脉证并治第二十一》第8条）

桂枝三两（去皮），芍药三两，甘草二两（炙），生姜三两（切），大枣（擘）十二枚。

上五味，㕮咀三味，以水七升，微火煮取三升，去滓，适寒温，服一升。服已须臾，啜热稀粥一升余，以助药力。温覆令一时许，遍身漐漐微似有汗者益佳，不可令如水流漓，病必不除。若一服汗出病差，停后服，不必尽剂。若不汗，更服依前法。又不汗，后服小促其间。半日许，令三服尽。若病重者，一日一夜服，周时观之。服一剂尽，病证犹在者，更作服。若汗不出，乃服至二、三剂。禁生冷、黏滑、肉面、五辛、酒酪、臭恶等物。

【方歌】

项强头痛汗憎风，桂芍生姜三两同，枣十二枚甘二两，解肌还藉粥之功。

【辨证要点】

证：太阳中风表虚证；杂病营卫不和证。

病机：风寒袭表，中风表虚，腠理不固，营卫失和。

证候：汗出，发热恶风寒，头痛，脉浮缓。

【现代应用】

1. 呼吸系统之普通感冒、流行性感冒、呼吸道炎症等。

2. 消化系统之慢性肠炎、胃溃疡、便秘等。

3. 神经内分泌系统之经常性自汗、盗汗、头汗、半身汗、非黄疸性黄汗、无汗等。

4. 神经内分泌系统之失眠、多梦、健忘、遗精、梦交、脱发、神经衰弱等。

5. 循环系统之心律不齐、高血压、低血压各种器质性心脏疾病所致的胸闷、怔忡症等。

6. 运动系统之颈肌劳损、肩肌劳损、慢性腰肌劳损、腰椎病、骨关节炎、肩关节周围炎、慢性滑膜炎及肢体麻木疼痛等。

7. 妇科之月经病如寒滞痛经、经行后期、经行头痛、经行身痒、经行浮肿、崩漏等；妊娠病如妊娠恶阻；产后病之产后发热、自汗、身痛、恶漏不绝、乳汁自出等。

8. 儿科之小儿厌食症、外感发热、小儿腹痛、遗尿症、反复呼吸道感染等。

【经验采撷】

1. 常用加减

桂枝汤是临床治疗感冒的常用方剂。体虚气弱者，可加黄芪益气补虚，扶正祛邪；风寒较甚者，可加防风、荆芥、淡豆豉等疏表散寒；兼见咳喘者，加杏仁、厚朴等下气平喘。

杂病汗证属营卫不和者，汗出多者，加浮小麦、煅龙牡；精神紧张汗出甚者，加五味子、酸枣仁；气虚易外感者，合玉屏风散。

顽固性失眠者，加郁金、黄芩、龙骨、远志、柏子仁、天冬等。

心律不齐者，本方合生脉散；窦性心动过缓者，加附子、细辛、红花；心动过速者，加川芎、葛根、丹参、石菖蒲；痰浊内盛者，加半夏、远志；胸痹心痛者，加瓜蒌皮、薤白。

颈项拘急者，加葛根、鸡血藤、羌活；痹证，寒盛加肉桂、细辛、独活、寄生；湿盛者，加薏苡仁、木瓜；偏热者，合三妙散加忍冬藤、秦艽；痛甚者，加制川乌、乳香、没药。

痛经者，加香附；妊娠恶阻者，重用生姜，加砂仁、白术、苏梗；产后发热加当归、黄芩。

小儿厌食甚者，加鸡内金、焦山楂、炒麦芽；外感发热加青蒿、白薇；小儿腹痛加木香、槟榔；小儿遗尿症加益智仁、桑螵蛸、菟丝子、乌药、白果、石菖蒲；小儿反复呼吸道感染者，合玉屏风散加灵芝、山楂。

2. 本方要取得良效，需注意用法

一是要用微火煎煮；二是药后喝热稀粥，或多饮热水；三是要加盖衣被保暖以帮助发汗；四是服药不可太过或不及；五是注意服药禁忌。本方在原文中详述用法，尤其能够体现煎服法对疗效的影响，临床用方应注意借鉴。

3. 使用注意

表实无汗，或表寒里热，不汗而烦躁者；温病初起，见发热口渴，咽痛脉数者；中焦湿热，见舌苔黄腻者，均不适合本方。阳盛体质、充血体质、有急性出血症状者慎用本方。

【典型病案】

1. 感冒发热案

蔡某，女性，年62岁。患肺结核已40年，结核病灶均已钙化，但气短、咳嗽始终存在，纳食少，每日进食四两左右，形体瘦弱，极畏风怕冷，夏天仍穿毛衣、毛裤、毛袜。1978年2月5日感冒，恶寒，发热，体温38.6℃，自汗，畏风，在室内戴帽尚觉有风吹袭，苔薄白，脉弦紧。予桂枝汤加芦根30g。只服3剂，热退汗止，亦不畏风，食欲大振。

2. 原发性左肺鳞癌（低热）案

李某，男，69岁。患"慢性支气管炎、肺气肿"20余年。因受寒而发热、咳嗽，伴胸痛。胸片提示：左下肺阴影。经青霉素等抗感染治疗后热退，但仍咳嗽，痰薄清稀，胸痛，面色白，背寒肢冷，舌淡苔白，脉沉细。痰涂片见鳞癌细胞。诊断：咳嗽，胸痛（原发性左肺鳞癌）。放疗一个疗程后，病灶消退而中止治疗，后行 PFA 方案化疗两个周期。后因持续低热、汗出来我院治疗，他医给予小柴胡汤、玉屏风散、银翘散等皆不效。症见：形体消瘦，每日 10~13 点发热，体温 37.3~37.8℃，肩背部发紧，大量汗出，无咳嗽、咳痰、口干苦、口渴、咽痛及胸胁胀痛，饮食、睡眠稍差，舌质紫暗，苔薄黄，脉弱。辨为营卫不和证，治宜调和营卫，予桂枝汤原方：桂枝、芍药各 10g，生姜 5 片，炙甘草 6g，大枣 5枚。3 剂，水煎服，嘱患者在发热汗出之前服用。上方服用 2 剂后，发热汗出及肩背部发紧消失。现病情稳定，仍在巩固治疗中。

3. 低钾血症

肖某，女，26 岁，2000 年 8 月 7 日初诊。曾因恶风、汗出、头昏、心慌、肢软乏力、气息微弱，以"痿病"住院多次，最后确诊为"低钾血症"，每 3 日口服 10% 氯化钾注射液 1 支缓解症状。刻诊：恶风、汗出、头昏、心慌、肢软乏力、舌红、脉浮，查血常规正常，心电图正常，血钾 3.6mmol/L。西医诊断：低钾血症。中医学认为，此乃风寒外袭，腠理疏松，营卫不和，故其治疗当解肌祛风，调和营卫，以桂枝汤主之。药用：桂枝 10g，白芍 10g，炙甘草 6g，生姜 3片，大枣 7 枚。水煎服，每日 1 剂，分 3 次服。该方服用 30 剂，服药期间未再发病。嘱其停药观察，以后劳动，有汗出、肢软乏力症状出现时，就自己在当地按上方抓药服用，2003 年 10 月停药。随访至今未再复发，血钾恢复正常。

4. 汗证案

詹兰，女，29 岁。因青年丧夫，郁闷寡欢。复因精神剧受刺激，初起面红耳紫，继则目瞪口呆，汗流浃背，终致神昏倒地，良久方醒。此后每日下午均面红耳热，继之自汗出，心悸神惊，直到傍晚始渐复原，终无间断。多医投药均罔效，病历经年。诊其脉和缓微浮，重按无力，颜容略瘦，舌润，不渴，饮食懒进，二便如常。证属七情激动，伤及营卫，气机受阻，以致定时发热自汗。处方：桂枝三钱，白芍三钱，炙甘草一钱，红枣七枚。水一碗煎六分，于发热前一小时温服，卧床休息数小时。服药后发热自汗顿止，继用桂枝汤加黄芪一剂收功。

5. 顽固性失眠案

李某，男，33 岁。因失眠加重 3 个月而来诊。自诉近 3 个月彻夜难寐，或仅有睡 1~2 小时，多梦易醒，伴目赤口苦，心烦易怒，尿黄便干，舌质偏红，苔薄黄，脉弦略数。处方：桂枝、龙胆草各 6g，白芍 30g，炙甘草 6g，生姜 3g，大枣 1 枚。每日 1 剂，水煎 2 次，混匀后分 2 次温服。服 3 剂后夜能入睡 3~4 小时，目赤口苦等症减轻，药中病所守方再进 5 剂后，每夜已能安睡 6~7 小时，余无不适。

6. 冠心病案

李某，女，53 岁。冠心病，心动过缓 3 年余，近 2 月加重，常觉心悸，气短，胸闷，心前区隐隐作痛，疲乏无力，面色不华，心率 53 次 / 分左右，舌淡红苔薄白，脉沉迟无力。心电图示，窦性心动过缓、心肌缺血。中医辨证胸阳不振，寒凝血脉。治宜温阳益气通脉。方药：桂枝 15g，白芍 10g，生姜 3 片，大枣 5 枚，炙甘草 10g，西洋参 10g，川芎 10g。服药 14 剂后，心悸气短，胸闷好转，心前区疼痛减轻，心率 62 次 / 分左右。继服中药半月心率 66 次 / 分左右，余症消除，复查心电图接近正常。

7. 右臂三角肌神经损伤后遗症案

秦某，男，40 岁，工人。3 月前不慎撞伤右臂，开始右臂疼痛明显，局部肿胀，皮肤无破损。X 线片检查示，骨质无损伤。对症处理后肿胀减轻，但仍感酸胀麻木，活动受限，经某省级医院诊断为：右臂三角肌神经损伤后遗症。初诊检查结果：右臂肌肉萎缩 1cm，组织松软欠弹性，皮肤浅感觉迟钝，右臂外展上举小于 80°，右手握力减弱，活动受限。按痹证处方如下：桂枝 15g，白芍 10g，生姜 3 片，大枣 5 枚，当归 20g，川芎 10g，丹参 20g，葛根 10g，羌活 15g，苏木 10g，伸筋草 15g，薏苡仁 20g，蜈蚣 3 条，细辛 3g。开水煎服，每 2 日 1 剂，每日服 4 次。服上方 4 剂后右臂酸胀感消失，活动度增加。二诊后治守原方，略事增减，服药 10 余剂后右臂外展上举幅度已大于 100°，皮肤浅感觉完全恢复，诸症基本消除。拟方：北沙参 20g，桂枝 15g，杭芍 15g，生姜 3 片，大枣 5 枚，羌活 15g，伸筋草 15g，丹参 20g，巴戟 15g，杜仲 15g，续断 15g，薏苡仁 20g，狗脊 15g，桑寄生 20g，香附 10g。用 4 剂强筋壮骨之品以善其后，随访半年患者完全康复。

8. 哮喘案

帅某，男，4 岁 8 月。流涕、咳嗽数日，近日出现喘息，运动时及夜间咳嗽明显，气急，喉中有哮鸣音，汗多，面色发白，鼻梁及口唇周围发青，下眼睑淡紫色，无发热，纳差，夜间啼哭，小便清，大便调，舌淡苔白，寸脉浮，关脉、尺脉弱。婴幼儿时期即有喘息史，平素易外感。诊断为哮喘，证属寒邪闭郁、肺失宣肃。处方：桂枝 5g，白芍 10g，生姜 2 片，大枣 10g，炙甘草 5g，杏仁 5g，厚朴 5g，蝉蜕 5g，浮小麦 15g，党参 5g，炒麦芽 15g。3 剂，1 日 1 剂，水煎，分 3 次温服。1 周后复诊，诉 3 剂后症状基本消失，面色转润，但喉中时有痰声，继用六君子汤加味以健脾益气、补肺止咳，调理善后。处方：党参 10g，白术 10g，陈皮 5g，姜半夏 5g，茯苓 10g，大枣 10g，生姜 2 片，甘草 5g，紫菀 10g，百部 10g，桔梗 10g，白前 10g，黄芪 10g，5 剂，并嘱其避免生冷寒凉，坚持户外适量运动，增强体质。

桂枝麻黄各半汤 PPT

桂枝麻黄各半汤

【原文】

太阳病，得之八九日，如疟状，发热恶寒，热多寒少，其人不呕，清便欲自

桂枝二麻黄一汤 word

可，一日二三度发。脉微缓者，为欲愈也；脉微而恶寒者，此阴阳俱虚，不可更发汗、更下、更吐也；面色反有热色者，未欲解也，以其不能得小汗出，身必痒，宜桂枝麻黄各半汤。(《伤寒论》第 23 条)

桂枝一两十六铢(去皮)，芍药、生姜(切)、甘草(炙)、麻黄各一两(去节)，大枣四枚(擘)，杏仁二十四枚(汤浸，去皮尖及两仁者)。

上七味，以水五升，先煮麻黄一二沸，去上沫，内诸药，煮取一升八合，去滓，温服六合。本云，桂枝汤三合，麻黄汤三合，并为六合，顿服。将息如上法。

臣亿等谨按，桂枝汤方，桂枝、芍药、生姜各三两，甘草二两，大枣十二枚。麻黄汤方，麻黄三两，桂枝二两，甘草一两，杏仁七十个。今以算法约之，二汤各取三分之一，即得桂枝一两十六铢，芍药、生姜、甘草各一两，大枣四枚，杏仁二十三个零三分之一枚，收之得二十四个，合方。详此方乃三分之一，非各半也，宜云合半汤。

【方歌】
桂枝一两十六铢，甘芍姜麻一两符，杏廿四枚枣四粒，面呈热色痒均驱。

【辨证要点】
证：表郁轻证。
病机：风寒外束，表郁日久，邪轻证轻。
证候：表证日久，发热恶寒如疟状，一日二三度发，或伴面红、身痒。

【现代应用】
1. 小儿、老年、久病、素体虚弱者呼吸系统之普通感冒、流行性感冒、呼吸道炎症、感冒综合征、非典型肺炎等。
2. 变态反应性及皮肤肌表疾病：各种类型的荨麻疹、皮肤瘙痒症、湿疹、神经性皮炎、皮肌炎、糖尿病、肾病等合并皮肤瘙痒症、变应性血管炎、痤疮、皲裂疮、银屑病、脱发等。

【经验采撷】
1. 常用加减
依据胡希恕老中医经验，常以荆芥、防风代替麻黄，治疗发热恶寒、身痒起疹之皮肤病有良效。皮肤病皮疹急性发作，风团、瘙痒甚剧者，以原方加荆芥、防风、羌活、浮萍等疏表药，效佳。

2. 使用注意
本方药轻力薄，身体壮实、外感风寒湿邪所致之风寒表实重证，非本方所宜。如病邪已经入里，或疮疡已溃、虚证水肿、吐泻失水、亡血失血者，均不宜使用。

【典型病案】
急性荨麻疹案
廖某，女，7 岁。全身起红色风团、瘙痒，伴发热、腹泻 9 天。外院住院治疗4天（具体用药不详），发热、腹泻已愈，但仍全身起大片红色风团，此起彼伏，瘙痒难忍，微恶寒，无明显汗出，口中和，舌体偏大，边略红，苔白厚，脉浮略弦。予以桂枝麻黄各半汤加味：麻黄6g，桂枝7g，杏仁6g，白芍7g，大枣20g，生姜6g，炙甘草3g，荆芥6g，防风6g，白蒺藜10g，苍术6g，茯苓皮6g。5剂，内服。外用路路通100g，蝉蜕50g，3剂外洗。二诊：服1剂风团即消。现无风团，前方去白蒺藜，再服4剂巩固。后未再发。

桂枝二越婢一汤

桂枝二越婢一汤 PPT

【原文】

太阳病，发热恶寒，热多寒少。脉微弱者，此无阳也，不可发汗。宜桂枝二越婢一汤。（《伤寒论》第27条）

桂枝（去皮），芍药、麻黄、甘草各十八铢（炙），大枣四枚（擘），生姜一两二铢（切），石膏二十四铢（碎，绵裹）。

上七味，以水五升，煮麻黄一二沸，去上沫，内诸药，煮取二升，去滓，温服一升。本云，当裁为越婢汤、桂枝汤合之，饮一升。今合为一方，桂枝汤二分，越婢汤一分。

臣亿等谨按：桂枝汤方，桂枝、芍药、生姜各三两，甘草二两，大枣十二枚。越婢汤方，麻黄二两，生姜三两，甘草二两，石膏半斤，大枣十五枚。今以算法约之，桂枝汤取四分之一，即得桂枝、芍药、生姜各十八铢，甘草十二铢，大枣三枚。越婢汤取八分之一，即得麻黄十八铢，生姜九铢，甘草六铢，石膏二十四铢，大枣一枚八分之七，弃之。二汤所取相合，即共得桂枝、芍药、甘草、麻黄各十八铢，生姜一两三铢，石膏二十四铢，大枣四枚，合方。旧云，桂枝三，今取四分之一，即当云桂枝二也。越婢汤方，见仲景杂方中，《外台秘要》一云起脾汤。

【方歌】

桂芍麻甘十八铢，生姜一两二铢俱，膏铢廿四四枚枣，要识无阳旨各殊。

【辨证要点】

证：表郁内热轻证。

病机：表郁邪轻，外寒内热。

证候：发热恶寒如疟状，发热重，恶寒轻，兼见口微渴、心微烦。

【现代应用】

本方临床应用于流感、过敏性疾病、鼻炎、老年性皮肤瘙痒症、荨麻疹、湿疹、急性肾炎或慢性肾炎急性发作、支气管炎等疾病。

【经验采撷】

用于荨麻疹、湿疹、接触性皮炎、药物性皮炎、银屑病等急性发作期，若热甚口渴、疹色鲜红者，可重用生石膏；湿热重，痒甚者可配入白鲜皮、地肤子、薏苡仁等。

【典型病案】

腹型荨麻疹案

张某，女，46 岁。罹患瘾疹腹痛间作 3 年有余，今因不慎食海味而发病 3 天，经抗敏、激素等西药治之罔效。顷诊：形寒，时而身有烘热且刺痒不堪，胸背瘾疹成片，有如云片，皮肤多处搔痕，夜半因腹痛时而坐起，痛苦不堪名状，伴烦躁、口渴欲饮，腹鸣隆响，溲赤，大便溏，日三行。舌暗红苔薄黄，脉象浮大。皮肤划痕试验阳性。辨证责之外有风寒，内有郁热。处方：川桂枝、麻黄、生姜、牡丹皮、炒防风各 10g，炒赤白芍各 10g，甘草 6g，大枣 7 枚，生石膏 30g（先煎），白鲜皮 12g，徐长卿 15g。4 剂后痒罢痛瘥。后予玉屏风口服液续治 1 月，以巩固其效。半年后随访，未再复发。

桂枝加芍药汤
桂枝加大黄汤 PPT

桂枝加芍药汤、桂枝加大黄汤

【原文】

本太阳病，医反下之，因尔腹满时痛者，属太阴也，桂枝加芍药汤主之；大实痛者，桂枝加大黄汤主之。（《伤寒论》第 279 条）

太阴为病，脉弱，其人续自便利，设当行大黄芍药者，宜减之，以其人胃气弱，易动故也。（《伤寒论》第 280 条）

桂枝加芍药汤方

桂枝三两（去皮），芍药六两，甘草二两（炙），大枣十二枚（擘），生姜三两（切）。

上五味，以水七升，煮取三升，去滓，温分三服。本云桂枝汤，今加芍药。

桂枝加大黄汤方

桂枝三两（去皮），大黄二两，芍药六两，生姜三两（切），甘草二两（炙），大枣十二枚（擘）。

上六味，以水七升，煮取三升，去滓，温服一升，日三服。

【方歌】

桂枝倍芍转输脾，泄满升邪止痛宜，大实痛因反下误，黄加二两下无疑。

【辨证要点】

证：太阴腹痛证。

病机：桂枝加芍药汤证，为脾伤气滞络瘀；桂枝加大黄汤证，为脾伤气滞络瘀，郁滞较甚。

证候：桂枝加芍药汤证，腹满时痛为主症，无食不下、呕吐、下利等脾阳虚证；桂枝加大黄汤证，是在上证基础上腹痛剧烈，伴便秘之症。

【现代应用】

1.桂枝加芍药汤用于治疗感冒未解，误用攻下法使腹胀痛者；胃脘疼痛、慢性痢疾、结肠激惹综合征等属脾伤气滞络瘀者；平素脾胃虚弱，阴液不足便秘者；结核性腹膜炎腹痛不止者。

2.桂枝加大黄汤用于治疗慢性结肠炎、感冒腹痛、麻疹腹痛、荨麻疹腹痛、痢疾腹痛、产后腹痛等脾伤气滞络瘀较重，伴腹痛甚，或便秘者。

【经验采撷】

1.桂枝加芍药汤加当归、肉苁蓉治疗病后阴液大伤、肠枯不润而致纳少腹胀，大便难解者，或脾阴亏损的老年习惯性便秘。

2.桂枝加大黄汤用于寒阻、热郁、瘀血、食积、虫积等多种因素所致的腹痛。加减：属寒者，重用桂枝、生姜；属热者，少用桂枝，重用大黄，或加黄芩、黄连，大便结滞用生大黄；属血瘀者，加元胡、丹参、酒制大黄、益母草；属气滞者加木香、香附、厚朴；属食积者，加山楂、神曲、麦芽、莱菔子、鸡内金、莪术。

3.针对素体脾胃虚弱之人，不仅大黄、芍药寒性攻伐之品少用或慎用，其他苦寒、攻伐、阴柔之品也需注意。

【典型病案】

便秘案

周某，男性，62岁。因患急性肺炎入院治疗，一个月后痊愈出院。此后体力衰弱，纳食甚少，进食每日四两左右，大便每十余日一行，或服番泻叶或用开塞露始能解下大便，都如球状，颇以为苦。患者体质瘦弱，唇暗口干但不多饮，舌质红，脉沉细。诊断为大病后阴液大伤，肠枯不润。予以桂枝加芍药汤为主方加当归、肉苁蓉、桂枝9g，白芍30g，炙甘草6g，红枣5枚，生姜3片，当归15g，肉苁蓉30g。6剂。二诊：服药1剂，次日大便即下，腹不痛，胀亦消，连服6剂，每日均有大便，量不多，食欲增，精神好。随将原方剂量加五倍，研细末，蜜丸，每丸重9g，早晚各1丸。以巩固疗效。

桂枝加桂汤

桂枝加桂汤 PPT

【原文】

烧针令其汗，针处被寒，核起而赤者，必发奔豚。气从少腹上冲心者，灸其核上各一壮，与桂枝加桂汤更加桂二两也。（《伤寒论》第117条）

桂枝五两（去皮），芍药三两，生姜三两（切），甘草二两（炙），大枣十二枚（擘）。

上五味，以水七升，煮取三升，去滓，温服一升。本云，桂枝汤今加桂满五两。所以加桂者，以能泄奔豚气也。

【方歌】

气从脐逆号奔豚，汗为烧针启病源，只取桂枝汤本味，再加二两桂枝论。

【辨证要点】

证：奔豚证。

病机：心阳虚，下焦阴寒之气乘虚上逆。

证候：阵发性气从少腹上冲心胸、伴心悸等。

【现代应用】

1. 本方临床应用主要涉及循环系统、神经系统的多种病证：心律失常、充血性心力衰竭、高血压、心脏神经症、梅尼埃综合征、血管神经性头痛。

2. 癔病、神经官能症、肝胆疾病、膈肌痉挛、呼吸系统疾病等。

【经验采撷】

1. 常用加减：内有寒饮者，可合方苓桂甘枣汤；伴有冲气上逆者，加代赭石；偏肾阳虚者，加附子 10g；偏气虚者，加黄芪 10g；心中悸动不安者，加生龙骨、生牡蛎各 30g。

2. 此病多因惊恐而得，惊则心乱，恐则肾动，以致心神外驰，肾中阴邪上奔，临床表现亦多惊恐之兆。

3. 桂枝加桂汤是加桂枝还是肉桂，历来有争议。后世医家多根据具体情况而定。桂枝性轻走上、温阳力缓，治疗心阳虚为主者，用桂枝较合适；肉桂性沉入下、温阳力强，治疗肾阳虚为主者，能提高疗效。

【典型病案】

1. 房室传导阻滞案

胡某，男，48 岁，农民。患者两年来经常心悸、晕厥、体倦乏力，先后在省市医院多次诊治，疗效不佳。因经济困难，居家煎熬，坐以待毙，痛苦异常。近日来发作频繁，每日晕厥 10 余次，昏昏欲死，因难以耐受而前来诊治。自诉每次晕厥前自觉从少腹有一股气自下而上冲逆心胸至咽，即发昏厥，少时方醒，过时又发。伴面色虚浮㿠白，虚羸少气，心悸怔忡，怵惕不安，舌淡胖而滑，脉虚而迟（每分钟 28 次）。心电图示，Ⅲ度房室传导阻滞。西医诊断：Ⅲ度房室传导阻滞合并阿-斯氏综合征。中医辨证：心阳不振、肾水上逆之奔豚证。治宜温通心阳，平冲降逆。用桂枝加桂汤加茯苓治之：桂枝 30g，白芍 12g，茯苓 12g，炙甘草 6g，生姜 10g，大枣 5 枚。每日 1 剂，煎服法同上。二诊：上药服第 1 次后，自感冲逆之气在脐下悸动，而无上冲之势，当天已不再晕厥。1 剂药服完后，自觉行动有力，无心悸怵惕昏厥现象，脉象较前有力，每分钟达 50 次左右。药已中病，上方加益气健脾之人参、白术，又服药 6 剂诸症皆除，复查心电图恢复正常。

2. 胃肠神经官能症案

患某，女性，59 岁。平素畏寒喜暖，经常感冒。2009 年始每因受寒感冒后出现反复发作性腹胀，发作时小腹部胀满，自觉有冷气结成肿块上冲至胸部，短气烦躁，有时伴腹痛、呕吐，呕吐物为胃内容物，之后嗳气数次，自觉气上冲胸减轻，渐至块消，终至如常，数日发作1次甚或1日数次，痛苦不堪。曾在多家医院住院行系统检查：胸、腹部X线片，腹部CT，腹部B超，肠镜，甲状腺功能，血钾、钠、氯均未见异常；胃镜提示慢性浅表性胃炎，诊断为胃肠神经官能症。因呕吐、饮食差、乏力每予止吐、营养、补液等对症支持治疗。本次因受冷感冒后出现腹胀腹痛、气上冲胸频作，并伴严重呕吐入住本院。刻下症见：畏寒，发作性腹胀、腹痛，气上冲胸，短气胸闷，冷汗淋漓，恶心呕吐，周身酸痛，双下肢蚁爬感，纳差，眠差，大便干燥。查体：T36.7℃，P62次/分，R20次/分，BP134/68mmHg，神情疲惫痛苦，皮肤湿润，颈软，颈静脉无怒张，心、肺、腹部及神经系统视、触、叩听均无阳性体征。舌质淡青，苔水滑，脉沉细滑。辨证为阳虚寒逆，以温阳降逆法。用桂枝加桂汤加减：桂枝18g，白芍10g，甘草6g，生姜9g，大枣10g，茯苓10g，黄芪20g，当归10g，炒白术20g。每日1剂，水煎服。因其呕吐严重，故嘱其多次频饮。服3剂后，患者腹胀满减轻，"气上冲胸"发作次数减少，发作时轻微恶心，无呕吐，饮食较入院时好转，舌淡青，苔薄白，脉沉细。上方加减再服9剂，诸症消失，饮食二便如常，病告痊愈。带药6剂巩固出院。后患者再次发作，仍以桂枝加桂汤为基础方服3~5剂症状减轻，服14剂左右而愈。

3. 慢性阻塞性肺病案

李某，男，65岁。反复气喘咳嗽20年加重1周。其人形瘦胸高，胸满气喘，发作时觉胸中之气上冲咽喉，气冲则喘，动则加重，咳嗽轻作，痰少色白，神疲乏力，下肢作冷，足跗不肿，饮食一般，夜尿增多，大便如常。舌暗红含紫气，苔白腻，脉沉细。既往有慢性阻塞性肺炎病史。西医诊断：慢性阻塞性肺病急性加重期；中医诊断：肺胀。入院予吸氧、抗感染、平喘治疗3天，气喘如旧，胸中仍有气上冲感，遂请中医治疗。证属肾阳虚衰，肺气上逆。治拟温肾纳气，降气平喘。予桂枝加桂汤加味：桂枝15g，炒芍药10g，生姜6g，炙甘草3g，大枣10g，炒苦杏仁10g，姜厚朴6g，浙贝母10g，紫石英15g，山茱萸15g，淫羊藿10g。5剂。常法煎服。二诊：胸中之气上冲感明显减轻，平地自由走动稍感气喘，咳嗽偶作，痰少黏白，夜尿减少。原方再服7剂。三诊：胸中已无气上冲感，走两层楼梯稍气喘，偶咳痰少，精神可，舌暗红已无紫气，苔薄白。带药原方7剂出院续服，随访2个月未见加重。

桂枝加葛根汤

桂枝加葛根汤PPT

桂枝加葛根汤视频

【原文】

太阳病，项背强几几，反汗出恶风者，桂枝加葛根汤主之。（《伤寒论》第14

条）

葛根四两，麻黄三两（去节），芍药二两，生姜三两（切），甘草二两（炙），大枣十二枚（擘），桂枝二两（去皮）。

上七味，以水一斗，先煮麻黄、葛根，减二升，去上沫，内诸药，煮取三升，去滓。温服一升，覆取微似汗，不须饮粥，余如桂枝法将息及禁忌。

臣亿等谨按，仲景本论，太阳中风自汗用桂枝，伤寒无汗用麻黄，今证云汗出恶风，而方中有麻黄，恐非本意也。第三卷有葛根汤证，云无汗、恶风，正与此方同，是合用麻黄也。此云桂枝加葛根汤，恐是桂枝中但加葛根耳。

【方歌】

葛根四两走经输，项背几几反汗濡，只取桂枝汤一料，加来此味妙相须。

【辨证要点】

太阳中风兼经气不利证。

病机特点风寒外束，营卫不和，经气不利，筋脉失养。

以发热、汗出、恶风、项背拘紧固缩、转动不灵为辨证要点。

【现代应用】

1. 本方临床应用于感染性、传染性疾病具备项背强几几者：感冒、痢疾初起，急性肠炎，病毒性痉挛性斜颈，结核性脑膜炎等。

2. 运动系统之颈椎病、颈部肌筋膜炎、肩周炎、落枕、面神经麻痹、重症肌无力、僵人综合征、慢性多发性肌炎、特发性震颤、糖尿病周围神经病变。

3. 消化系统之胃炎、消化性溃疡、慢性肠炎、腹泻等。

【经验采撷】

1. 常用加减

气虚加党参、黄芪；血虚加当归、鸡血藤；寒甚加细辛、制川乌；湿盛加苍术、薏米；肝肾亏虚加杜仲、寄生、菟丝子、怀牛膝；兼瘀者加川芎、桃仁、红花、全虫、水蛭；痛剧加威灵仙、制乳香；表邪重者，加防风、羌活；伴有上肢麻木加姜黄、桑枝、川芎；伴头痛、眩晕加天麻、丹参、羌活；腹泻甚者加白术、茯苓，倍用葛根；呕吐者加半夏、陈皮等。

2. 现代临床应用

研究表明，本方使用频率最高的是颈肩项背疾患，如颈椎病、肩周炎、颈部肌筋膜炎等，与仲景"项背强几几"的主症一致。

3. 使用注意 本方葛根量宜大，一般 15~30g。

【典型病案】

1. 柔痉案

商某，男，38 岁。该患者中午参加宴会，食用大量烤牛排，饮用 5 瓶凉啤酒后发热、恶心、腹痛，回家途中下车，于寒风中剧烈呕吐两次（呕吐物有带血牛肉），头剧痛，后遍身大汗湿衣，随即出现颈项不能转动，颈背抽痛，腰不能直，胃脘胀冷痛，患者大恐，即到中日友好医院、天坛医院就诊。CT、MRI 显示正常，西医无法诊治，回家服用补汤又吐。随即（午餐后 4 小时）来就诊，颈背痛，腰不能直，需人扶行，乏力，汗出，恶寒，头晕恶心，面色苍白，舌颤质淡苔白，脉紧。薛老认为，此病暴急，为热食寒伤，患者素体原无疾，只因过食辛热之物，复饮凉啤酒，胃得热而伤冷饮，此热食寒伤，又啤酒本性热而凉服，寒热交争于胃海，兴风作浪，胃气逆乱，上而呕吐，热随吐而止，寒热内争发于外，而见呕吐，大汗出，恰逢冬月冽风，汗出伤寒，而见寒风袭足太阳膀胱经，项背强几几之柔痉证。食伤胃之阴阳在前，故见乏力、面白、头晕；风寒伤卫，阳郁而不固在后，伤风寒而痉，故见舌颤质淡苔白。治宜温中散寒，解表止痉。拟方：桂枝 10g，白芍 10g，葛根 10g，生姜 4 片，大枣 30g，炙甘草 10g，干姜 10g，陈皮 9g。共 3 剂，水煎 30 分钟，150mL，分两次服。辅以热粥食用，得微汗可，若不见微汗出，1 小时后可再服。嘱其饮食清淡，避风寒，见汗擦汗加被，勿复伤风寒。患者遵医嘱服药裹被安眠，自诉服药后，觉汤药到处如暖流激荡，团聚胃中，热散周身，脊背汗出，犹如冰山消融，轰然崩塌，面色暖，头清利，力如前，内外之症荡然若失，周身畅然，次日安好如初。

2. 结核性脑膜炎案

张某，女，11 岁。患儿一个月前因着凉出现头痛发热、汗出恶风等症，曾在某医院门诊按感冒治疗无效，病情日渐加重，食欲减退，明显消瘦。近 6 天来又出现颈项强急，恶心呕吐等。查：T38℃，P100 次 / 分，R20 次 / 分，BP14.5/9.5kPa。心（－）、肺（－），腹壁反射迟钝，膝腱反射活跃，布鲁津斯基征、克氏征、巴氏征均为阳性。西医诊断：结核性脑膜炎。经抗结核治疗两周不见好转，故请中医会诊。症见：头痛发热，汗出恶风，项背强急，脉浮软。此乃桂枝加葛根汤证无疑。法拟解肌祛风，生津舒脉。选用桂枝加葛根汤：葛根 12g（先下），桂枝 6g，芍药 6g，生姜 9g，炙甘草 6g，大枣 12 枚，麻黄 9g（先下），日 1 剂，水煎服。药进 2 剂，症状大减，服 5 剂后，诸症消除。后以益气养阴扶正之品以善其后（中药治疗期间停用抗结核西药）。14 年后笔者偶遇患儿之父，言其出院至今身体健康，未再复发。

3. 颈部肌筋膜炎案

王某，女，42 岁。后颈部拘紧并运动受限 1 年，晨起时，或劳累后，或阴雨天加重。疼痛时波及枕部及肩胛部，局部热敷及按摩可减轻，曾经多家医院治疗，终未痊愈。两天前因劳累而病情加重，头痛、后颈部及双侧肩胛部沉重、疼痛，运动受限并有弹响，自服止痛片无效而来我院就诊。脉症合参，证属风寒阻络，筋脉失养，经筋不利。治宜调和营卫，解肌祛风，柔润筋脉。方取桂枝加葛根汤加味：葛根 15g，桂枝 9g，白芍 9g，炙甘草 6g，黄芪 15g，川芎 9g，姜黄 9g，制乳香 6g，制没药 6g，生姜 9g，大枣 12 枚。日 1 剂，水煎服。服药 9 剂后疼痛、弹响及拘紧感均消失，颈部运动自如。2 个月后追访无复发。

桂枝加附子汤 PPT

桂枝加附子汤

【原文】

太阳病，发汗，遂漏不止，其人恶风，小便难，四肢微急，难以屈伸者，桂枝加附子汤主之。(《伤寒论》第20条)

桂枝三两（去皮），芍药三两，甘草三两（炙），生姜三两（切），大枣十二枚（擘），附子一枚（炮，去皮，破八片）。

上六味，以水七升，煮取三升，去滓，温服一升。本云，桂枝汤今加附子。将息如前法。

【方歌】

汗因过发漏浸浸，肢急常愁伸屈难，尚有尿难风又恶，桂枝加附一枚安。

【辨证要点】

证：太阳中风兼阳虚汗漏证。

病机：表证仍在，阳气虚弱，阴亦不足。

证候：恶风发热，头痛，汗漏不止，四肢拘急不适，小便不利。

【现代应用】

1.本方临床应用于流行性感冒、破伤风、荨麻疹、白细胞减少症、自主神经功能紊乱的自汗症、风心病、冠心病、心绞痛、血栓闭塞性脉管炎、肾盂肾炎、半身不遂、小儿麻痹症、神经痛等

2.凡一切液体由于阳虚不摄而渗出，诸如溢乳、二便泄漏不止、妇女漏经、带下、更年期综合征、性功能减退等。

【经验采撷】

1.常用加减：兼气虚，加玉屏风散；血虚，加当归、鸡血藤；肾阳虚者，加肉苁蓉、淫羊藿、金樱子、菟丝子；兼瘀者，加三七、蒲黄。产后汗出不止，加当归、黄芪、煅龙牡；感冒过用解热发汗药而大汗淋漓者，合生脉散、山萸肉；遗尿者，加乌药、益智仁、桑螵蛸、煅牡蛎；心脏疾患，证属心阳不振、气虚血瘀，加党参、丹参、川芎、炒瓜蒌、苦参、五味子。

2.桂枝加附子汤治疗漏汗证的机理，重在"漏"字。

【典型病案】

1.自主神经功能紊乱案

李某，男，23岁，1980年3月6日初诊。头眩，夜眠多梦纷扰，健忘，手厥冷，自汗甚多，特别是在精神紧张时汗出不止。初次就诊，头面汗出如洗，遍身衣裳皆湿。一年余不愈，西医诊断为自主神经功能紊乱，用安定等药无效。脉沉手足厥冷、舌淡苔白滑。初诊辨证为表虚不固，给予桂枝加龙骨牡蛎汤加黄芪治疗，连用8剂，头晕稍有好转，自汗仍不减。因思本案患者手脚厥冷，汗出淋

漓不止，乃阳虚不能卫外。与桂枝加附子汤加味主治：桂枝 20g，白芍 20g，炙甘草 10g，红枣 5 个，生姜 10g，制附片 10g（先煎），煅龙骨 20g，煅牡蛎 20g，麻黄根 15g，党参 15g，黄芪 50g，五味子 15g，水煎服。5 月 8 日复诊：服上方 8 剂，自汗明显减少，头晕减轻，全身较前有力，但仍手脚厥冷，颤抖，效不更方，继服原方。7 月 1 日复诊：连用上方 20 剂，制附片逐渐增量，增至 25g，已无自汗，手凉转温，睡眠大好，无梦，嘱继用 10 剂后停药观察。

2. 荨麻疹案

付某，女，27 岁。荨麻疹反复发作 1 年。2008 年冬，无明显诱因出现大面积红色丘疹，高出皮肤约 1cm，痒甚，20~30 分钟可自行消退，丘疹主要集中于大腿和面部，多在受寒后发作，平素怕冷。刻诊：全身丘疹，瘙痒，口干，但不欲多饮，月经常延后 7~14 天，量尚可，伴痛经，纳可，寐可，大便日 1 次，舌淡红，苔厚，脉略滑。既往史：8 年前诊断为甲状腺功能减退，一直服用优甲乐至今，甲状腺功能已正常。西医诊断：荨麻疹。中医诊断：瘾疹（证属风寒内伏，阳气亏虚）。处方：桂枝 30g，白芍 30g，炙甘草 15g，黑附片（先煎 2~4 小时）45g，生姜 5 片，大枣 5 枚。水煎服，每日 1 剂。二诊：患者服上方 7 剂后诸症改善，守方加三七粉（分冲）9g，当归 15g，继服 28 剂后，诸症缓解，且自觉较从前耐寒。

3. 功能性子宫出血案

刘某，女，33 岁，产有一子，2016 年 10 月 12 日初诊。经乱无期，不时淋漓漏下，日久不净，达半年之久。经色淡红，质清稀，时有绵绵腹痛。平素肢乏体倦，恶寒喜暖，气短汗出，纳食不香，劳作后诸症加重，舌淡红，苔薄白，脉沉迟。他医以脾肾气虚论治效欠佳。西医诊断为功能性子宫出血，经检查服药后效不佳。处方：桂枝 15g，生白芍 15g，制附片 10g（先煎），黄芪 15g，当归 10g，吴茱萸 10g，阿胶 15g（烊化），艾叶 12g，炙甘草 6g，煨姜 3 片，大枣 4 枚。7 剂，每日 1 剂，煎煮 2 次取汁，早中晚饭后 1 小时服用。2016 年 10 月 19 日二诊：漏下减少，时有劳累后加重，舌淡红，苔薄白，脉沉迟有力。上方加黄芪 10g 合前共 25g，党参 10g，继服 7 剂。2016 年 10 月 26 日三诊：偶有少量漏下，纳食不佳，舌淡红，苔薄白，脉沉迟有力。上方加砂仁 10g（后下），炒山楂 10g，继服 7 剂而愈。

4. 性功能减退症

张某，男，32 岁，2001 年 6 月 2 日初诊。性功能减退伴畏寒肢冷半年，经多方治疗少效。诊见：精神不振，面色少华，畏寒肢冷，时值 6 月仍身着厚衣，头晕，不寐，疲乏无力，腰膝酸软，性功能减退，小便频数、夜尿多，舌淡红，苔薄白，脉沉细。检查血、尿常规未见异常，B 超检查肝、脾、肾未见异常。诊为性功能减退症。证属肾阳虚衰。治宜补肾温经助阳，方以桂枝加附子汤加减。处方：桂枝、淫羊藿各 10g，制附片（先煎）、白芍、炙甘草、生姜各 9g，大枣

4枚，肉苁蓉、金樱子各20g。3剂，每天1剂，水煎，分2次饭后温服。二诊：药后畏寒肢冷、头晕疲乏、腰膝酸软等症均减轻。效不更方，原方再进4剂。诸症消失，面色转红润，精力充沛，性功能随之好转，后以肾气丸善后，治疗半月而愈。随访半年未复发。

桂枝去芍药汤

桂枝去芍药汤PPT

【原文】
太阳病，下之后，脉促胸满者，桂枝去芍药汤主之。(《伤寒论》第21条)

桂枝三两（去皮），甘草二两（炙），生姜三两（切），大枣十二枚（擘）。

上四味，以水七升，煮取三升，去滓，温服一升。本云：桂枝汤今去芍药。将息如前法。

【方歌】
太阳误下胸阳伤，弱阳抗邪邪难攘，表虚兼脉促胸满，桂枝去芍覆杯康。

【辨证要点】
证：太阳病误下后胸阳不振证。

病机：表邪未解，胸阳受损。

证候：胸满，恶风寒，发热汗出，脉促，舌淡苔白。

【现代应用】
1. 胸痹，心肌炎，肺源性心脏病，扩张型心肌病，心律不齐等。

2. 咳嗽，支气管炎，支气管哮喘等。

3. 痞证，水肿等。

【经验采撷】
1. 常用加减：风寒咳嗽加杏仁；风湿咳嗽加杏仁、薏苡仁；中焦阳虚加茯苓、白术；胸痹，加薤白、全瓜蒌；外感风寒恶寒无汗者，加麻黄、紫苏叶。

2. 本方对阴寒邪盛、胸阳不振所致的胸闷、心悸、咳逆等症效佳，若阳虚甚者，可加附子。

【典型病案】
1. 心肌炎案
李某，女，46岁。因患心肌炎而住院治疗，每当入夜则胸中憋闷难忍，气短不足以息，必须靠吸氧气才能得以缓解。舌质淡苔白，脉弦而缓。辨为胸阳不振，阴气内阻之证。桂枝10g，生姜10g，大枣12枚，炙甘草6g。服药2剂后症状减轻，原方加附子6g，再服3剂后，症状消除。

2. 胸满（胸痹）案
王某，男，36岁。自诉胸中发满，有时憋闷难忍，甚或疼痛。每逢冬季则发作更甚，兼见咳嗽，气短，四肢不温，畏恶风寒等症，脉来弦缓，舌苔色白。参合上述脉证，辨为胸阳不振，阴寒上踞，心肺气血不利之证。治当通阳消阴。方用：桂枝 9g，生姜 9g，炙甘草 6g，大枣 7 枚，制附片 9g（先煎）。服 5 剂，胸满、气短诸症皆愈。

桂枝去芍药加附子汤

桂枝去芍药
加附子汤 PPT

【原文】

若微寒者，桂枝去芍药加附子汤主之。（《伤寒论》第 22 条）

桂枝三两（去皮），甘草二两（炙），生姜三两（切），大枣十二枚（擘），附子一枚（炮，去皮，破八片）。

上五味，以水七升，煮取三升，去滓，温服一升。本云，桂枝汤今去芍药加附子。将息如前法。

【方歌】

桂枝去芍义何居，胸满阴弥要急除，若见恶寒阳不振，更加附子一枚俱。

【辨证要点】

证：太阳病误下后胸阳不足证。

病机：表邪未解，胸阳不足。

证候：胸满，恶寒，汗出，舌淡苔白，脉沉。

【现代应用】

1. 心悸、怔忡、冠心病、高心病、风湿性心脏病及各种心肌疾病导致的病态窦房结综合征。

2. 寒凝血瘀所致的痛经等妇科病。

【经验采撷】

1. 治疗心血管疾病常用加减：气虚加人参，血瘀加丹参、川芎、郁金；痰湿加瓜蒌、半夏等。

2. 本方有温里散寒、止痛和中之效，与活血化瘀药物配伍，可治疗寒凝血瘀的痛经等。

【典型病案】

1. 胸满心悸案

李某，女，45 岁。经常在夜间熟睡中，出现窒息之感，猛然从梦中憋气而醒，心慌气短，亦至头面出虚汗，周身无力。此症每月犯两三次，每犯一次，必须休息五六天始能活动。某夜间又发病，心悸一直持续至凌晨四点钟方逐渐缓解。此时全身出汗，如同水洗，而且畏寒怕冷为甚。服丹参、川芎等活血化瘀之品无效。脉沉而无力，且时有一止，舌淡嫩而苔白。此证胸满而不痛，脉沉而夜重，主病在气而不在血，属阴而不属阳。处方：制附片 12g（先煎），桂枝 10g，炙甘草 6g，生姜 10g，大枣 7 枚。此方共服 5 剂，则胸满减轻，夜不憋气，汗出已止。惟心悸与脉结犹未全瘥。乃在上方基础上，另加人参 10g，五味子 6g，麦冬 30g，意在理脉养心而为阴阳兼顾之法。此方共服 6 剂，而心悸不作，脉来不结，其病寻愈。

2. 痛经案

林某，女，19 岁。月经 15 岁初潮，无痛经，1 年后出现痛经，经治疗后痛经消失。近半年来不明原因每于月经来潮之后 12 小时出现痛经，疼痛持续 1 天后缓解，时伴畏寒，恶心，经色鲜红，经量多，偶有血块，7 天净，带下不多，食纳可，二便正常。舌淡红，苔薄白，脉细。末次月经：2005 年 12 月 15 日来潮。治法：温经活血止痛。方剂：桂枝附子汤加味。处方：桂枝 6g，淡附片 6g，炙甘草 6g，生姜 6 片，大枣 5 个，延胡索 10g，蒲黄 10g，五灵脂 10g，益母草 20g。7 剂。2006 年 2 月 6 日二诊：月经 1 月 12 日来潮，经量偏多，经色鲜红，有小血块，下腹疼痛时间缩短为 6 小时，恶心畏寒消失，舌、脉象如上。处方：桂枝 6g，淡附片 6g，炙甘草 6g，生姜 6 片，大枣 5 个，延胡索 10g，五灵脂 10g，益母草 20g，香附 10g。7 剂。2006 年 3 月 11 日三诊：月经 2 月 14 日来潮，无痛经，舌、脉象如上。守上方加丹参 12g。7 剂而愈。

桂枝去芍药加麻黄细辛附子汤

桂枝去芍药加麻黄
细辛附子汤 PPT

【原文】

气分，心下坚，大如盘，边如旋杯，水饮所作，桂枝去芍药加麻辛附子汤主之。（《金匮要略·水气病脉证并治第十四》第 31 条）

桂枝三两，生姜三两，甘草二两，大枣十二枚，麻黄二两，细辛二两，附子一枚（炮）。

上七味，以水七升，煮麻黄，去上沫，内诸药，煮取二升，分温三服，当汗出，如虫行皮中，即愈。

【方歌】

心下如盘边若杯，辛甘麻二附一枚，姜桂三两枣十二，气分须从气转回。

【辨证要点】

证：阳虚阴凝证。

病机：阳虚阴凝，水寒内结。

证候：心下坚满，按之有形，大如盘，边如旋杯，手足逆冷，腹满肠鸣，骨节疼痛或四肢麻木不仁，恶寒身冷，舌淡苔白滑，脉沉弦。

【现代应用】

1. 慢性肾小球肾炎、肾病综合征等。

2. 肝硬化腹水（臌胀）。

3. 肺源性心脏病、风湿性心脏病等。

4.月经不调，乳腺增生（乳癖）等。

【经验采撷】

1.常用加减：脾虚呕恶者，加法半夏、陈皮；手足不温者，重用附子，加干姜；气滞明显者，加枳实、香附、木香；食少纳差者，加神曲、谷芽、麦芽、鸡内金。

2.本方有温阳散寒、化饮解凝、通阳利气、宣肺解表之功，可用于阳虚感寒、阴寒内盛、寒凝痹阻等所致诸疾。

3.凡慢性肾小球肾炎、肾病综合征而见高度浮肿，头面及上半身肿甚、小便不利、手足厥冷、面㿠畏寒、乏力便溏、舌淡嫩胖大而苔白滑、脉象沉弱，属肺气不宣、脾肾阳虚者，用之均可奏效；心阳不振引起的饮停心下，或腹满便溏薄甚或下利，脉弦或沉，一般健胃消痞剂无效时，用本方效佳。

【典型病案】

1.水肿（慢性肾炎浮肿）案

赵某，女，28岁。患肾小球肾炎1年余，周身浮肿，尿少，尿量300mL/24h，曾住院两三次，浮肿始终不减，时轻时重，尿蛋白+++~++++，颗粒管型2~3个。诊其浮肿较重，头面及下肢皆肿，腹胀满，食入益甚，面色无华，畏寒肢冷，舌润苔滑，脉沉。综合脉证，当属阳虚而肺脾肾功能失调，治以宣肺温脾肾利水法，处方：桂枝15g，麻黄15g，制附片（先煎）15g，细辛5g，生姜15g，红枣4枚，炙甘草10g。水煎服。服上方3剂，尿量明显增加约1500mL/24h，又继服5剂，尿量增至3000mL/24h，水肿全消，胀满大减，诸症均有好转。尿检：蛋白++，余皆阴性。唯胃纳稍差，下肢无力，以手压之稍有指痕，腹部微有不适，乃脾虚运化不及之候，遂以健脾利湿法调治20余剂，诸症基本消失，尿蛋白±而病情缓解，后随访一直未复发。

2.臌胀（肝硬化腹水）案

丁某，男，43岁。胁痛3年，腹臌胀而满3月，经检查诊为肝硬化腹水，屡用利水诸法不效。就诊时见：腹大如鼓，短气撑急，肠鸣辘辘，肢冷便溏，小便短少。舌质淡苔薄白，脉沉细。诊为阳虚气滞，血瘀水停。处方：桂枝10g，生麻黄6g，生姜10g，生甘草6g，大枣6枚，细辛6g，制附片10g（先煎），丹参30g，白术10g，三棱6g。服药30剂，腹水消退，诸症随之而减，后以疏肝健脾之法，做丸善后。

3.肺源性心脏病案

曾治一妪，61岁。夙患肺源性心脏病，3月前，因咳喘、心悸、腹水而住院治疗月余，诸恙均已平复。近因受寒、劳累，诸恙复作，咳喘较剧，夜难平卧，心下坚满，按之如盘如杯，腹大如鼓，下肢浮肿，小便不多，面色灰滞。舌质暗紫，苔薄，脉沉细。心阳不振，大气不运，水邪停聚不化。予桂枝去芍药加麻黄附子细辛汤原方，连进5帖，咳喘遂平，心下坚满已软，腹水渐退，但下肢依然浮肿。续予原方加黄芪、防己、椒目，连进 8 帖，腹水退净，下肢浮肿亦消十之七八，再以温阳益气、调补心肾之剂以善其后。

4. 月经不调案

某女，46 岁，2014 年 6 月 20 日初诊。主诉：前两年月经不讯但后又来，目前已停经半年，自觉面部色斑越来越多，平素背冷似冰。诊见：畏寒肢冷，腰膝酸软，饮食尚可，二便调，舌淡苔薄白脉沉。中医辨证：肾阳式微，水湿内凝。治当温补肾阳，化饮解凝。处方：制附片 10g（先煎），炙麻黄 10g，细辛 6g，桂枝 10g，生姜 10g，独活 10g，泽泻 15g，威灵仙 15g，炙甘草 10g，淫羊藿 15g，巴戟天 15g，鹿角霜 15g，菟丝子 15g，当归 10g，黄芪 30g。14 剂，水煎服，日 1 剂，早晚分服。2014 年 7 月 14 日二诊：患者诉背冷明显好转，手足渐温，腰膝酸软亦明显好转，面部色斑有所减少，舌脉同前。上方去黄芪、生姜，加骨碎补 10g，苍术 10g，炒白术 15g，茯苓 20g。继服 10 剂，诸症悉平，随访半年，未见复发。

桂枝芍药知母汤

桂枝芍药知母汤 PPT

【原文】

诸肢节疼痛，身体魁羸，脚肿如脱，头眩短气，温温欲吐，桂枝芍药知母汤主之。（《金匮要略·中风历节病脉证并治第五》第 8 条）

桂枝四两，芍药三两，甘草二两，麻黄二两，生姜五两，白术五两，知母四两，防风四两，附子二枚（炮）。

上九味，以水七升，煮取二升，温服七合，日三服。

【方歌】

脚肿身羸肢节疼，附子二枚麻甘从，知防桂四术姜五，芍药三两同煎灵。

【辨证要点】

证：风湿历节证。

病机：风湿痹阻，化热伤阴。

证候：多个关节灼热疼痛，甚至关节肿大变形，舌红脉数。

【现代应用】

1. 类风湿性关节炎，膝关节滑膜炎，膝关节骨性关节炎，强直性脊柱炎，坐骨神经痛，肩周炎，梨状肌综合征，颞下颌关节紊乱综合征。

2. 急性痛风，糖尿病周围神经病变。

3. 关节型银屑病。

4. 腱鞘炎。

【经验采撷】

1. 原方药量加减法

若掣痛难以屈伸，得热痛减，倍加麻黄、附子，减少知母用量；身体关节重着肿胀，遇阴雨加重者，倍加白术；关节红肿热痛者，倍加芍药、甘草、知母，减少附子用量。

2. 常用加减

发热者，加生石膏、薏苡仁、秦艽、土茯苓；血虚肢节肥大者，加鸡血藤、鹿衔草、白芷；湿盛肢节肿大者，加萆薢、泽泻、防己、苍术、薏苡仁；痛甚者，加延胡索、露蜂房、乳香、没药；关节屈伸不利者，加伸筋草、络石藤；气虚者，加黄芪；腰膝酸软疼痛者，加桑寄生、杜仲、续断；病在上肢加桑枝，病在下肢加牛膝。

【典型病案】

1. 类风湿关节炎案

魏某，女，72岁。四肢关节反复肿痛40余年。患者类风湿关节炎40余年，曾先后或联合使用多种药物，每因肝功能异常、消化道大出血或疗效不佳而停药，曾短暂使用英夫利昔单抗，收效甚微。后长期依赖非甾体抗炎药、泼尼松。初诊：时有寒热，无汗或汗出不多，双手指间关节、双腕关节、双肩关节肿痛明显，活动受限，遇风寒尤甚，关节表面皮温高，晨僵至午后仍不能缓解，腰背酸痛，口眼干燥，胃脘部胀满不适，不思饮食，尿频，大便稀溏，舌红、苔薄白，脉滑。实验室检查示：类风湿因子566U/mL，血沉119mm/h，C-反应蛋白（CRP）133mg/L。西医诊断为活动期类风湿关节炎；中医诊断为痹证，证属风湿痹阻，寒热错杂，兼有脾胃气阴亏虚。治拟祛风散寒、清热除湿，兼以健脾益胃。方用桂枝芍药知母汤加减。处方：桂枝8g，白芍、徐长卿各20g，防风、威灵仙各15g，蜈蚣2条，知母、白芷、黄柏、延胡索、陈皮各10g，连翘12g，炒薏苡仁30g，砂仁4g，甘草3g。每天1剂，水煎服，早晚各1次。甲泼尼龙片减量，停用双氯芬酸钠缓释片。患者服药7剂后，诉虽稍减激素用量，关节肿痛反有缓解，身热渐退，口干及胃脘部不适感亦明显改善，舌质淡红、苔薄白，脉滑。证候如前，治法守前，原方去黄柏、防风，加当归15g。继服2周后，体温正常，关节隐隐疼痛，肿胀已不明显，复查血沉、C-反应蛋白降至正常，病情终获缓解，予以原方调整，以巩固疗效。

2. 膝关节骨性关节炎案

赵某，男，73岁。左膝关节疼痛，活动受限5年。自诉5年前无明显诱因出现左膝关节疼痛，天气变化无加重，上下楼梯时疼痛明显。现见：左膝部无明显肿胀，局部无压痛，肤温正常，被动活动关节时有弹响声。侧方应力试验、抽屉试验均阴性，挤压研磨试验（+-）。CR：左膝骨质增生并膝关节内侧间隙变窄。目眩（白内障病史），口干，舌淡红，苔薄白，脉濡。处方：桂枝15g，芍药20g，知母10g，炙甘草10g，麻黄8g，白术25g，防风10g，制附片12g（先煎），生乳香10g，生没药10g，生石膏30g。7剂，水煎服。1周后复诊：患者诉膝痛好转大半，行平路时已无不适，但上下楼梯时仍有疼痛，但其程度较前也有减轻。效不更方，加熟地黄 30g，生牡蛎 30g，骨碎补 30g，补骨脂 30g，7 剂。1 周后患者复诊：告知上下楼梯时已无疼痛。嘱上方减乳香、没药，继服 7 剂，巩固疗效。

3. 痛风案

王某，男，42 岁。痛风 2 年余，左足第一跖趾关节肿痛 10 天。曾于 2007 年 6 月在外院确诊为痛风后，服用秋水仙碱、别嘌呤醇等药物 1 月余后症状缓解，现未服任何药物。10 天前无明显诱因出现左足第一跖趾关节肿痛，伴左下肢麻木。查体：神志清，精神可，体型肥胖，脉濡缓，舌苔白腻，心肺听诊无明显异常，左足第一跖趾关节活动稍受限，左下肢活动尚可，血压 145/90mmHg，余未见明显异常。血尿酸值 480μmol/L。辨证为：痛风（湿痹）。方药：桂枝 20g，芍药 15g，知母 10g，麻黄 10g，生姜 10g，白术 15g，防风 10g，薏苡仁 25g，苍术 10g，黄柏 10g，土茯苓 15g，萆薢 15g，甘草 6g，5 剂，每日 1 剂，水煎早晚服。5 天后复诊：左足第一跖趾关节肿痛及左下肢麻木感减轻，上方继服用。7 日 5 剂，续用 3 疗程。并嘱注意饮食，调整血压，随访 3 月后，左足第一跖趾关节肿痛及左下肢麻木感消失。

4. 关节型银屑病案

郑某，男，49 岁。全身起淡红色斑丘疹、脱屑伴趾关节疼痛 2 年余。2 年前受风后，头皮、四肢伸侧起淡红色斑丘疹，上覆白色鳞屑，并伴双跖趾关节疼痛肿胀，活动受限。1 年后皮损延及胸背部，踝关节也出现疼痛。曾用小活络丹等内服，效果不佳。现神情倦怠，身体消瘦，行走不便，双足有沉重僵硬感，下午低烧，体温在 37~37.5℃，伴口干、纳差，大便稍干，小便如常，舌红，苔薄黄微腻，脉细数。查：双下肢踝关节及近端趾关节肿胀，压痛明显，屈伸受限。头皮、躯干及四肢有较多淡红色斑丘疹，上覆银白色鳞屑，以四肢伸侧为著，薄膜现象及露滴现象均阳性。实验室检查：类风湿因子阳性。双足部 X 线片示：双踝及跖趾关节软组织肿胀，趾骨骨质稀疏。诊断：关节型银屑病。证属风湿外受，化热伤阴。治以祛风除湿，清热养阴。处方：桂枝 6g，白芍 12g，知母 10g，白术 12g，防风 10g，桑寄生 15g，秦艽 12g，青风藤 30g，防己 12g，苍术 12g，生石膏 30g，牛膝 10g，黄柏 10g，甘草 6g。每日 1 剂，水煎服。并以 10% 水硫膏外搽皮损处，每日 2 次。服药 6 剂，肿胀疼痛明显减轻，用药 2 周，关节肿胀消退，体温恢复正常，全身皮损色泽变淡，鳞屑减少，部分皮损有所消退。继以前方去苍术、防己再服，1 月后皮损部分消退，但关节仍有僵硬感，屈伸不利。前方去生石膏、黄柏，加伸筋草、络石藤各 20g 继服，外用牛皮癣药水外搽，每日 3 次。共用药治疗 2 月余，全身症状消失，双下肢活动如常，随访半年未复发。

5. 腱鞘炎案

谢某，女，42 岁。右手前臂桡侧逐渐疼痛，不能用力持物 10 余天，红肿疼痛明显 2 天。查体：右桡骨茎突处红肿隆起呈条索状，腕关节尺侧患处剧痛，舌红苔黄稍腻，脉弦。诊为桡骨茎突狭窄性腱鞘炎。处方：桂枝 12g，赤芍 9g，麻黄 9g，白术 15g，知母 12g，防风 10g，制附片 6g（先煎），羌活 12g，姜黄 12g，甘草 6g，薏苡仁 30g，虎杖 10g，生地黄 12g。每日 1 剂，水煎服，外用红花油。2 剂而愈，随访 8 年无复发。

黄芪桂枝五物汤

黄芪桂枝五物汤 PPT

【原文】

血痹阴阳俱微，寸口关上微，尺中小紧，外证身体不仁，如风痹状，黄芪桂枝五物汤主之。（《金匮要略·血痹虚劳病脉证并治第六》第 2 条）

黄芪三两，芍药三两，桂枝三两，生姜六两，大枣十二枚。

上五味，以水六升，煮取二升，温服七合，日三服。一方有人参。

【方歌】

血痹如风体不仁，桂枝三两芍芪均，枣枚十二生姜六，须令阳通效自神。

【辨证要点】

证：血痹重证。

病机：营血滞涩，阳气痹阻。

证候：局部肌肤麻木不仁，舌紫暗，脉沉细涩。

【现代应用】

1. 糖尿病周围神经病变，脑梗后遗症，中风先兆，不安腿综合征等。

2. 腰椎间盘突出症，类风湿关节炎，神经根型颈椎病，肩周炎，重叠综合征。

3. 产后身痛，小儿过敏性紫癜，老年皮肤瘙痒等。

【经验采撷】

1. 常用加减：偏气虚者，加生晒参、山药；偏阳虚内寒者，加肉桂、制附子；偏阴虚内热者，加天花粉、地骨皮、玄参；肾虚腰痛者，加川牛膝、杜仲、淫羊藿；夹湿热者，加忍冬藤、黄柏、苍术；痰湿阻滞者，加法夏、陈皮、茯苓、苍术；血络瘀阻，肢端刺痛紫暗者，酌加蜈蚣、全蝎、地龙、水蛭、乌梢蛇等；麻木明显者，加鸡血藤、当归；疼痛明显者，加延胡索、威灵仙；上肢病变，加姜黄、桑枝；下肢病变，加牛膝、木瓜。

2. 本方证常以下肢凉、麻、痛等感觉异常为主症，可合并下肢乏力、怕风、小腿肿胀、抽搐、皮肤黧黑等症。

【典型病案】

1. 糖尿病周围神经病变案

张某，女，65 岁。自诉双下肢麻木疼痛半年余，加重月余。刻诊：面色萎黄晦暗，倦怠乏力，头晕昏蒙，时发心悸，夜寐欠安，双下肢不温，二便尚可。舌质淡暗有瘀斑，苔白腻，舌下脉络迂曲，脉沉细涩。糖尿病史20年余，现口服二甲双胍0.5mg，每天3次。空腹血糖8.4mmol/L，糖化血红蛋白7.2%，其余实验室检查无明显异常。专科检查：双足背动脉减弱，10g尼龙单丝试验，保护性感觉减弱，震动觉减弱，BMI 24.5kg/m²。西医诊断：糖尿病周围神经病变；中医诊断：消渴，痹证（脾肾阳虚，痰瘀阻络证）。治以补益脾肾之阳气，逐瘀化痰，通络除痹。投以黄芪桂枝五物汤加减：生黄芪30g，桂枝10g，白芍30g，大枣5枚，茯苓10g，麸炒白术10g，川芎10g，丹参10g，鸡血藤30g，地龙10g，牛膝10g。7剂，水煎温服，每天2次。辅助以穴位敷贴外治，每天1次，每次敷贴6小时。二诊、三诊患者自述症状好转，未见不良反应，故守方继服28剂，煎服法及外敷治疗同前。四诊：患者自觉大为好转，双下肢麻木疼痛感已不明显，夜寐安，头脑昏蒙已除，气色渐佳，倦怠乏力感已大为好转。舌淡，苔白稍腻，舌上瘀斑已不见，舌下脉络迂曲已基本消失，脉细。临床症状已基本消失，专科检查亦趋于正常，空腹血糖7.5mmol/L。为求巩固疗效，按原方配制成水丸，每天服用3次，每服10g。每周来院进行1次穴位贴敷。随访2个月余，未见病情反复。

2. 脑梗死后遗症案

杨某，男，55岁。半身不遂、言语不利、口眼歪斜1月余。患者于1个月前无明显诱因突发脑梗死，在外院住院治疗，行头颅核磁共振成像（MRI）示：①右侧基底节区陈旧性脑梗死。②左侧大脑半球多发梗死；颅脑MRA提示：左侧大脑中动脉狭窄；具体治疗不详，本院以"脑梗死后遗症期"收住。入院查体：BP 165/90mmHg，意识清，言语不利，口眼歪斜，右侧肢体瘫痪，以上肢为重，右手不能持物，二便正常，舌质淡红，苔薄白，脉沉细。中医诊断：中风病，证属气虚血滞、脉络痹阻，治以益气活血通络之法，方选黄芪桂枝五物汤加减。处方：黄芪30g，桂枝12g，当归15g，川芎12g，白芍20g，白附子10g（先煎），僵蚕10g，杜仲10g，川牛膝15g，山药15g，山萸肉15g，桑枝9g，菖蒲10g，郁金10g，水蛭6g，大枣3枚。患者服用本方4周后，觉头脑较前清楚，口角歪斜明显改善，言语清楚，但语速稍慢，问答切题，右手能持物，但力量差，可下地自主行走稍不稳，诉头昏，心悸，少寐，大便干燥，舌红少苔，脉弦细。原方去黄芪、党参，加柏子仁、火麻仁各10g，酸枣仁15g，续治4周后，患者右手可握持物，比正常稍差，其他症状消失，生活能自理。

3. 腰椎间盘突出症

张某，男，54岁。两年前患者被诊断为腰椎间盘突出症，腰痛间断性发作，逐渐加重。现症见：腰部疼痛不明显，行走时伴左下肢抽痛到足背，伴有背外侧麻木，足趾活动无力，坐位或平卧时可减轻，饮食不佳，夜休差，大小便正常。舌淡红，苔薄白，脉象虚弦。辅助检查：MR片显示，腰5骶1椎间盘突出（中央偏左型），硬膜囊受压，黄韧带肥厚，局部小关节增生肥大。中医诊断：腰痛（肝肾不足，经络阻滞证）；西医诊断：腰椎间盘突出症。治法：补益肝肾，通络止痛。予以黄牛白龙汤加减：黄芪 30g，白芍 15g，桂枝 9g，太子参 15g，杜仲 15g，牛膝 10g，当归 15g，骨碎补 15g，穿山龙 9g，狗脊 15g，桑寄生 20g，甘草 6g。6 剂，水煎 400mL，分早晚温服，每日 1 剂。药渣装袋加陈醋 250mL 笼蒸 30 分钟后腰部热敷，每日 2 次，每次 30 分钟。复诊：患者主诉服用一周后，自觉腰痛明显缓解，行走距离较前增大，但仍伴有左下肢抽痛、麻木，夜间有冰冷感，舌质淡，苔白，脉弦。遂加入白芍 12g，制川乌 8g（开水先煎 40分钟）6 剂，水煎服。药渣外敷腰部阿是穴。三诊：感腰腿痛症状缓解，继用上方治疗 1 周。

桂枝茯苓丸 PPT

桂枝茯苓丸视频

桂枝茯苓丸

【原文】

妇人宿有癥病，经断未及三月，而得漏下不止。胎动在脐上者，为癥痼害。妊娠六月动者，前三月经水利时，胎也。下血者，后断三月，衃也。所以血不止者，其癥不去故也，当下其癥，桂枝茯苓丸主之。（《金匮要略·妇人妊娠病脉证并治第二十》第 2 条）

桂枝、茯苓、牡丹（去心）、芍药、桃仁（去皮尖，熬）各等分。

上五味，末之，炼蜜和丸，如兔屎大。每日食前服一丸。不知，加至三丸。

【方歌】

癥痼未除恐害胎，胎安癥去悟新裁，桂苓丹芍桃同等，气血阴阳本末该。

【辨证要点】

证：癥病漏下证。

病机：瘀血阻滞，寒湿凝滞。

证候：素有癥病史，小腹胀满疼痛，或有癥块，或月经异常，下血色暗夹有瘀块，舌质紫暗，脉涩。

【现代应用】

1. 生殖系统

子宫肌瘤，卵巢囊肿，盆腔积液，慢性盆腔炎，痛经，输卵管妊娠破裂，不孕症，子宫内膜异位症，子宫腺肌病，多囊卵巢综合征，乳腺囊性增生；前列腺增生，精索静脉曲张，慢性附睾炎，前列腺炎，精液不液化症，输精管结扎术后痛性结节等。

2. 心脑血管系统

高脂血症，高黏血症，冠心病，心绞痛，心肌缺血，下肢深静脉血栓，动脉粥样硬化等。

3. 神经系统

脑出血，脑梗死，偏头痛，癫痫，失眠，健忘，带状疱疹后遗神经痛。

4. 消化系统

肝囊肿，肝硬化，脂肪肝，班替氏综合征，粘连性肠梗阻，慢性糜烂性胃炎，急性单纯性阑尾炎等。

5. 呼吸系统

副鼻窦炎，鼻衄，哮喘，声带息肉，慢性支气管炎，肺气肿，肺心病。

6. 泌尿系统

尿潴留，尿结石，肾功能不全，紫癜性肾炎。

7. 其他

甲状腺肿大，黄褐斑，更年期综合征。

【经验采撷】

1. 随症加减

子宫肌瘤常加三棱、莪术、鳖甲、牡蛎、穿山甲等，卵巢囊肿常加夏枯草、香附、泽兰、海藻、玄参、牡蛎、贝母等，慢性盆腔炎或伴积液常加红藤、败酱草、蒲公英、银花、连翘、刘寄奴、泽泻、益母草、薏苡仁等，慢性附件炎常合苇茎汤，子宫内膜异位症可加血竭、川楝子、延胡索、夏枯草，输卵管阻塞及其引起的不孕症常加莪术、王不留行、皂角刺、路路通、丹参、贯众、银花、连翘、土茯苓等，人流后恶露不尽合失笑散，痛经、前列腺肥大及其引起的尿潴留常加牛膝、大黄、益母草、泽兰、海藻、土鳖虫，闭经常加郁金、菖蒲、橘络，子宫直肠窝积液可加三棱、莪术、贯众、银花、连翘、甘草，面部斑块加当归、香附、薏苡仁、红花、甘草，宫外孕加乳香、没药、丹参、昆布、海藻、生蒲黄等。

2. 对症加减

气虚乏力者加党参、黄芪，带下量多可加陈皮、半夏、芡实、白果、薏苡仁，黄带加红藤、败酱草、蒲公英，月经量少、色紫夹块加桃仁、红花、茜草、益母草、泽兰，腹痛甚加元胡、乌药、蒲黄、五灵脂，伴少腹包块加水蛭、蜈蚣、三棱、莪术。

【典型病案】

1. 子宫肌瘤案

燕某，44岁。经某医院检查确诊为子宫肌瘤（9cm×8cm），建议手术切除，以免后患。患者畏惧，特来门诊求治。刻下：少腹胀大如怀孕5月状，脐下有拳头大之圆形肿物。痛经5个月，每月经行不畅，色黑黏稠，块屑甚多，淋漓不断，常延续10日以上不止。面色暗，舌淡红，脉弦。有形癥积，已非一日，予桂枝茯苓丸加虫类搜剔缓攻之：茯苓45g，桂枝、牡丹皮、赤芍、桃仁各15g，红参（另炖）、柴胡、灵脂、土鳖虫、甘草各10g，炮甲珠、生水蛭各6g，大贝

15g，蜈蚣2条研粉黄酒冲服，10剂。二诊：少腹膨隆之状大减，胀势已松。今时值经期，腹未痛，黑块已少，脉沉滑，舌色暗。因势利导，通经化瘀为治：茯苓45g，桂枝15g，桃仁、牡丹皮各15g，赤芍25g，益母草、当归须、丹参各30g，酒香附、柴胡、泽兰叶各12g，川牛膝30g，生水蛭、炮甲珠各6g，蜈蚣1条研粉黄酒冲服，甘草10g，鲜姜5片，枣10枚。三诊：上方连服3剂，经行畅通，下瘀块甚多，少腹如孕之状已消，腹痛已除。近日白带多，脉舌如前。予初诊方5剂，加生山药30g，车前子（包煎）10g。四诊（8月31日）：少腹平软如常人，予丸方缓攻：桂枝茯苓丸各药均30g，土鳖虫、大贝、归须、炮甲珠、灵脂各30g，太子参60g，生水蛭15g，蜈蚣30条，制成10g蜜丸，每次1丸，每日3次。五诊（9月16日）：丸药服约过半，我院超声探查，肌瘤基本消失。追踪复查，超声提示：子宫6cm×5cm，一切正常。

2. 卵巢囊肿案

李某，女，23岁，农民，已婚。结婚7年未生育，5年前流产1次。初诊：月经来潮量多、腹痛2天。西医妇科检查：右侧卵巢有一囊肿大如鸡卵，压痛不显。西医诊断：卵巢囊肿。患者求中医保守治疗。患者月经量多，淋漓不尽，下腹坠胀疼痛，血色紫黑，舌苔白，脉沉涩。中医诊断：气滞血瘀。法当活血化瘀，理气软坚。以桂枝茯苓丸加减治疗。桂枝9g，茯苓9g，牡丹皮9g，桃仁12g，赤芍9g，莪术6g，山慈菇15g，青皮9g，枳壳9g，炙穿山甲12g，甘草6g。每日1剂，水煎服。服4剂后，下腹坠胀疼痛减轻，阴道下血量仍多，精神好转；又服4剂后，流出些许淡红色血块，似烂肉状，仍下紫黑色血，但其量减少，腹痛消失，脉沉涩。续服一周，血停，下腹坠胀疼消失。超声显示：左侧卵巢肿块消散吸收。改服加减逍遥散调理数月，后月经恢复正常。二年后生一子。

3. 盆腔积液案

李某，女，34岁。患者自诉时感小腹部坠胀疼痛，腰膝酸软，全身乏力，平素白带量多，腹部肠鸣音亢进；经前乳房胀痛，月经量少，经色暗，有血块，经期小腹痛及腰痛。刻时症见：小腹部疼痛，有波动感及肠鸣音，小便不利，舌质白苔白滑腻，脉沉涩。彩超提示：子宫大小形态正常，肌层内回声均匀，内膜线居中，双侧附件未见异常；盆腔内可见液性暗区深约98 mm积液。四诊合参辨证为湿瘀内阻型之癥瘕。方药以桂枝茯苓丸为主方加味：桂枝12g，茯苓20g，牡丹皮10g，赤芍20g，黄柏12g，蒲公英20g，连翘12g，银花12g，败酱草30g，白术15g，薏苡仁30g，黄芪30g，升麻9g，柴胡9g，白芷15g，枳壳15g。10剂，水煎服。经期服用药方：当归15g，香附15g，牛膝30g，泽兰20g，红花15g，益母草30g，白芷15g，枳壳15g。5剂。二诊：患者自诉小腹部疼痛较前明显减轻，小便畅顺，肠鸣音次数减少。效不更方，上方继服20剂。三诊：患者彩超提示子宫大小形态正常，盆腔内可见液性暗区深约48 mm

积液。余无不适。继服上方 60 剂。四诊：彩超复查子宫附件正常，盆腔积液消失。

4. 慢性盆腔炎案

成某，女，28 岁，已婚。就诊时患者下腹部腰骶疼痛反复发作有 1 年之久，再发加重 2 周。患者 1 年前产后 3 月余，突发下腹部腰骶疼痛，未进行系统治疗，曾在某医院诊断为慢性盆腔炎、慢性附件炎，经住院输液后疼痛缓解。2 周前因淋雨受凉后上症再发，刻下症见：下腹腰骶部刺痛，夜不能寐，白带量多，黄白相间，有异味，大便干结，小便黄，舌质红，边有瘀斑，苔黄厚腻，脉滑涩。月经史：13 岁 5/28~30 天，末次月经：2015 年 4 月 2 日~2015 年 4 月 6 日（经量中等、色暗、少血块）；前次月经：2015 年 3 月 2 日~2015 年 3 月 6 日经量中等、色暗、少血块）。孕产史：1-0-1-1（2011 年 1 次无痛人流，2013 年顺产）。妇科检查：阴道通，充血，宫体后位，压痛。附件两侧增厚增粗，压痛。B 超检查：盆腔包块，左侧输卵管增粗伴有积水，盆腔积液 3.0cm。诊断为慢性盆腔炎，证属湿热瘀结。治当清热燥湿，化瘀止痛。采用桂枝茯苓丸为基本方进行加减：桂枝 10g，桃仁 10g，茯苓 15g，牡丹皮 10g，赤芍 15g，败酱草 30g，薏苡仁 15g，天葵子 15g，紫花地丁 15g，蒲公英 15g，金银花 15g，菊花 10g。2 日 1 剂，每天 2 次，水煎服。服药 1 月后二诊，腰腹部疼痛减轻。服药 20 剂后，诸症均除，无不适感。B 超复查示，左侧附件无异常，盆腔无阳性体征。

5. 子宫内膜异位症

刘某，女，28 岁。痛经 2 年，伴腰痛、肛门憋坠感、性交痛。患者既往无痛经史，2011 年结婚后不久出现痛经，并逐渐加重，服止痛药不能缓解。婚后 2 年，夫妻同居未孕。月经周期基本正常，末次月经 2013 年 7 月 25 日，5 天净，经量正常，伴有血块，经期腰酸，肛门有憋坠感。妇科检查：子宫后壁可触及几个直径 1cm 大小质硬结节，触痛（+），右附件增厚，触痛（+），左侧附件未见明显异常。舌质暗淡边有瘀点，苔薄白，脉弦涩。西医诊断为子宫内膜异位症；中医诊断为痛经，辨证属血瘀气滞。治拟活血化瘀，行气止痛。方用桂枝茯苓丸加减。药用：桂枝、茯苓、芍药各 15g，桃仁 8g，牡丹皮 20g，三棱、莪术、川楝子、延胡索各 10g。7 剂，每日 1 剂，水煎服。二诊：正值月经第 2 天，下腹疼痛剧烈，经色红紫，伴血块，经量正常，肛门有憋坠感。舌暗红苔薄白，脉涩。上方加丹参 30g，香附 10g。继服 7 剂。三诊：服药后腹痛、肛门憋坠感减轻。舌暗红苔薄白，脉沉涩。守方继服 10 剂。四诊：患者服药后无特殊不适，舌暗红苔薄白，脉沉。守方继服 40 剂。9 月 24 日月经来潮，经期小腹痛明显缓解，经色红，血块较前减少，肛门憋坠感减轻。舌质暗苔薄白，脉滑。继予上方治疗 2 个月，期间月经来潮 2 次，月经腹痛明显缓解，血块、肛门憋坠感消失。妇科检查：子宫后壁小结节基本消失，双侧附件触痛（-）。

6. 前列腺增生症案

某，68 岁。尿频、夜尿增多 10 余年，加重 2 个月。患者自述 10 年前开始出现尿频、尿急、夜尿增多，伴有尿等待、尿不尽，当地医院行经直肠前列腺 B 超，显示前列腺Ⅱ度增生；经腹 B 超测膀胱残余尿量为 70mL。予非那雄胺、前列康等药物治疗，病情无明显好转，遂来寻求中药治疗。刻下症见：尿频，夜尿 5~6 次，尿等待，尿不尽，畏寒肢冷，神疲乏力，腰膝酸困，舌淡苔白，脉沉细涩。前列腺指诊：前列腺中度增大，中央沟变浅，无压痛、结节。西医诊断：前列腺增生症；中医诊断：精癃，证属浊瘀阻塞，肾阳虚衰。治以化瘀通淋、温补肾阳。予桂枝茯苓丸合金匮肾气丸加减治疗。处方：桂枝 12g，茯苓 10g，牡丹皮 10g，赤芍 10g，桃仁 9g，山萸肉 10g，熟地黄 12g，山药 10g，泽泻 10g，鹿角霜 10g（先煎），黄芪 10g，淫羊藿 12g，制附片 9g（先煎），刘寄奴 10g，炙甘草 6g，14 剂。水煎服，日 1 剂。二诊：尿频、尿急症状好转，夜尿 2~3 次，口干易渴，前方改鹿角霜为 6g，制附片 6g（先煎），14 剂。三诊：诸症消失。行经直肠前列腺 B 超检查，示前列腺Ⅰ度增生；经腹 B 超测膀胱残余尿量为 10mL。二诊处方续服 14 剂。随访一年，不适症状未复发。

7. 慢性附睾炎案

赵某，男，35 岁。半年前无明显诱因出现阴囊内疼痛、坠胀不适，疼痛可放射至下腹部。刻诊见舌质淡暗，苔薄黄，脉左弦紧而右涩，纳眠可，二便调。既往有慢性前列腺炎病史。专科检查：附睾轻度肿大、变硬，局部有轻压痛，同侧输精管增粗。尿常规示：白细胞 8.2×10^9/L。西医诊断：慢性附睾炎。中医诊断：子痈，证属瘀热互结。治宜清热利湿，活血化瘀。方选桂枝茯苓丸加减：桂枝 12g，桃仁 12g，牡丹皮 12g，茯苓 12g，芍药 30g，柴胡 15g，乌药 12g，川楝子 6g，红花 15g，丹参 15g，龙胆草 15g，甘草 6g。7 剂，每日 1 剂，水煎分早、晚两次温服。二诊：诉阴囊内疼痛稍减，坠胀感消失。上方去乌药、红花，加红景天 25g，淫羊藿 20g 以增温阳补肾、活血化瘀之力，7 剂，煎服法同上。三诊：为巩固疗效，将首诊时汤药改为丸剂，又继服半月后，病告痊愈。

桂枝生姜枳实汤

桂枝生姜枳实汤 PPT

【原文】

心中痞，诸逆心悬痛，桂枝生姜枳实汤主之。(《金匮要略·胸痹心痛短气病脉证治第九》第 8 条)

桂枝三两，生姜三两，枳实五枚。

上三味，以水六升，煮取三升，分温三服。

【方歌】

心悬而痛痞相连，痰饮上弥客气填，三两桂姜五枚枳，祛寒散逆并攻坚。

【辨证要点】

证：寒饮气逆心痛证。

病机：寒饮上逆，阻遏心阳。

证候：胃脘痞闷不舒，心中如有物束缚般疼痛。

【现代应用】

1. 胸痹。

2. 慢性浅表性胃炎等。

3. 妊娠恶阻（妊娠呕吐）。

【经验采撷】

1. 常用加减：治疗心胃刺痛，可加丹参、檀香、砂仁、元胡，治疗功能性消化不良，可加党参、白术、厚朴、焦三仙。

2. 本方合人参汤可用于治疗寒饮停胃型慢性浅表性胃炎，阳虚明显者加制附片，恶心呕吐明显者加姜半夏，胸阳不振明显者加瓜蒌皮、薤白，有瘀血症状者加失笑散，泛酸者加乌贼骨。

【典型病案】

1. 胸痹案

吴某，男，45 岁。近年来自觉胸中郁闷，常欲太息，胃中嘈杂，时有涎唾。最近病情加重，有胸前压痛感，心悬如摆，短气不足以息。闻声则惊，稍动则悸，心烦失眠，精神困倦，食纳尚可，口干不欲饮，小便频而短。察其体质肥胖，素贪甘脂。诊脉弦而数，舌胖苔白。此属脾失健运，痰饮上凌，以至心阳被遏，肺气郁滞而病胸痹。治宜驱逐痰饮为主，兼运脾胃。方用桂枝生姜枳实汤加味。处方：桂枝 5g，生姜 5g，枳实 6g，法半夏 9g，竹茹 10g，茯苓 10g，橘皮6g，全瓜蒌 9g，薤白 6g，炙甘草 5g。服 5 剂后，脉数象转缓，苔呈薄腻，胸满略舒，心痛已止，但惊悸仍影响睡眠。上方去生姜、竹茹，加白术 9g，九节菖蒲3g。服至 20 余剂，诸症若失。

2. 妊娠恶阻（妊娠呕吐）案

金某，27 岁，2005 年 9 月 13 日初诊。妊娠 43 天，9 月 8 日曾经出现阴道少量出血，当天出血即止。嘈杂，恶心，口不渴，纳欠，二便正常。舌淡红，苔薄白，脉细。治宜温中和胃降逆，方用桂枝生姜枳实汤加味：桂枝 6g，生姜 5 片，枳实 5g，半夏 12g，茯苓 10g。3 剂。2005 年 9 月 16 日二诊：恶阻好转，纳可，嗳气，舌脉如上。上方加砂仁（冲）5g，3 剂。2005 年 9 月 23 日三诊：恶阻继续减轻，嗳气已除，纳可，多涎唾，二便正常。舌略红，苔薄白，脉细。治宜温中健脾降逆，方用桂枝人参汤加味：桂枝 6g，党参 12g，炒白术 10g，干姜 5g，炙甘草 6g，半夏 15g，茯苓 10g，生姜 6 片。3 剂。2005 年 10 月 5 日四诊：恶阻消失，口燥，纳欠，大便疏，舌脉如上。治宜健脾助运，用参苓白术散加鸡内金6g，炒谷芽 10g，炒麦芽各 10g，5 剂而愈。

桂枝甘草汤

桂枝甘草汤 PPT

【原文】

发汗过多，其人又手自冒心，心下悸，欲得按者，桂枝甘草汤主之。（《伤寒论》第64条）

桂枝四两（去皮），甘草二两（炙）。

上二味，以水三升，煮取一升，去滓，顿服。

【方歌】

桂枝炙草取甘温，四桂二甘药不烦，又手冒心虚已极，汗多亡液究根源。

【辨证要点】

证：心阳虚心悸证。

病机：心阳不足，心失所养。

证候：心悸喜按，心慌，胸闷，短气乏力，舌淡苔白脉沉缓。

【现代应用】

1. 缓慢性心律失常，月经期心动过缓，心神经官能症。

2. 低血压。

3. 冠心病，心绞痛。

【经验采撷】

1. 常用加减：若因惊而悸，心神不宁，加龙骨、牡蛎；因虚而悸，心悸怔忡，加柏子仁、酸枣仁、龙眼肉；因瘀而悸，舌暗脉涩，加三七粉、丹参、红花。低血压气虚者加黄芪，阳虚畏寒加附子、肉桂，血虚者加当归，阴虚者加五味子、麦冬。

2. 本方为治疗心阳虚证的祖方，用桂枝四两、甘草二两浓煎顿服，辛甘合化，速复心阳。

【典型病案】

1. 缓慢性心律失常案

某，男，66岁。既往有冠心病、病态窦房结综合征病史，平时心率38~53次/分，当地医院曾建议装置起搏器，患者表示拒绝。来诊时查动态心电图示：窦性心律＋交界性逸搏心律，病态窦房结综合征，心律不齐，大于2.00s的长间歇有132次，最长间歇为3.00s。中医诊为心悸，证属心肾阳虚、脾虚血瘀，治以益气养阴、温阳活血。方用桂枝甘草汤加减：桂枝15g，炙甘草10g，三七粉3g，制附片10g（先煎），人参6g，麦冬15g，五味子9g，丹参20g，当归10g。服药7剂后复诊，诉胸闷、气短、心悸、头晕较前减轻，大便正常。嘱上方继服半个月。三诊病情明显好转，偶有胸闷，心悸，乏力。

2. 原发性低血压案

王某，女，30岁。有慢性低血压病史，3天前感冒后，自己口服对乙酰氨基酚片后大汗淋漓，汗后出现心悸、头晕、心悬若饥、乏力、自汗、面色㿠白，舌淡苔白脉虚。测血压 10/6kPa，诊断为原发性低血压。中医辨证为心阳虚证，治以桂枝甘草汤：桂枝 20g，炙甘草 10g。每日 1 剂，水煎服。取汁 200mL，早晚分服。3 天后症状减轻，血压为 12/8kPa，5 天后诸症消失，血压为 13/9kPa，继服 5 天以巩固疗效，随访半年未复发。

3. 冠心病、心绞痛案

付某，女，50 岁。反复胸闷、胸痛伴心悸、头晕 3 年余，加重 1 周。自述胸痛如窒，连及肩背，日发作 3~5 次，每次持续 3~10 分钟不等。胸闷、心悸、气短、乏力、冷汗出，动则加剧，经卧床休息服异山梨酯（消心痛）类药物稍稍缓解。患者面色无华，舌淡暗，苔薄白，脉沉细。超声心动图检查有冠心病改变，发作时心电图提示 ST 段 V1–V3 呈水平下移 0.15–0.3mv，T 波 avF 导联倒置，V1–V3 低平。西医诊断：冠心病、不稳定性心绞痛。中医诊断：胸痹（阳虚脉痹）。治以通阳宣痹，用桂枝甘草汤：桂枝 30g，炙甘草 15g。水煎频服，每日 1 剂。痛甚者日服 2 剂，并临时含服硝酸甘油片以缓解症状。连续服药 1 周疼痛明显减轻，发作次数减少。停服硝酸甘油片，2 周疼痛基本消失。3 个月随访未再发作心绞痛，余症尽解。复查心电图大致正常。

桂枝甘草龙骨牡蛎汤

桂枝甘草龙骨
牡蛎汤 PPT

桂枝去芍药加蜀漆
牡蛎龙骨救逆汤 word

【原文】

火逆下之，因烧针烦躁者，桂枝甘草龙骨牡蛎汤主之。（《伤寒论》第 118 条）

桂枝一两（去皮），甘草二两（炙），牡蛎二两（熬），龙骨二两。

上四味，以水五升，煮取二升半，去滓，温服八合，日三服。

【方歌】

二甘一桂不雷同，龙牡均行二两通，火逆下之烦躁起，交通上下取诸中。

【辨证要点】

证：心阳虚烦躁证。

病机：心阳虚弱，心神不敛。

证候：心悸，烦躁，舌淡，苔白，脉虚数。

【现代应用】

1. 心律失常，心血管神经症。

2. 自汗、盗汗等汗证。

3. 失眠，焦虑症，甲亢。

4. 儿科病证。反复呼吸道感染，急性肠系膜淋巴结炎，病毒性心肌炎，遗尿，佝偻病初期等。

【经验采撷】

1. 常用加减：缓慢型心律失常，宜重用桂枝；四肢不温，畏寒明显，可加熟附片；快速型心律失常，加人参、麦冬、五味子；心血管神经症，加黄芪、珍珠母、郁金；不寐者，加酸枣仁、合欢皮、夜交藤；自汗者，加白芍、五味子、浮小麦；气虚者，加党参、黄芪、陈皮；更年期综合征，加仙茅、淫羊藿，或合用二至丸；血瘀明显者，加三七粉、丹参、桃仁、红花；惊悸明显者，重用生龙牡，加远志、磁石；痰湿盛者，加姜半夏、茯苓、白术、焦三仙。

2. 本证心神浮动，用药不宜过于辛散，故原方甘草药量倍于桂枝。

【典型病案】

1. 心悸（心律不齐）案

李某，男，66 岁。心悸胸闷两年，加重一周。就诊时虽天气渐暖，但患者仍棉衣加身，诉肢冷怯寒，心悸，乏力，劳累后加重，甚者出现心前区隐痛。现症：心悸，胸闷不舒，乏力，动则尤甚，肢冷畏寒，自汗，夜寐不安，舌淡暗苔薄白，舌下可见瘀筋，脉沉涩。心电图：窦性心律，ST 段压低，频发室性早搏。西医诊断：心律失常，中医诊断：心悸（心阳不振，心脉瘀阻）。治法：温补心阳，化瘀通络，安神定悸。处方：党参 20g，炙黄芪 20g，制附片 10g（先煎），桂枝 10g，炙甘草 10g，生龙骨 30g（先煎），生牡蛎 30g（先煎），丹参 10g，赤芍 10g，当归 10g，酸枣仁 10g，桃仁 10g，甘松 10g，沉香 10g，牛膝 10g，五味子 6g。每日 1 剂，水煎服，服 7 剂。药后 1 周复诊，患者诉心悸消失，乏力缓解，仍感胸闷，畏寒，原方基础上加淫羊藿 10g，肉桂 10g，薤白 10g，红花 10g，继服 1 周。复诊患者心悸、胸闷、乏力、畏寒改善，继以桂枝甘草龙骨牡蛎汤加减服药 1 月，患者诸症缓解，复查心电图未见明显异常。

2. 自汗案

高某，女，65 岁。自汗 10 年余，近半年加重。曾于当地诊所服中药治疗（具体不详）无效。患者日间动则汗出，上半身为甚，汗出如水洗，夜间无汗，项背恶风，平素易感冒，脾气急躁，右胁肋部胀满，口干，偶有心悸，夜眠梦多，纳食可，小便调，大便干，舌红苔水滑，脉弦细。中医诊断：自汗，证属卫表不固，阳郁化热；立法：和营固表，清热敛汗。方用桂枝甘草龙骨牡蛎汤合栀子豉汤加减。组成：黄芪 40g，桂枝 12g，炙甘草 10g，煅龙骨 40g（先煎），煅牡蛎 40g（先煎），茯苓 30g，炒白术 12g，白芍 12g，柴胡 12g，郁金 12g，炒栀子 10g，淡豆豉 6g，陈皮 10g。14 剂，水煎服，每日 1 剂，早晚分服。复诊：患者汗出基本消失，仍觉胁胀，多梦，偶见耳鸣，增柴胡用量至 15g，加莲子心 5g，黄芩 10g，炒川楝子 6g 以增强疏肝清热之力。继服 14 剂后痊愈。

3. 顽固性失眠案

罗某，男，67 岁，退休工人。患失眠症已数年，经常彻夜难以入寐，白天神疲乏力，头晕耳鸣，心悸时作，纳少。曾服用天王补心丹、六味地黄丸等乏效。

现每晚需依赖安定始能入睡 2~3 小时，寐则梦多惊噩。脉虚，舌质淡，边有齿印。证属气血亏虚，阳气浮越。治以温补镇摄法。处方：桂枝 10g，炙甘草 10g，煅龙骨、煅牡蛎各 30g（先煎），炙黄芪 30g，淫羊藿 10g，五味子 10g，磁石 30g（先煎），酸枣仁 30g，炙远志 10g，茯神 15g，合欢皮 15g，夜交藤 30g。共 7 剂，每日 1 剂。二诊：夜间已能入寐，效不更方，原方继进 10 剂。

4. 小儿遗尿案

杨某，男，6 岁，2013 年 6 月 3 日来诊。夜间遗尿约半年，常自汗出，易感冒，食欲一般，大便正常。查体：面色少华，精神欠佳，舌质淡苔薄白，脉细弱。尿常规及尿培养未见异常，腰骶部 X 线摄片正常。诊为遗尿。治以补肺健脾，升阳固涩。方用桂枝甘草龙骨牡蛎汤加味。处方：龙骨 60g，牡蛎 30g，炙黄芪 20g，益智仁、山药各 10g，乌药 6g，桂枝、升麻、甘草各 5g。每天 1 剂，水煎服。服药半月后，患者 2~3 天遗尿 1 次，精神好转，胃纳增。原方龙骨减为 40g，继续服药 1 月。患者自汗基本消失，5 天遗尿 1 次。守上方再服药 1 月，遗尿基本痊愈。半年后随访无遗尿。

桂枝加龙骨牡蛎汤 PPT

桂枝加龙骨牡蛎汤

【原文】

夫失精家，少腹弦急，阴头寒，目眩，一作目眶痛，发落，脉极虚芤迟，为清谷，亡血，失精。脉得诸芤动微紧，男子失精，女子梦交，桂枝加龙骨牡蛎汤主之。（《金匮要略·血痹虚劳病脉证并治第六》第 8 条）

桂枝加龙骨牡蛎汤方《小品》云：虚羸浮热汗出者，除桂，加白薇、附子各三分，故曰二加龙骨汤。

桂枝、芍药、生姜各三两，甘草二两，大枣十二枚，龙骨、牡蛎各三两。

上七味，以水七升，煮取三升，分温三服。

【方歌】

男子失精女梦交，坎离救治在中爻，桂枝汤内加龙牡，三两相匀要细敲。

【辨证要点】

证：虚劳失精梦交证。

病机：阴阳两虚，阴阳不和。

证候：虚劳少腹弦急，阴部寒冷，目眩发落，男子失精，女子梦交，或心悸，遗溺，脉虚大芤迟，或芤动微紧。

【现代应用】

现代用于治疗癔病，失眠，遗精或滑精，不射精，早泄，阳痿，不孕症，先兆流产，更年期综合征，月经周期性精神病，乳泣，自汗，盗汗，偏汗，久泻，遗尿，脱发；冠心病，小儿支气管炎、小儿夜啼，慢性荨麻疹，颈椎病等。

【经验采撷】

1. 桂枝加龙骨牡蛎汤与黄连阿胶汤，同可治疗心肾不交证。但桂枝加龙骨牡蛎汤主治心肾不固，阴阳失协，以阳虚不固心肾为主者。而且本方不仅可疗心肾不固失精证，更可疗心肾不固失眠证。而黄连阿胶汤主治心肾不交，水火失济，以阴虚不调心肾为主者。又桂枝加龙骨牡蛎汤主治病证为精气不固而妄动；黄连阿胶汤主治病证为神气失藏而躁动，此乃二方之别。

2. 桂枝加龙骨牡蛎汤与小建中汤，同可疗失精证。小建中汤所主病证是气血虚弱，脾不统摄，精气外泄，大多伴有心悸，少气，手足心热等证；而桂枝加龙骨牡蛎汤主治心肾不固、阴阳不调、精气走失之证，大多伴有阴头寒，少腹弦急等，以此别之。

3. 常用加减：若气虚明显者，加人参、黄芪以益气补虚；若血虚明显者，加当归、熟地黄以滋补阴血；若肾虚者，加何首乌、补骨脂以滋补肾精；若遗精明显者，加山茱肉、金樱子以收敛固涩等。

4. 使用注意：本方重在调和阴阳，潜镇摄纳。若属于属相火妄动、阴虚失精，或情志不遂者，不宜使用。

【典型病案】

1. 心悸案

李某，奇村老妪。心悸不宁，胆怯善惊，常有遇险临危之感，已逾三月。体倦神疲，纳谷不馨，夜寐甚难，肢体颤抖，不由自主。某医院门诊病历记录：心率 140 次 / 分，血压 120 / 80mmHg，心电图提示窦性心动过速。医治少效。视其舌淡红少苔，边有齿痕。切其脉，疾速不宁。心者，生之本，神之变也。心虚则易受惊恐，惊恐则心悸不宁。治当补心阳，养心阴。设阴平阳秘，神安其舍，则悸从何来？拟桂枝加龙牡汤治之：桂枝 10g，白芍 10g，炙甘草 6g，龙牡各 30g，生姜 6 片，红枣 6 枚。2 剂。二诊：惊悸颤抖均止，胃纳增，睡眠佳。恨求中医之晚，恐悸再发，前来索方，再服原方 3 剂。

2. 遗精案

黄某，青年工人，不知爱身，恣意情欲，又因劳动不节，以致精神不固，心火妄奇，夜不能寐，寐则梦遗，头晕身倦，气短息低，诊脉，尺寸皆虚，左关独弦细数，口苦心烦，有潮热，小便黄等……唯患者羸屡如斯，先用金锁固金丸、安神丸合剂（改为汤剂），三剂烦热、口苦悉退，而夜梦尤多，遗无虚夕，再进固精丸（改汤剂）。又二剂不唯未减少，而遗尤甚，因而用之无益也。改处清心饮，三日无寸效，精遗如故。因思《金匮》桂枝龙骨牡蛎汤有治失精之明文，玩味其方药，此属心阳之虚并水气上逆之患，而与上方之唯一补养有间，且桂枝汤原为调和营卫，如易其分两，则可变为益阳和阴之用，加之龙牡镇心安神，核于本证殊可适应。桂枝 5g，白芍 15g，甘草 9g，大枣 9g，生姜 3 片，龙骨、牡蛎各 18g 并加茯神 15g，辰砂末 3g（另冲）以为镇降宁神之助。首 2 剂效不显，3 剂方乃著，梦少能睡，遗可相间，三数日不等。除仍服原汤外，早晚用莲心、金樱子煎汤送服妙香散 15g，以增强镇心固精力量，半月精不遗，嗣后自固其本，拟归脾汤配都气丸，持续一月，神旺体健，大异畴昔。

桂枝加黄芪汤 PPT

桂枝加黄芪汤

【原文】

黄汗之病，两胫自冷；假令发热，此属历节。食已汗出，又身常暮盗汗出者，此劳气也。若汗出已反发热者，久久其身必甲错；发热不止者，必生恶疮。若身重，汗出已辄轻者，久久必身瞤，瞤即胸中痛，又从腰以上必汗出，下无汗，腰髋弛痛，如有物在皮中状，剧者不能食，身疼重，烦躁，小便不利，此为黄汗，桂枝加黄芪汤主之。（《金匮要略·水气病脉证并治第十四》第 29 条）

桂枝、芍药各三两，甘草二两，生姜三两，大枣十二枚，黄芪二两。

上六味，以水八升，煮取三升，温服一升，须臾饮热稀粥一升余，以助药力，温覆取微汗；若不汗，更服。

【方歌】

黄汗都由郁热来，历详变态费心裁；桂枝原剂芪加二，啜粥重温令郁开。

【辨证要点】

证：气虚湿盛阳郁证，营卫不和兼表虚证。

病机：表卫不固，上焦阳虚，水气内停，下焦湿盛；杂病营卫不和，卫表不固。

证候：恶寒较重，汗出色黄，或发黄，身体疼痛，舌淡，苔薄白，脉浮无力，发热自汗。

【现代应用】

现代用于治疗体虚感冒，黄汗，多汗，盗汗症，黄疸，自主神经功能紊乱，末梢神经炎，肌肉风湿病，胆石症并感染，小儿感冒，化脓性汗腺炎等。

【经验采撷】

1. 桂枝加黄芪汤与桂枝汤均可治疗营卫不和表虚证。桂枝加黄芪汤治疗营卫不和表虚证，以气虚明显为特点，病者多有身倦、懒动、嗜卧、多汗等症；而桂枝汤治疗营卫不和表虚证，气虚病证表现尚未突出，故桂枝汤对营卫不和表虚证以气虚为突出者，则力所不及，此其别也。

2. 黄芪芍药桂枝苦酒汤与本方均具有宣达阳气、排泄水湿的功用，皆用于治疗黄汗。然前方适用于周身汗出，表气已虚，故方以黄芪为君，益气固表；后方适用于汗出不透，腰以上有汗，腰以下无汗，故方以桂枝汤为君，解肌而和营卫。

3. 常用加减：若湿盛者，加羌活、茯苓；黄汗、黄疸，加山栀、茵陈、黄柏；盗汗，加芍药、当归；多汗，加浮小麦、牡蛎、五味子；外感表虚，加白术、防风；气虚较甚，加党参、白术。

4. 使用注意：湿热黄汗证、痰热内蕴证，慎用本方。

【典型病案】

1. 黄汗案

韩某，女性，41岁。以肝硬化来门诊求治。其爱人是西医生，检查详尽，诊断肝硬化已确信无疑。其人面色黧黑，胸胁窜痛，肝脾肿大，腰胯痛重，行动困难，必有人扶持，苔白腻，脉沉细。黄疸指数、胆红素皆无异常，皮肤、巩膜无黄染。曾经多年服中西药不效，特来京求治。初因未注意黄汗，数予舒肝和血药，不效。后见其衣领黄染，细问乃知其患病以来即不断汗出恶风，内衣每日更换，每日黄染。遂以调和营卫、益气固表以止汗祛黄为法，予桂枝加黄芪汤治之。桂枝10g，白芍10g，炙甘草6g，生姜10g，大枣4枚，生黄芪10g。嘱其温服之，并饮热稀粥，盖被取微汗。上药服3剂，汗出身痛减，服6剂汗止，能自己行走，继以转治肝病，逐渐恢复健康，返回原籍。2年后特来告知如常人。

2. 汗孔痛案

马某，女，36岁。自诉生产后第4天做输卵管结扎手术，阴道出血，几经调治，月余方止。但周身发肿、发胀，动则汗出，出汗时汗孔部如针刺样疼痛，汗后疼痛缓解。始则诸症较轻，以后逐渐加重，虽经多方治疗，疗效不显。患者体胖，如浮肿状，但肌肤按之无凹陷，皮色淡黄发亮，汗液黏腻，有多处汗毛部位可见微微下陷的小凹窝，以肩、背、胸、腹、上肢为明显。发热，微恶风寒，气微喘，时而心烦，恶心，身觉沉重，乏力，诸症皆多在午后增重。口不干渴，饮食一般，大便如常，小便微黄，舌质淡嫩稍胖，苔薄白，脉浮虚且滑。证属产后失血，气血两虚，腠理不密，复又外感风邪，致使营卫失和。卫郁而不能行水，汗湿留滞于肌肤。湿性黏滞，气滞血瘀。诸症由斯而生。出汗乃湿浊有外泄之机，因湿外泄不畅，故出汗时汗孔如针刺样疼痛，汗出则积湿稍去，气血通畅，汗孔疼痛亦随之暂时缓解。拟解肌祛风，疏表散湿，调和营卫，参考《金匮》治黄汗之法。拟方：桂枝9g，白芍9g，荆芥穗6g，生黄芪12g，炙甘草6g，生姜4g，大枣3枚。3剂，水煎服。二诊：药后汗孔疼痛明显减轻，身已不觉发胀，精神较前为佳，但午后仍有发热，汗后恶风寒犹存。舌淡胖，苔薄白，脉虚滑。仍守前方3剂。三诊：出汗时汗孔已不刺痛，发热、恶风寒均已消失，汗毛处凹陷平复，身已不觉得沉重，不肿胀。但仍出汗较多，面黄少华，舌淡胖，苔薄，脉虚细。患者产后失血，气血俱伤，加之患病日久，正气折损，一时尚难全复。当以益气固表论治。处以人参6g（另煎），生黄芪10g，炒白术10g，防风6g。3剂，以善其后。随访4年未复发。

桂枝加芍药生姜人参新加汤

桂枝加芍药生姜
人参新加汤 PPT

【原文】

发汗后，身疼痛，脉沉迟者，桂枝加芍药生姜各一两人参三两新加汤主之。（《伤寒论·辨太阳病脉证并治中第六》第62条）

桂枝三两（去皮），芍药四两，甘草二两（炙），人参三两，大枣十二枚（擘），生姜四两。

上六味，以水一斗二升，煮取三升，去滓，温服一升。本云，桂枝汤，今加芍药、生姜、人参。

【方歌】

桂枝加芍姜参新，四芍生姜三参桂。汗后身痛脉沉迟，营血虚亏余邪因。

【辨证要点】

证：太阳中风兼气营不足证，杂病气营不足身痛证。

病机：营卫不和，气营不足，经脉失养。

证候：身疼痛，汗后身痛不减，甚或加重，脉沉迟，可伴有恶风寒，发热，汗出等。

【现代应用】

现代临床多用于治疗素体虚弱易感冒，虚人外感多汗，素体阴虚外感，多种身痛之证，末梢神经炎，面神经麻痹，肌肉疼痛，关节疼痛，慢性胃炎，慢性胃溃疡，神经性头痛，梅尼埃病，更年期综合征，痹证，便秘，产后高热，产后身痛，妊娠恶阻及不安腿综合征。

【经验采撷】

1. 常用加减：血虚加当归，头痛加川芎。素体阳虚易汗，加玉屏风散（生黄芪、防风、白术）。

2. 本方证是发汗太过，营气虚损，筋脉失养为主要病机的病证。症见身疼痛，脉沉迟。本证常见于妇人产后，其症还有四肢拘挛、恶风、舌淡等。现代常用于虚人感冒，或太阳表证过汗而致虚多邪少者，也可以用于产后，或失血后身痛，脉见沉迟无力之产后身痛者。

3. 本方与桂枝加附子汤证均可见于发汗过多，但桂枝加附子汤为阳虚卫外不固，以汗漏不止为特点。本方为营亏筋脉失养，身体疼痛较突出。

【典型病案】

1. 感冒汗后身痛案

刘某，女，40岁。自诉头身疼痛，伴微恶风寒，微汗出，口微渴喜热饮，全身乏力2天。患者已生3胎，素体虚弱，3天前恶寒发热，头身疼痛，鼻塞流涕，喷嚏不已。自认为伤风小恙，连服2次解热止痛散，每次2小包，并覆被取汗，汗出过多，衣被皆湿。得汗后，即感寒热头痛等症得以减轻，但次日又感头身疼痛，微恶风寒，且口微渴喜热饮，时时微汗出。延至第 3 天来诊，望其精神萎靡不振，苔薄而微泛津，舌质淡嫩，脉细无力。证属虚人感冒发汗后，致使营阴卫气虚损，余邪尚存。治宜养营益气，少佐疏风解表。桂枝新加汤加减：党参 25g，桂枝 15g，白芍 20g，炙甘草 10g，大枣 12g，葛根 20g，川芎 10g，白蒺藜 15g，生姜 10g。服 2 剂而愈。

2. 产后高热案

蔡某，女，29 岁。因妊娠毒血症治疗无效行剖宫产手术。术后高热持续 4 天，虽用退热药、抗生素等，热势不减。现体温 39.4℃，舌苔薄白，脉浮数，发热汗出，微恶寒，口不渴。病属手术后气血两伤，卫阳不固，营阴不守，风邪乘袭。治宜调和营卫气血。处方：红参 10g，桂枝 3g，白芍 10g，炙甘草 3g，生姜 1 片，大枣 3 枚，白薇 10g，青蒿 5g。服头煎药后，体温由 39.4℃陡降至 37.8℃，继服两剂告愈。

桂枝加厚朴杏子汤

桂枝加厚朴
杏子汤 PPT

【原文】

喘家，作桂枝汤，加厚朴杏子佳。(《伤寒论》第 18 条）

太阳病，下之微喘者，表未解故也，桂枝加厚朴杏子汤主之。(《伤寒论》第 43 条）

桂枝加厚朴杏子汤方

桂枝三两（去皮），甘草二两（炙），生姜三两（切），芍药三两，大枣十二枚（擘），厚朴二两（炙，去皮），杏仁五十枚（去皮尖）。

上七味，以水七升，微火煮取三升，去滓，温服一升，覆取微似汗。

【方歌】

下后喘生及喘家，桂枝汤外更须加，朴加二两五十杏，此法微茫未有涯。

【辨证要点】

证：太阳中风兼肺气不利证。

病机：风寒在表，营卫不和，肺气上逆。

证候：发热、汗出，恶风，气急喘息，胸满闷，苔薄白，脉浮缓。

【现代应用】

现代多用此方治疗呼吸系统之咳嗽，急性支气管炎，小儿气管炎，喘息性支气管炎，慢性支气管炎急性发作，支气管哮喘；循环系统之冠心病、心绞痛，证属心阳不振，瘀痰阻遏者；消化系统之胃溃疡等。

【经验采撷】

1. 常用加减：如寒咳者加干姜、百部；如痰多如泡沫状，加苏子、白芥子、莱菔子；咳痰黄稠，加黄芩、桑白皮、瓜蒌皮；咳痰不爽，加桔梗、前胡、枳壳；喘甚，加炙麻黄、苏子；胸闷加郁金、瓜蒌皮；脘闷加橘皮；唇青舌暗，加桃仁、丹参；心慌气急，汗出肢冷，加麻黄、细辛、附片；兼中虚湿阻者加法夏、良姜；若为小儿咳喘酌加僵蚕、前胡。

2. 素有喘疾的患者，又触冒风邪而病太阳中风。由于风邪外袭内迫于肺，以致肺气更为不利而作喘，可用本方降气以平喘。

3. 患者出现太阳病中风表虚证，并无气喘之宿疾，只因风邪外袭内迫，影响了肺气的宣发与肃降，故在汗出、恶风、脉浮缓、苔薄白等太阳中风的脉证基础上，更见胸满气喘，亦可用本方以降气平喘。

4. 太阳病表不解，大便不通，如果误用攻下法，以致表邪乘机内陷而迫肺，肺气不利而作喘。此时因表邪仍未解，故仍当以桂枝加厚朴杏子汤，外解风邪，内利肺气。

【典型病案】

1. 肺炎案

李某，男，47岁。患者平素体质尚可，2周前因过于劳累，不慎感受风寒，出现恶寒发热、气喘咳嗽、咯痰等症，因病情急重，遂往某医院住院治疗。血化验：白细胞总数 12×10^9/L，中性 0.80，淋巴 0.20。胸透报告，右下肺有片状模糊阴影。按肺炎用中西药（不详）治疗 10 余日，疗效不佳。经亲友介绍，邀余前去诊治。查其面色苍暗，体温 38.1℃，喘咳气急，胸闷，咯白色稀薄痰，身痛，恶风寒，汗出，舌淡红，苔薄白，脉浮细数。证属风寒束表，肺失宣降。治宜解肌祛寒，平喘止咳。投以桂枝加厚朴杏子汤原方：桂枝 12g，白芍 12g，炙甘草 6g，杏仁 10g，厚朴 15g，生姜 6g，大枣 6 枚。3 剂。服上药后，寒热身痛消失，咳喘减轻，脉转浮弱，再以前方 5 剂以巩固疗效。1 周后患者家属来告，病已痊愈。

2. 奔豚案

项某，女，36岁。主诉少腹胀痛，气上冲胸，胸闷窒塞，气息短促，一日发作数次。伴失眠、烦躁。素有此疾，常因情绪刺激而诱发。舌偏暗，苔白腻，脉弦滑。证属肝郁心虚，冲气上逆。治宜养心柔肝降逆：桂枝、白芍、酸枣仁（研吞）各 15g，制厚朴 12g，大枣 6 枚，檀香 6g（后下），杏仁 9g，炙甘草 4.5g，生姜 3 片。3 剂后，奔豚即止，夜寐转安，唯少腹胀满不舒，原方去檀香加乌药 4.5g，又 3 剂后告愈。

栝楼桂枝汤

栝楼桂枝汤 PPT

【原文】

太阳病，其证备，身体强，几几然，脉反沉迟，此为痉，栝楼桂枝汤主之。

（《金匮要略·痉湿暍病脉证治第二》第 11 条）

栝楼根二两，桂枝三两，芍药三两，甘草二两，生姜三两，大枣十二枚。

上六味，以水九升，煮取三升，分温三服，取微汗。汗不出，食顷，啜热粥发之。

【方歌】

太阳证备脉沉迟，身体几几欲痉时，三两楼根姜桂芍，二甘十二枣枚宜。

【辨证要点】

证：柔痉证。

病机：太阳中风表虚，津液不足。

证候：项背强直，肢体拘急，发热，恶风寒，头痛汗出，苔薄白，脉沉细而迟或兼弦。

【现代应用】

本方可应用于感染性疾病、变态反应性疾病、神经系统疾病、落枕、颈椎骨质增生、腰肌劳损、皮肤干燥综合征、慢性肾炎、肾病综合征、神经性耳鸣等。

【经验采撷】

1. 常用加减：若有项背转侧不利之症，可加葛根；卫气虚弱、汗出表营者，加防风、黄芪、白术；营阴不足者，加石膏、知母、麦冬；津液亏损者，加天花粉、玄参、知母。

2. 太阳痉病虽然其病的重心在表，治疗以解表为主，但必须照顾津液，适当加入滋养筋脉之品，否则，邪从燥化，津伤筋急，而祸不旋踵。

3. 使用注意：本方所主之证为柔痉。若患者表现为表实无汗或表寒里热、不汗出而烦躁者，或表现为温病初起见发热口渴、咽痛脉数者，或中焦湿热者，均不宜使用本方。

【典型病案】

1. 柔痉案

丁某，男，半岁。初夏时，身热，汗出，口渴，目斜，项强，角弓反张，手足搐搦，指尖发冷。指纹浮紫，舌苔薄黄。此为伤湿兼风，袭入太阳卫分，表虚液竭，筋脉失荣。拟用调和阴阳，滋养营液法，以栝楼桂枝汤主之。栝楼根 6g，桂枝 3g，白芍 3g，甘草 2.4g，生姜 2 片，红枣 2 枚，水煎服。3 剂，各症减轻。改投：当归、川贝、秦艽各 3g，生地黄、白芍、栝楼根、忍冬藤各 6g。水煎服，4 剂而愈。

2. 产后发痉案

秦某，女，20 岁。因产后七八日，头晕眼花，不能坐起。临证时忽见患者手指抽掣，相继呵欠，张大其口，越张越大，竟至口角裂破流血，急令人以手按合，亦竟不止。复现面色淡白，目瞪流涎，冷汗时出，神识昏迷，脉弦缓无力。辨证：新产亡血伤阴，汗多伤阳；复受外感，风入经络而发痉，势有阴竭阳脱之象。治法：回阳固脱，祛风镇痉。方药：急煎高丽参15g予服，半小时后稍有好转，续用栝楼桂枝汤加味。高丽参9g，炙黄芪30g，桂枝6g，杭芍9g，附片4.5g，栝楼根12g，炙甘草9g，生姜9g，大枣5个。2剂，水煎服。二诊：服1剂后，汗出渐少，2剂服完，抽搐亦缓解，唯感眩晕疲乏，乃表固阳回，阴血仍亏。拟以养血镇痉，气血并补之剂。方药：栝楼桂枝汤合四物汤加减。炙黄芪30g，当归9g，桂枝4.5g，杭菊花9g，栝楼根9g，生地黄15g，川芎4.5g，钩藤9g，炙甘草6g，高丽参9g。连服2剂后，眩晕减轻，精神日趋恢复。

桂枝附子汤

桂枝附子汤PPT

【原文】

伤寒八九日，风湿相搏，身体疼烦，不能自转侧，不呕，不渴，脉浮虚而涩者，桂枝附子汤主之。

桂枝附子汤方

桂枝四两（去皮），附子三枚（炮，去皮，破八片），生姜三两（切），大枣十二枚（擘），甘草二两（炙）。

上五味，以水六升，煮取二升，去滓，分温三服。

见《伤寒论·辨太阳病脉证并治下第七》第174条，《金匮要略·痉湿暍病脉证治第二》第23条。

【方歌】

桂枝附子寒痹痛，去芍加附量要重。扶阳散寒应兼顾，脉浮虚涩是其应。

【辨证要点】

证：风湿兼表阳虚证

病机：风湿在表，表阳不足

证候：身体疼烦、不得转侧，或自汗出，以及胸腹痛、喘咳、泄泻等，苔薄白，脉虚浮而涩。

【现代应用】

本方可应用于类风湿性关节炎、感冒、汗证、心动过缓、低血压、雷诺氏病、哮喘、肠炎等病。

【经验采撷】

1. 常用加减：疼痛甚者，加乳香、没药、元胡；腰以上痛者，加羌活、川芎；腰以下痛者，加独活、怀牛膝。

2. 桂枝去芍药加附子汤和桂枝附子汤，二方药物组成完全相同，但因剂量调配不同，其主治各有不同。王付《伤寒内科论》认为："桂枝附子汤与桂枝去芍药加附子汤，两方药味完全相同，仅剂量有别，且作用有异。桂枝附子汤用于阳虚肌痹证，故而重用附子三枚、桂枝四两，旨在温阳通经，散寒止痛；而桂枝去芍药加附子汤用于胸阳虚弱之恶寒脉微证，用桂枝三两、附子一枚，旨在温阳散寒，是其别也。"

3.使用注意：本方主要用于治疗风湿相搏或正虚内寒所致的病证。阴虚火旺证，慎用本方。

【典型病案】

1.痹证案

黄某，女，24岁。下肢关节疼痛已年余，曾经中西医治疗，效果不显。现病情仍重，尤以右膝关节疼痛为甚，伸屈痛剧，行走困难，遇阴雨天则疼痛难忍，胃纳尚好，大便时结时烂，面色㿠白，苔白润滑，脉弦紧，重按无力。诊为寒湿痹证。处方：桂枝尖30g，制附片24g（先煎），炙甘草18g，生姜18g，大枣4枚。3剂。复诊：服药后痛减半，精神食欲转佳，处方：桂枝尖30g，制附片30g（先煎），生姜24g，大枣6枚。连服10剂，疼痛完全消失。

2.太阳证风湿案

杨某，女，60岁。既往有风湿痛史。1974年8月初身觉不适，畏寒，头昏，身痛。某日正弯腰时，忽感腰部剧烈疼痛，不能伸直，头上直冒冷汗，遂倒床不起。邀范老诊治，按太阳证风湿论治，十余日痊愈。诊治：腰痛如割，不能转侧，身觉阵阵畏寒发热，手脚麻木，面色青暗，唇乌，舌质微红，苔白滑腻，触双手背微凉，脉浮虚。既往有风湿痛史。此为太阳证，风湿相搏，卫阳已虚。法宜温经散寒，祛风除湿。以桂枝附子汤主之。处方：桂枝15g，制附片60g（先煎），生姜30g，炙甘草10g，红枣30g。4剂。上方连服4剂后，诸症悉减。再服4剂，基本痊愈。从此行走、劳动如常，未再复发。

桂枝附子汤去桂加术汤

桂枝附子汤
去桂加术汤 PPT

【原文】

若大便坚，小便自利者，去桂加白术汤主之。（《伤寒论》第174条，《金匮要略·痉湿暍病脉证治第二》第23条）

白术附子汤方

附子三枚（炮，去皮，破），白术四两，生姜三两（切），甘草二两（炙），大枣十二枚（擘）。

上五味，以水六升，煮取二升，去滓，分温三服。一服觉身痹，半日许再服，三服都尽，其人如冒状，勿怪，即是术、附并走皮中逐水气，未得除故尔。

【方歌】

去桂加术大便硬，寒湿相搏身疼痛。术附姜枣加甘草，三服都尽冒始应。

【辨证要点】

证：风湿兼表阳虚证。

病机：风湿在表，湿重于风，表阳不足。

证候：身体疼烦、不得转侧，或自汗出，以及腹痛、喘咳、泄泻等，苔薄白，脉虚浮而涩，见小便自利、大便偏干者。

【现代应用】

本方常用于治疗类风湿关节炎、感冒、汗证、心动过缓、雷诺氏病、脾胃阳虚引起的腹胀或便秘，又用于治疗哮喘、肠炎等病证。

【经验采撷】

1. 常用加减

气虚者，加党参、黄芪；疼痛甚者，加乳香、没药、元胡；腰以上痛者，加羌活、川芎；腰以下痛者，加独活、怀牛膝。

2. 使用注意

本方主要用于治疗风湿相搏或正虚内寒所致的病证。阴虚火旺证，慎用本方。

【典型病案】

1. 痹证案

韩某，男，37岁。自诉患关节炎有数年之久，右手腕关节囊肿起如蚕豆大，周身酸楚疼痛，尤以两膝关节为甚，已不能蹲立，走路很困难，每届天气变化，则身痛转剧。视其舌淡嫩而胖，苔白滑，脉弦而迟，问其大便则称干燥难解。辨为寒湿着外而脾虚不运之证，处方：制附片15g（先煎），白术15g，生姜10g，炙甘草6g，大枣12枚。服药后，周身如虫行皮中状，两腿膝关节出黏凉之汗甚多，而大便由难变易。转方用：干姜10g，白术15g，茯苓12g，炙甘草6g。服至3剂而下肢不痛，行路便利。又用上方3剂而身痛亦止。后以丸药调理，逐渐平安。

2. 妊娠恶阻案

吴某，女，27岁。末次月经5月22日来潮，尿妊娠试验阳性，胃脘不适，口淡，恶心，易饥，无腰腹疼痛。舌淡红，苔薄白，脉细。治法：温中健脾降逆。方剂：白术附子汤合半夏干姜散。炒白术12g，淡附片5g，炙甘草6g，生姜5片，大枣6个，半夏12g，干姜5g。6剂。二诊：服药之后胃脘较前明显舒服，舌脉如上。B超示，宫内胎儿存活。中药守上方，半夏改为15g，加吴茱萸4g。5剂。

小建中汤 PPT

小建中汤视频

小建中汤

【原文】

伤寒，阳脉涩，阴脉弦，法当腹中急痛，先与小建中汤；不差者，小柴胡汤主之。（《伤寒论》第100条）

伤寒二三日，心中悸而烦者，小建中汤主之。(《伤寒论》第 102 条)

虚劳里急，悸，衄，腹中痛，梦失精，四肢疫疼，手足烦热，咽干口燥，小建中汤主之。(《金匮要略·血痹虚劳病脉证并治第六》第 13 条)

男子黄，小便自利，当与虚劳小建中汤。(《金匮要略·黄疸病脉证并治第十五》第 22 条)

小建中汤证视频

妇人腹中痛，小建中汤主之。(《金匮要略·妇人杂病脉证并治第二十二》第 18 条)

桂枝三两(去皮)，甘草二两(炙)，大枣十二枚(擘)，芍药六两，生姜三两(切)，胶饴一升。

上六味，以水七升，煮取三升，去滓，内饴，更上微火消解。温服一升，日三服。呕家不可用建中汤，以甜故也。

【方歌】

建中即是桂枝汤，倍芍加饴绝妙方。饴取一升六两芍，悸烦腹痛有奇长。

【辨证要点】

证：里虚伤寒证。

病机：中焦虚寒，气血不足，复被邪扰。

证候：心悸，心烦，腹痛喜温喜按，纳呆，疲乏无力，消瘦，面白无华，舌淡苔薄白，脉弦细或沉细弱。

【现代应用】

1. 消化系统疾病如十二指肠溃疡、胃溃疡、慢性胃炎、贲门失弛缓症、胃下垂、肠易激综合征、习惯性便秘等。

2. 慢性消耗性疾病，如贫血、过敏性紫癜、血小板减少性紫癜、粟粒性肺结核等。

3. 其他疾病，如病毒性心肌炎、癫痫、慢性支气管炎、血卟啉病、人工流产术后出血、遗精、小儿反复感冒、自汗等。

【经验采撷】

1. 常用加减

方中饴糖多取大剂量 30~60g；芍药多取白芍，且剂量较大多在 15~30g；桂枝则多取小剂量或常规剂量，多在 6~10g，提示芍药与饴糖在方中地位重要。腹痛阵作者，加用木香、香附；纳呆食少者，加山楂、神曲、麦芽、谷芽、鸡内金；腹胀者，加厚朴、砂仁；便干者，加郁李仁、火麻仁；便溏、完谷不化者，加茯苓、山药、扁豆；神疲乏力者，加黄芪、党参；呕吐者，加吴茱萸、姜半夏；泛酸者，加乌贼骨、煅瓦楞等。

2. 使用注意

本方虽为阴阳并补之剂，但偏于治疗阳虚，故阴虚之衄血、烦热、口干咽燥、舌绛苔少、脉细数者，当慎用。呕吐者禁用本方。

【典型病案】

1. 十二指肠溃疡案

李某，男，42岁。脘腹痞满隐痛3天。15岁起即患胃酸过多之病，一度歇止，多年未发，近几年病情反复，两月前发现黑色便，饮食不当、遇凉或饥饿即发，得食稍缓，素喜热饮，经某医院X线检查，诊断为"十二指肠球部溃疡"。3日前，不慎于食，以致引发旧疾，症见脘腹痞满，隐痛不休，嗳气泛酸，精神委顿，头晕，身倦，四肢无力，面色苍白，舌淡苔白，脉细缓。证属脾胃虚寒，治宜健脾温胃，和里缓急。投小建中汤加味：黄芪25g，桂枝9g，白芍12g，炙甘草6g，煅瓦楞子15g，建曲15g，蜀椒3g，生姜6g，红枣4枚，饴糖18g（烊化），水煎服。服药5剂后，诸症减轻，自觉精神好转，纳食仍差，前方加焦内金10g，继服5剂。三诊时，食欲增进，诸症大减，按原意改为丸剂服药一月余，日趋康复。

2. 肠易激综合征案

陈某，男，43岁。反复腹痛3年余，加重1周。患者近3年来，反复腹痛，脐周为主，进食寒凉及饥饿时加重，喜饮热水，按之无加重，纳眠一般，大便时干时稀，小便调。舌红苔薄白，脉细。曾于当地医院诊断为肠易激综合征，反复发作。本病为腹痛，证属脾胃虚寒，予小建中汤。处方：桂枝15g，白芍25g，甘草片15g，大枣15g，生姜3片，药汁煎好后加麦芽糖1汤匙。4剂，水煎服，每日1剂。二诊：服药后腹痛症状明显缓解，仍喜温喜按，大便正常。守上方7剂。三诊：患者诉服药后近1周未再出现腹痛，胃纳可，二便调。嘱守方续服。

3. 习惯性便秘案

吴某，女，39岁。大便困难，数日一行20余年。自诉大便困难，数天1次已20余年，伴腹部痞、满、胀不适，常需服三黄片等方可缓解，大便干燥，排便费力。近日脘腹部胀、满明显，排便努挣时伴便血，口臭，舌淡苔薄白，脉沉细弱。辨证：中焦虚寒，运化无力为本；腑气不通，瘀热结于下焦为标。急则治标，首选桃核承气汤加阿胶、黄芪、当归煎服，以通腑泻热止血，佐以扶正。4剂便通血止，胀满全消，但大便前腹痛，停药大便不解，且感胃脘隐痛。考虑方中大黄、芒硝苦寒更伤中阳，当培补中焦为主，方选小建中汤加白术。处方：桂枝、生姜、炙甘草各10g，大枣15g，白术60g，饴糖、白芍各30g。水煎服，2天1剂，2剂。服后只有便意，仍困难不解，追问其汤中未加饴糖，以原方再进2剂（加饴糖同煎），服后大便松软易解。续进2剂善后，并嘱多食蔬菜，定时登厕。随访1年，大便一直通畅，每隔2天1解。

4. 贲门失弛缓症案

李某，女，24岁。吞咽梗阻伴食后呕吐半年。患者于6个月前觉吞咽梗阻，食后呕吐，时轻时重。轻时，吞咽干食困难；重时，稀饭、开水均难咽下。伴胸胁疼痛，失眠易怒。一个多月前，曾先后在我院及重庆市某医院食道钡餐检查示，食道边缘光滑，下端变尖，成锥形改变。诊断为贲门失弛缓症。今日因吞咽梗阻，食后呕吐加重，而来我处就诊。病员面色苍白，语声低微，倦怠乏力，烦躁易怒，舌质淡嫩，苔少而干，脉细弱。辨证为中焦虚寒，脾胃失健。治法为温中补虚、健脾强胃，小建中汤主之。处方：桂枝 30g，白芍 60g，炙甘草、大枣、生姜各 10g，饴糖 100g。8 剂后，症状消失。之后，随访两月余，先后在我院食道钡餐 3 次，食管均未发现异常。

5. 再生障碍性贫血案

刁某，男，58 岁。头晕目眩，伴心悸、乏力 4 月。患者 4 个月前，无明显诱因出现头晕、目眩、心悸、乏力、面无血色。经某医院检查，全血细胞减少，经骨穿诊断为再生障碍性贫血。现面白无华，消瘦，腹痛而喜按，起则头目眩晕，舌质淡，苔薄白，脉沉缓。中医诊断为虚劳，证属脾胃虚弱、气血不足。治宜温中补虚，益气养营。处方：白芍 20g，桂枝 10g，生姜 10g，大枣 10 枚，炙甘草 10g，干地黄 25g，当归 15g，炙黄芪 40g，红参 15g。水煎去渣后，入饴糖 20g 再煎。日 1 剂，分 3 次温服。服用上方 80 余剂，经检查，患者生血功能基本恢复，面唇红润，语言有力，步履如常人。再以上方加减服用 1 月，经复查已完全复常。

6. 慢性支气管炎案

王某，男，45 岁。咳嗽反复发作 4 月余。患者咳嗽 4 月余，时作时止，缠绵难愈，近日来加重。现晨起咳甚，痰多易咯，质稀色白。且时流清涕，自汗盗汗，纳差少食，肢倦畏冷，夜间略有低热。望其面色无华，体瘦神萎，察舌质红，苔白而滑，诊脉细弱无力。经用抗生素与镇咳类西药，以及中药止嗽散、沙参麦冬汤等方无效，而来就诊。脉症合参，本病系内伤咳嗽，病由阳虚及阴，阴阳两虚，偏于阳虚所致。方用小建中汤加味，以培土生金、平调阴阳。处方：桂枝、甘草各 5g，白芍、款冬花、紫菀各 10g，生姜 4 片，大枣 4 枚，饴糖（烊化）12g。2 剂，水煎，日 1 剂，分 3 次温服。服药后症情明显好转，原方加五味子 6g，巴戟天 12g。继服 5 剂，诸症遂愈。

7. 血卟啉病案

陈某，男，35 岁。腹痛伴呕吐反复发作 5 年。经某省级医院检查确诊为"血卟啉病"，曾服多种中西药物，效果不佳。症见脐周疼痛，按之痛减，痛甚时伴呕吐，食少便溏，面色萎黄。舌质淡，苔薄白，脉沉细。证属中焦虚寒。治宜温中补虚，缓急止痛。处方：桂枝 10g，白芍 20g，大枣 15g，生姜 15g，炙甘草 5g，饴糖 30g。前 5 味水煎去滓，加入饴糖溶化。每日 1 剂，分 2 次温服。服 1 剂后，腹痛明显减轻。连服 3 剂，痛止呕平。守方继服 10 剂，诸症悉除，随访 1 年未复发。

8. 腹型癫痫案

张某，女，35 岁。经期腹痛伴晕厥发作 3 年余。患者自 1981 年春因夫妻不和，长期忧思恼怒而致月经先后不定期。1982年4月于月经来潮第2天突发少腹疼痛，恶心呕吐，肠鸣辘辘，并觉"有股凉气"从脐下上冲胸中，堵于咽喉，随即晕厥，口吐白沫，不省人事，经约七八分钟后苏醒，腹痛亦随之减轻。之后每逢月经来潮必发作一次，症状同前，且经期延长，量多色淡。刻下少腹拘急，痛引胃脘，得温略减，伴心烦失眠，纳呆便溏。证属情志内伤，中焦虚寒，肝气乘脾。治以小建中汤温中补虚，补脾柔肝。处方：白芍30g，桂枝、炙甘草、生姜各10g，大枣12枚，饴糖40g。前5味水煎两次，取汁，兑入饴糖，分2次温服，每日1剂。服10剂，腹痛止，食欲倍增，夜能入睡六七个小时，又服15剂，月经按期来潮，量中色正，腹痛、晕厥未发作，继用30剂，诸症皆愈。随访5年未复发。

9. 人工流产术后出血案

漆某，女，28岁。人流术后阴道出血不止20天。患者素体虚弱，于20天前行人流术，至今阴道出血不止，量不多，色淡，腹痛绵绵，头晕头昏，精神疲惫，气短懒言，乏力纳差，曾在某医院住院治疗7天，静滴抗生素、氨基酸等，并口服生化丸、归脾丸等无效。刻诊：面色萎黄，精神疲惫，少气懒言，不思饮食，头昏头晕，动则尤甚，阴道流血不止，量少色淡，少腹时痛，舌淡，苔薄白，脉沉细无力。证属气虚失统，冲任不固之恶露不绝。治宜补气摄血。方用小建中汤加味。处方：桂枝8g，白芍、生姜、艾叶炭、阿胶（烊化）各10g，饴糖18g，大枣3枚，甘草6g。5剂后患者头昏头晕减轻，纳食增加，精神转佳，不需搀扶自己前来就医，述阴道出血止，腹痛消失，效不更方，继服5剂痊愈。

10. 遗精案

林某，男，18岁。遗精频发1年。1年前忽发遗精，从每周遗精一两次，进而达到每周四五次之多。泄精醒后则感腹中拘急疼痛，心悸，手足乏力，舌淡苔白，脉弦细。病属风邪内扰之遗精，治宜建中益气、平肝祛风。拟小建中汤加味。处方：饴糖30g（烊化），党参15g，桂枝、炙甘草、生姜（自备）各10g，白芍20g，大枣4枚（擘）。3剂，每日1剂，水煎服。3日后病家复诊曰，第1天遗精依然，后两天精止，但腹中时时拘急。要求索上方于他处点药再服。20余日后，其父亲来电告曰，20余天来，续服上方，日见起色。精已止，腹痛痊，迄今已10余日。

当归四逆汤PPT

当归四逆汤视频

当归四逆汤

【原文】

手足厥寒，脉细欲绝者，当归四逆汤主之。（《伤寒论》第351条）

当归三两，桂枝三两（去皮），芍药三两，细辛三两，甘草二两（炙），通草二两，大枣二十五枚（擘。一法，十二枚）。

上七味，以水八升，煮取三升，去滓，温服一升，日三服。

【方歌】

当归四逆用桂芍，细辛通草甘大枣，养血温经通脉剂，血虚寒厥服之效。

【辨证要点】

证：血虚寒凝厥逆证。

病机：血虚寒凝，血脉不畅。

证候：手足厥寒，或腰、股、腿、足、肩臂疼痛，口不渴，舌淡苔白，脉沉细或细而欲绝。

【现代应用】

本方可应用于治疗肢端紫绀症、肢端感觉异常症、血栓闭塞性脉管炎、旋前圆肌综合征、肩关节周围炎、颈椎病、头痛、坐骨神经痛、运动性癫痫、拘挛症、消化性溃疡、胃痉挛、急性胆囊炎、肝炎后综合征、习惯性便秘、慢性荨麻疹、多形性红斑、冻疮、皮肤皲裂、痛经、原发性不孕、血管神经性水肿、寒疝等，症见手足厥冷、脉沉细、舌淡苔白，属血虚寒凝者，皆可用之。

【经验采撷】

1. 常用加减

腰、股、腿、足疼痛属血虚寒凝者，加续断、牛膝、鸡血藤、木瓜等；兼有水饮呕逆者，加吴茱萸、生姜；妇女经期腹痛，及男子寒疝、睾丸掣痛、牵引少腹冷痛、肢冷脉弦者，可加乌药、茴香、良姜、香附等。

2. 使用注意

本方是温经散寒，养血通脉的常用方。本方所主之证属于厥阴肝经血虚寒滞，故治宜养血散寒、温通经脉，与少阴阳衰阴盛的寒证不同。寒化证的手足逆冷，由于阳衰不能外达四肢，所以与阳衰证相伴。本方所主之证只见肝血不足、寒滞经脉的手足厥寒证，不伴有阳衰的症状。对于少阴阳虚寒厥者，本方不宜使用。

3. 关于通草

本方之通草，由于历史原因造成古今名实不符，以致后世应用也比较混乱，有用为木通者，也仍有用通草者。考现代的木通古名通草，系藤本植物的藤茎，始载于《神农本草经》；现代之通草实为通脱木，系灌木植物的茎髓，始载于唐代《本草拾遗》。由于通脱木俗名通草，人们逐渐因俗为名，将俗名作为药名记载使用；为了与古通草区别，又将古通草更名为"木通"。故仲景方之"通草"应是现代的木通。

4. 关于姜、附

历代医家对当归四逆汤有没有姜、附存在争议：①一派医家认为，应当用姜、附，代表人物如柯韵伯。柯氏认为："此条证为在里，当是四逆本方加当归，如茯苓四逆之例。若反用桂枝汤攻表，误矣。既名四逆汤，岂得无姜、附？"

（见《伤寒来苏集》）。②大多数医家认为，本方不当有姜、附，代表人物如王晋三、唐容川。王氏认为，当归四逆汤"不用姜、附者，阴血虚微，恐重竭其阴也"。王氏还宗"肝藏血"与"肝主筋"之旨，对本方方义阐发甚详，他在《绛雪园古方选注》中说："本方不失辛甘发散之理，仍寓治肝四法，以桂枝之辛以温肝阳，细辛之辛以通肝阴，当归之辛以补肝，甘枣之甘以缓肝，白芍之酸以泻肝。复以通草，利阴阳之气，开厥阴之络。"唐容川在《伤寒论浅读补正》提出，此因脉细，知其在血分，不在气分，故不用姜、附但用桂、辛以温血也。从《伤寒论》原文以及临床实践来看，本方的功用主治，可以概括为"温运行血，散寒通脉"，主治手足厥寒，脉细欲绝，以及因寒凝而痛经、而腰痹、手足冻疮等症。正如陆渊雷在《伤寒论今释》中说："手足厥寒，脉细欲绝，则四逆汤为正方。今当归四逆汤虽以四逆名方，其方乃桂枝汤去生姜，加当归、细辛、通草，故前贤多疑之，钱氏、柯氏以为四逆汤中加当归，如茯苓四逆汤之例。今按本方方意，实为肌表活血之剂，血被外寒凝束，令手足厥寒，脉细欲绝，初非阳虚所致，东医以本方治冻疮，大得效验，可以见其治血之功焉。"

【典型病案】

1. 腰腹冷痛案

白某，女，32 岁。深秋季节，在田间劳动时，适值月经来潮，因在野外就厕，当时自觉寒风吹袭下体，冷冽非常。不久出现少腹冷痛，腰痛如折，难以忍耐。舌苔白润，脉弦细。经期风寒入客厥阴，络脉瘀滞而为病。当归 12g，桂枝 12g，赤芍 9g，细辛 6g，通草 6g，大枣 7 枚，鸡血藤 12g，石楠藤 12g。服药仅两剂而痛止。

2. 冻疮案

李某，男，23 岁。患者素体尚健，唯在寒冷季节两手发凉，易生冻疮，经久不愈。现方初冬两手及腕部已发生肿胀，皮肤微红，触之甚凉，自己亦觉寒冷，为防止发生冻疮，特来求治。有散在白发，舌淡红苔白，其脉沉细。予当归四逆汤加味。处方：当归 12g，细辛 8g，桂枝 9g，白芍 9g，通草 3g，炙甘草 6g，大枣 5 枚，生姜 4 片，川芎 9g，鸡血藤 12g，丹参 15g，首乌 9g，旱莲草 12g，水煎服。二诊：服上方 20 剂，双手红肿消退，触之已不甚凉，脉较前有力，舌同前。守上方，继服 10 剂后，两手皮色复常，已转温和，乃停服上药。3 月后随访，去年冬季治后至今手未再发凉，亦未发生冻疮，散在白发较前明显减少。

3. 雷诺氏病案

王某，37 岁，女。双指遇冷变色，脚趾冰凉已三年。某医院曾诊为雷诺氏病，未认真进行治疗，近 1 个月发作频繁而来我院就诊。诊见：双指肤色紫暗、肿胀，指甲变厚，右食指皮肤皲裂，双足冰凉，肤色苍白，桡动脉、足背动脉搏动正常，冷水试验阳性。常有头晕、心悸、失眠，恶寒肢冷，面色苍黄，舌苔薄白，脉沉细，月经错后，量少色淡。此为素体血虚，复感寒邪，气血运行不畅，四肢失于血脉之温养则凉、麻，气血郁滞不通，出现肢端紫暗及针刺样疼痛。治宜养血通脉，温经散寒。当归四逆汤主之。处方：当归15g，桂枝10g，芍药10g，细辛3g，甘草6g，大枣6g，黄芪15g。继服40剂，虽是隆冬季节，冷时未见发作，月经正常。再服14剂，肤温正常，已不恶寒，为巩固疗效，嘱患者间断服药，后未有复发。

当归四逆加吴茱萸生姜汤

当归四逆加吴
茱萸生姜汤 PPT

【原文】

若其人内有久寒者，宜当归四逆加吴茱萸生姜汤。（《伤寒论》第352条）

当归三两，芍药三两，甘草二两（炙），通草二两，桂枝三两（去皮），细辛三两，生姜半斤（切），吴茱萸二升，大枣二十五枚（擘）。

上九味，以水六升，清酒六升和，煮取五升，去滓。温分五服，一方，水酒各四升。

【方歌】

三两辛归桂芍行，枣须廿五枚重生，甘通二两能回厥，寒入吴萸姜酒烹。

【辨证要点】

证：血虚寒凝厥证兼内有久寒证。

病机：血虚寒凝，兼肝胃陈寒。

证候：手足厥逆，舌淡苔白，脉细欲绝，或兼见头顶痛，干呕、吐涎者。

【现代应用】

本方可应用于胃痛、腹痛、腰痛、头痛、牙痛、产后腹痛、四肢酸痛、腹股沟痛、痛经、闭经、月经后期、肢麻、乳病、遗尿、阴痿、阴囊肿大、肌肉僵硬、转筋、妇人性交后缩阴、痹证、屡发冻疮、烫伤、坐骨神经痛、慢性盆腔炎、慢性阑尾炎、早期雷诺氏病、脉管炎、高血脂、硬皮病、心功能不全、胃十二指肠溃疡、慢性胃炎，凡血虚肝、胃寒凝者，皆可用之。

【经验采撷】

1.本方紧随《伤寒论》第351条，该条症见手足厥寒、脉细欲绝者，用当归四逆汤治疗。本条兼内有久寒加吴茱萸、生姜以治其久寒，并辅以清酒，扶助药力，散久伏的寒凝。本方常用加减：腰、股、腿、足疼痛属血虚寒凝者，加续断、牛膝、鸡血藤、木瓜等；若兼有水饮呕逆者，加吴茱萸、生姜；若妇女经期腹痛，及男子寒疝、睾丸掣痛、牵引少腹冷痛、肢冷脉弦者，可加乌药、茴香、良姜、香附等；气虚者，加党参、黄芪。

2.本方既名四逆，又治久寒，但方中不用干姜、附子，却用吴茱萸、生姜，这是因为"四逆"乃血虚寒凝所致，"久寒"因肝胃虚寒而成，病不在脾肾，而在肝胃，此即《伤寒论析义》所言："从其药性，分经投治，法律精严，使各自发挥优势，而直捣病所。"

3. 本方宋本《伤寒论》原文吴茱萸二升，《金匮玉函经》卷八作"吴茱萸二两"。

4. 本方将药物放入水酒各半的溶液中煎煮，宋本《伤寒论》原文水六升，清酒六升，《千金翼方》卷十作"水四升，清酒四升"。宋本《伤寒论》原文水五升，《千金翼方》卷十作"三升"。现代用法：加水 1000mL，当药液还剩 400mL 时，去滓，分 5 次温服。

5. 本方的酒，张仲景时代用清酒，现代临床除用清酒外，尚有用白酒、黄酒，但用量宜小。

【典型病案】

1. 痛经案

朱某，女，28 岁。经前或行经时少腹冷痛已 3 年，每次行经时需服去痛片，经量少而色暗有块，痛甚则呕吐，肢冷，面色苍白，舌质淡，边有齿痕，苔薄白，脉弦细。证属血虚寒凝，用当归四逆汤加减：当归、白芍各 15g，桂枝、香附、小茴香各 9g，吴茱萸、生姜、大枣各 6g，细辛 5g，益母草 10g，连服 4 个疗程（每次经前 3~5 剂为 1 个疗程）告愈。

2. 㿉疝案

马某，男，17 岁。患者 1 个月前与同学玩斗时，右侧睾丸及少腹部被足猛踢，当即疼痛难忍，服止痛片后缓解。次日晨，右侧睾丸疼痛、肿大，该侧少腹部亦感坠痛，经本市某医院诊断为：外伤性阴囊肿大。化验：白细胞 18400/mm^3，中性 88%，予抗生素治疗，两周后病情未能控制，因血象较低，白细胞 3400/mm^3，中性 42%，停止用药。就诊时面色㿠白，神怠目倦，右侧睾丸肿大如拳，有坠痛感，站立稍久或行走时，疼痛加重，该侧腹股沟明显隆起、压痛。平时腹部恶寒喜热，稍嗜冷食，吞酸腹胀，六脉沉细，舌质淡嫩，苔薄白。证系素体虚寒，少腹猛受外伤，致使气机阻滞，寒聚邪凝。治宜温经助阳，散寒行滞除痹。用当归四逆加吴茱萸生姜汤加味：当归、桂枝、赤芍、甘草、通草各 10g，细辛 3g，吴茱萸、生姜、小茴香各 6g，大枣 7 枚。水煎服。上方前后连服 13 剂，睾丸及腹部肿胀下坠感消失，病愈停药。

第二章　麻黄汤类方

麻 黄 汤

麻黄汤 PPT

【原文】

太阳病，头痛发热，身疼腰痛，骨节疼痛，恶风，无汗而喘者，麻黄汤主之。(《伤寒论》第 35 条)

太阳与阳明合病，喘而胸满者，不可下，宜麻黄汤。(《伤寒论》第 36 条)

麻黄汤视频

太阳病，十日以去，脉浮细而嗜卧者，外已解也。设胸满胁痛者，与小柴胡汤；脉但浮者，与麻黄汤。(《伤寒论》第 37 条)

太阳病，脉浮紧，无汗，发热，身疼痛，八九日不解，表证仍在，此当发其汗。服药已微除，其人发烦目瞑，剧者必衄，衄乃解。所以然者，阳气重故也。麻黄汤主之。(《伤寒论》第 46 条)

麻黄加术汤 word

脉浮者，病在表，可发汗，宜麻黄汤。(《伤寒论》第 51 条)

脉浮而数者，可发汗，宜麻黄汤。(《伤寒论》第 52 条)

伤寒脉浮紧，不发汗，因致衄者，麻黄汤主之。(《伤寒论》第 55 条)

脉但浮，无余证者，与麻黄汤；若不尿，腹满加哕者，不治。(《伤寒论》第 232 条)

阳明病，脉浮，无汗而喘者，发汗则愈，麻黄汤主之。(《伤寒论》第 235 条)

麻黄三两(去节)，桂枝二两(去皮)，甘草一两(炙)，杏仁七十个(去皮尖)。

上四味，以水九升，先煮麻黄，减二升，去上沫，内诸药，煮取二升半，去滓，温服八合，覆取微似汗，不须啜粥，余如桂枝法将息。

【方歌】

七十杏仁三两麻，一甘二桂效堪夸；喘而无汗头身痛，温覆休教粥到牙。

【辨证要点】

证：太阳伤寒表实证。

病机：风寒外束，卫阳被遏，营阴郁滞，肺气失宣。

证候：恶寒，发热，无汗，喘，周身疼痛，脉浮紧。

【现代应用】

1. 呼吸系统疾病，如急性上呼吸道感染、支气管哮喘等。

2. 风湿类疾病，如类风湿关节炎、骨关节炎等。

3. 其他疾病，如偏头痛、嗜睡症、习惯性遗尿、突发性耳聋、自主神经功能紊乱、勃起功能障碍、脑卒中后遗症等。

【经验采撷】

1. 常用加减

若喘急胸闷、咳嗽痰多、表证不甚者，去桂枝，加苏子、半夏以化痰止咳平喘；若鼻塞流涕重者，加苍耳子、辛夷以宣通鼻窍；若夹湿邪而兼见骨节酸痛，加苍术、薏苡仁以祛风除湿；兼里热之烦躁、口干，酌加生石膏、黄芩以清泻郁热。用于治疗支气管哮喘可加干姜、苏子、细辛。治疗坐骨神经痛可加乳香、没药和牛膝。治疗过敏性鼻炎可加全蝎和蜈蚣。治疗遗尿症可加桑螵蛸、益智仁和覆盆子。

2. 使用注意

本方为辛温发汗之峻剂，故《伤寒论》对"疮家""淋家""衄家""亡血家"以及外感表虚自汗、血虚而脉兼"尺中迟"、误下而见"身重心悸"等，虽有表寒证，亦皆禁用。且麻黄汤发汗力强，不可过服，否则，汗出过多必伤人正气。正如柯琴所言："此乃纯阳之剂，过于发散，如单刀直入之将，投之恰当，一战成功。不当则不戢而召祸。故用之发表，可一而不可再。"

【典型病案】

1. 周期性瘫痪案

刘某，男，成年。周期性下肢瘫痪半年余。现病史：周期性下肢瘫痪，每日发作，轻时蹲下不能起立，重则四肢皆瘫，发作时间长短不一，两腿肌肉游走疼痛，并有凉麻感。刻下：四肢关节及腰部时觉痛胀，头晕痛，口干，无汗。舌质稍红苔根薄黄，脉浮紧。诊断：脑卒中后遗症。辨为太阳证风寒湿痹证。系外邪郁闭经络，长期凝聚不解。治法：解表开闭、散寒除湿。方选麻黄汤加减：麻黄10g，苏叶10g，防风10g，杏仁12g，法半夏12g，甘草15g。水煎服，日1剂，早晚2次分服。共14剂。二诊：病情已逐渐减轻，病发时间明显缩短，能自由行动。

2. 嗜睡症案

刘某，男，25岁。嗜睡1年余。1年前头晕，时时欲寐，精神委顿，曾在某诊所求医，以头晕治疗，收效不显。刻下：精神萎靡，昏昏欲睡，舌淡苔薄白，脉浮濡。详细察问后，其因1年前某次感冒后渐出现昏睡症状，平素身体健康。诊断：嗜睡症。辨证：外邪侵袭，肺卫首当其冲，卫阳被遏，营卫失和，清阳不升，致阳气不能外达，气机不利。治法：宣肺升阳，调和营卫。方药：麻黄汤加味。麻黄3g，桂枝12g，杏仁10g，甘草6g，升麻3g，党参20g，山药15g。水煎服，日1剂，早晚2次分服，共3剂。二诊：药后不再想睡，病已转愈。守方更进3剂，病未复发。

3. 耳聋案

刘某，女，52岁。耳聋1年余。1年前晨起锻炼时，天下大雪，旋即感右侧偏头痛，鼻塞，流清涕，咳嗽，身痛。服中成药川芎茶调丸及西药扑感敏治疗后，感冒症状基本消失，但右耳突发耳聋，又用西药治疗无效。刻下：右侧耳聋，头昏胀，恶风，形寒肢冷，无汗，舌淡苔薄白，脉浮紧。诊断：突发性耳聋。辨证：风寒入侵，肺失宣降，耳窍不利。治法：宣肺散寒，通利窍道。方用麻黄汤加味：麻黄12g，杏仁12g，石菖蒲12g，桂枝15g，防风15g，细辛6g，川芎10g，黄芪30g，甘草3g，生姜6片，大葱白5根。日1剂，水煎服，服药后食稀粥1碗，卧床盖被发汗。二诊：服2剂后微汗出，头昏胀，形寒肢冷，右耳耳聋减轻，能听到微弱声音。前方再服3剂后，耳聋基本消失，前方再服2剂巩固疗效。4个月后随访未复发。

4. 急性上呼吸道感染案

林某，女，46岁。发热两日。患者畏冷发热两天，体温39℃。刻下：全身酸痛，咽喉疼痛，咳嗽轻，痰黄量少。诊断：感冒病。辨证：表寒里热证。方用麻黄汤加味：麻黄12g，桂枝10g，杏仁20g，蜜甘草5g，生石膏30g，山豆根10g，射干10g。日1剂，连服3日。当日中午患者煎服，服药后诉胸闷、心悸、心烦，测脉搏达120次/分，休息后症状逐渐缓解。二诊：服药半日后患者诉热退，因考虑胸闷、心悸、心烦因麻黄引发，去麻黄加紫苏叶10g，两剂，诸症缓解，未再出现胸闷、心悸症状。

5. 自主神经功能紊乱案

马某，男，23岁。全身皮肤无汗10年余。10年前患者无明显诱因出现全身皮肤无汗出，若遇劳动或剧烈活动，或遇夏季炎热，则全身燥热难耐，甚需卧冷水之中方可降温。刻下：无特殊不适，饮食、睡眠、二便可，舌质淡暗，苔薄白，脉浮紧。诊断：自主神经功能紊乱症。辨证：邪闭肌腠，营卫失宣，津液不能外达。方用麻黄汤加味：麻黄18g，桂枝18g，杏仁10g，荆芥10g，防风10g，红花10g，甘草4g，羌活12g，苏叶15g，川芎15g，丝瓜络30g，路路通30g。水煎服，日1剂，早晚2次分服，共7剂。二诊：皮肤稍觉湿润，继服7剂。汗液增多，皮肤潮湿，服至35剂，汗液正常。

麻黄杏仁薏苡
甘草汤 PPT

麻黄杏仁薏苡甘草汤

【原文】

病者一身尽疼，发热，日晡所剧者，名风湿。此病伤于汗出当风，或久伤取冷所致也。可与麻黄杏仁薏苡甘草汤。(《金匮要略·痓湿暍病脉证第二》第5条)

麻黄半两(去节，汤泡)，甘草一两(炙)，薏苡仁半两，杏仁十个(去皮尖，炒)。

上锉麻豆大，每服四钱匕，水盏半，煮八分，去滓，温服，有微汗，避风。

【方歌】

风湿身疼日晡时，当风取冷病之基。薏麻半两十枚杏，炙草扶中一两宜。

【辨证要点】

证：风湿热证。

病机：风湿在表，湿郁化热。

证候：周身疼痛，发热，日晡尤甚。

【现代应用】

1. 皮肤疾病，如多发性扁平疣等。

2. 呼吸系统疾病，如气管炎、小儿哮喘等。

3. 其他疾病，如偏头痛、嗜睡、风湿性关节炎等。

【经验采撷】

1. 常用加减

治疗多发性扁平疣，常在本方基础之上加香附，以疏肝解郁、行气活血；加木贼，以疏散风热。治疗咳嗽，风寒咳加前胡、白前、荆芥、桔梗、蝉蜕等；风湿咳嗽多加大薏苡仁用量，并配伍健脾化湿之品；治疗外风内热之咳嗽，多与泻白散合用。治疗风湿性关节炎，病发以上肢关节为主者，可加桑枝、羌活、威灵仙、姜黄等；病发以下肢关节为主者，可选用木瓜、独活、牛膝、防己、五加皮等；病发在腰背颈项部位者，可加用杜仲、秦艽、续断、桑寄生等。

2. 使用注意

首先要将本方主治的日晡发热与阳明病之日晡潮热区分清楚。其次，本方药味少，药量轻，其意在于将风湿邪气从表而解。最后，药物煎服法方面，服药后要注意避风。

【典型病案】

1. 多发性扁平疣案

毛某，女，18岁。患扁平疣1年余。曾在多家医院就诊，予肌注聚肌胞和外涂干扰素等久治无效。刻下症见：患者右侧面颊密布芝麻大至绿豆大扁平丘疹，皮色稍暗，舌质淡苔白腻，脉弦滑。诊断为扁瘊，证属肝经郁热夹风湿之邪上攻于面。治宜散风祛湿，疏肝清热，活血散结。方用麻黄杏仁薏苡甘草汤加味，药用生麻黄 10g，杏仁 10g，木贼 10g，香附 10g，薏苡仁 25g，炙甘草 6g，炮山甲 6g。10 剂，每日 1 剂，水煎，分 2 次温服。二诊：药后无变化，守方继服 10 剂，服法同前。三诊：药后右侧面部丘疹增大鼓起，伴瘙痒。此药已中的，守方再进 10 剂，服法同前。并嘱患者按时服药。1 周后随访，患者右侧面部皮损全消。3 年后随访未复发。

2. 慢性支气管炎案

孙某，男，50 岁。咳嗽 30 余天。患者述 30 天前感冒后咳嗽迁延不愈。刻下症见：咽痛痒，痰少而黏，纳差，舌质淡红，苔薄白，脉细缓。辨证为风寒未解，寒湿困脾。治当解表散寒，健脾化湿。予麻黄杏仁薏苡甘草汤加味。处方：麻黄 10g，杏仁 10g，生薏苡仁 30g，前胡 10g，桔梗 10g，浙贝母 10g，荆芥 6g，蝉蜕 10g，陈皮 10g，白前 10g，甘草 6g。患者服 5 剂即愈。

3. 痹症案

王某，男性，19 岁。发热、腕肘膝关节红肿热痛，活动受限 3 天。刻下证症见：体温 38.4℃，头重疼痛，周身酸楚困倦，微汗溲黄，舌淡苔微黄而腻，脉浮滑数。实验室检查：白细胞 $11.0×10^9$/L，中性粒细胞 80%，血沉 50mm/h，抗 "O" > 500IU/mL。心电图示，窦性心动过速（102 次 / 分）。诊为急性风湿热，证属风湿热痹。为风湿郁于肌肉关节，日久化热之候。治拟宣湿清热活络，方以麻杏薏甘汤加味。炙麻黄 10g，苦杏仁 15g，生薏苡仁 45g，生石膏 30g，忍冬藤 30g，苍术 10g，牛膝 10g，防己 10g，炒黄柏 10g，丝瓜络 10g，生甘草 6g。7 剂，水煎服，每日 1 剂。二诊：身热已退，体温 36.9℃，关节肿痛显缓，活动自如，汗止食增，精神有振，舌苔白腻，脉滑。原方去生石膏，加桑枝、桂枝各 10g，羌活 10g，独活 10g。20 剂，水煎服，每日 1 剂。三诊：诸症消失，白细胞 $7.8×10^9$/L，中性粒细胞 72%，血沉 18mm/h，抗 "O" 正常。

麻黄杏仁甘草石膏汤

麻黄杏仁甘草
石膏汤 PPT

【原文】

发汗后，不可更行桂枝汤，汗出而喘，无大热者，可与麻黄杏仁甘草石膏汤。（《伤寒论》第 63 条）

下后，不可更行桂枝汤，若汗出而喘，无大热者，可与麻黄杏仁甘草石膏汤。（《伤寒论》第 162 条）

麻杏石甘汤视频

麻黄四两（去节），杏仁五十个（去皮尖），甘草二两（炙），石膏半斤（碎，绵裹）

上四味，以水七升，煮麻黄减二升，去上沫，内诸药，煮取二升，去滓。温服一升。

【方歌】

四两麻黄半斤膏，二甘五十杏同熬，须知禁桂为阳盛，喘汗全凭热势操。

【辨证要点】

证：喘咳证。

病机：表邪未解，邪热壅肺。

证候：身热不解，咳逆气急，鼻翕，口渴，有汗或无汗，舌苔薄白或黄，脉滑而数。

【现代应用】

1.呼吸系统疾病，如急慢性支气管炎、支气管肺炎、鼻炎、咽炎、急喉风等。

2.其他疾病，如小儿遗尿、荨麻疹等。

【经验采撷】

1.常用加减：因肺中热甚，津液大伤，汗少或无汗者，加重石膏用量，或加炙桑皮、芦根、知母；若表邪偏重，无汗而见恶寒，当酌加解表之品，如荆芥、薄荷、淡豆豉、牛蒡子之类，在用清泄肺热为主的同时，开其皮毛，使肺热得泄而愈；若痰黏稠、胸闷者，加瓜蒌、贝母、黄芩以清热化痰，宽胸利膈。

2.裴正学教授治疗小儿遗尿，用麻杏石甘汤为主方，合用芡实、金樱子、益智仁、桑螵蛸、乌药等补肾固涩药，使肺热清，则气宣降、水道固，而遗尿自愈。

3.使用注意：在配伍剂量上，石膏应2倍于麻黄，借石膏甘寒之性，制麻黄之辛温，使发散之力受限，又充分发挥其宣肺平喘的功效，从而使辛温变为辛凉重剂。风寒咳喘，痰热壅盛者，不宜使用。

【典型病案】

1.慢性支气管炎合肺气肿、肺心病案

王某，男，40岁。咳嗽，咳痰，气短1月余。患者自发病以来服用多种西药均未见明显疗效，遂求中西结合治疗。症见：咳嗽，吐黄色痰，气短明显，舌质红，苔薄黄，脉滑数。诊断：慢性支气管炎，肺气肿，肺心病。辨证：肺热壅盛。治以宣肺清热。《金匮要略》云："诸有水者，腰以下肿，当利小便；腰以上肿，当发其汗。"遂用麻杏石甘汤加减，以宣肺利水。处方：麻黄10g，杏仁10g，生石膏30g，甘草6g，紫苏叶10g，白前10g，前胡10g，半夏10g，陈皮6g，茯苓10g，桔梗20g，枳壳10g，蒲公英15g，败酱草15g。7剂。二诊：服上方后，患者气短、咳嗽明显减轻，原方加黄芩20g，鱼腥草20g，再服10余剂，各症状基本消失。

2.咳嗽案

巫某，男，24岁。咳嗽伴咽喉痛10天余。患者自述10天前自觉上火后出现咽喉痛，服用一剂苦寒药（具体不详）后咽喉痛减轻，但开始出现咳嗽，口服抗生素无效。现症：咳嗽阵发，偏深较促，咳声重闷、不畅，伴有少量白黏痰，咳甚头两侧紧痛，无咽痒咽痛，咽稍红，口干饮水偏多，口黏，纳食正常，二便平，因咳嗽而影响睡眠。舌偏胖暗嫩有齿痕，苔粗黄略厚腻，脉寸浮弦偏细。平素喜吃荤食。此属素体湿热偏盛，湿热蕴伏于肺经，经苦寒药压抑后形成寒、风、郁、湿、热的病机，病位在太阴。予麻杏石甘汤合杏仁汤加减。处方：炙麻黄 8g，苦杏仁 10g，黄芩 10g，连翘 10g，白蔻仁（后下）6g，法半夏 6g，炙甘草 6g，滑石（包煎）15g，茯苓 15g，生石膏 15g。二诊：患者服上方 4 天后复诊，诉 1 剂后咳嗽即大减，现咳嗽已除。

3. 小儿遗尿案

患儿，男，8 岁。夜间遗尿已 4 年余。每夜必遗尿 1~2 次，经常咳嗽，口渴，大便正常，小便微黄，舌苔黄而微白，脉数，右脉偏大。处方：麻黄杏仁石膏甘草汤。麻黄 6g，杏仁 6g，生石膏 18g，甘草 3g。水煎服，2 剂。二诊：3 天后复诊，诉服前方后，昨夜未遗尿，胃纳减少，余症同前。原方加山药 18g，谷芽 18g。水煎服，2 剂。3 天后三诊：诉服前方后，近 3 天已无遗尿，咳嗽与口渴减轻，食量增加，二便正常，舌苔薄白，脉略数，右脉已无大象，原方再进 2 剂以清肺之余热。以后随访，患儿自服前方以后遗尿症已痊愈，未见复发，唯咳嗽每遇感冒时，尚轻微发作。

4. 荨麻疹案

李某，男，5 岁。皮疹半年，加重 3 天。患儿皮肤反复出现红色斑丘疹半年余，皮疹时发时止，瘙痒难耐，曾多方求治，效果不佳，近 3 天来皮疹加重。查体：全身散在红色斑片状丘疹，或呈风团样，或有抓痕，舌质红，苔薄黄，脉浮数。西医诊断：荨麻疹；中医诊断：瘾疹，属风热怫郁，外发肌表。治以疏风宣肺清热，凉血去湿止痒。方选麻杏石甘汤合四物汤加减。处方：麻黄 6g，杏仁 10g，生石膏 25g，荆芥穗 5g，连翘、生地黄、赤芍、当归、刺猬皮、露蜂房、蝉衣、白蒺藜各 10g。7 剂，水煎服，每日 1 剂。二诊：服上药后，皮疹基本消失，仍感皮肤夜间瘙痒，四肢皮疹偶发，舌质红，苔薄白，脉细数，效不更方，继服上方 15 剂后告愈。

5. 喘息性支气管炎案

张某，女，50 岁。主诉：发热 1 周。患者原有慢性支气管炎病史 10 余年，平素体弱，1 周前受凉后恶寒发热，鼻流稠黄涕，头痛，自汗，舌红苔黄，脉浮数。血常规：白细胞 7.7×10⁹/L，中性粒细胞 69%。此乃体质素弱，卫外不固，受六淫侵犯而发咳喘。治宜补气固表，清热宣肺平喘。用麻杏石甘汤合玉屏风散加减。处方：炙麻黄 7.5g，杏仁 15g，生石膏 40g，炙甘草、黄芪、白术、陈皮、防风各 12g，党参 20g，黄芩 20g，滑石 20g，百部 15g。3 剂，服完诸症轻。二诊：守上方加莱菔子 20g，又服 5 剂而痊愈。

大青龙汤

大青龙汤 PPT

【原文】

太阳中风，脉浮紧，发热恶寒，身疼痛，不汗出而烦躁者，大青龙汤主之。若脉微弱，汗出恶风者，不可服之。服之则厥逆，筋惕肉瞤，此为逆也。(《伤寒论》第38条)

伤寒脉浮缓，身不疼但重，乍有轻时，无少阴证者，大青龙汤发之。(《伤寒论》第39条)

病溢饮者，当发其汗，大青龙汤主之，小青龙汤亦主之。(《金匮要略·痰饮咳嗽病脉证并治第十二》第23条)

麻黄六两（去节），桂枝二两（去皮），甘草二两（炙），杏仁四十枚（去皮尖），生姜三两（切），大枣十二枚（擘），石膏（如鸡子大，碎）。

上七味，以水九升，先煮麻黄，减二升，去上沫，纳诸药，煮取三升，去滓，温服一升，取微似汗，汗多者，温粉粉之。一服汗出停后服。若复服汗多亡阳，遂虚，恶风烦躁，不得眠也。

【方歌】

二两桂甘三两姜，膏如鸡子六麻黄，枣枚十二四十杏，无汗烦而且躁方。

【辨证要点】

证：表实内热证。

病机：风寒束表，里有郁热。

证候：发热恶寒、无汗烦躁。

【现代应用】

1.呼吸系统疾病，如流行性感冒、外感高热、暑热、哮喘、肺炎等。

2.其他疾病，如鼻出血、流行性脑脊髓膜炎、急性肾炎、风疹等。

【经验采撷】

1.常用加减

若兼喘咳，咳痰清稀，增加杏仁用量，并配入半夏、苏子、桑白皮等化痰止咳平喘药；若兼浮肿、小便不利，加桑白皮、葶苈子、茯苓、猪苓等泻肺行水、淡渗利湿药。

2.使用注意

本方发汗之力居解表方之冠，故一服得汗者，应停后服，以防过剂。少阴阳虚、中风表虚证、有汗而烦均应禁用。风寒在表而里饮重者，亦不宜使用。

【典型病案】

1.上呼吸道感染案

韩某，男，28岁。发热4小时。上午6时体温39.5℃，虽值暑季但被单裹身仍恶寒，肌肤干燥，少汗烦躁，不得眠，周身疼痛，胸口不适，头项强痛不敢转侧，喜热饮而色赤，口淡苔白，脉浮数有力。证属风寒束表，内有郁热。予大青龙汤加减：麻黄 10g，桂枝 6g，杏仁 9g，甘草 6g，生石膏 30g，生姜 6g，大枣 12 枚。水煎服，当日上午 10 时服头汗出，下午 2 时服之，1 小时后汗出病减，夜能安寐，次晨各症消失。

2. 鼻出血案

刘某，男，3 岁。鼻衄 1 月余。近 1 个多月来，患儿反复发作鼻衄，经治疗未见好转。刻诊：鼻衄，鼻塞，流清涕，口气重，夜间后背盗汗多，眼周色青黑，二便可，舌淡红，苔薄白，脉细。为太阳阳明太阴合病，予大青龙汤加味，处方：生麻黄 10g，桂枝 10g，杏仁 10g，炙甘草 6g，桔梗 10g，生薏苡仁 18g，败酱草 15g，苍术 15g，生石膏 45g，生姜 15g，大枣 4 枚，2 剂。二诊：药后鼻衄止，鼻已通气，仍有盗汗，纳可，能食但不增重，大便每天 2 次，舌淡红，苔白腻，细数。予桂枝甘草龙骨牡蛎加茯苓苍术汤 3 剂，服完盗汗止。

3. 嗜睡症案

张某，女，36 岁。嗜睡近 10 年。近 10 年患者无明确诱因睡眠逐渐增多，现每日睡眠 13 小时左右，白日亦哈欠连天。自觉疲倦，头目不清，前额拘紧，时偏头疼，腹胀嗳气，双下肢肿胀。平素无汗出，急躁易怒，纳可，二便调，月经量少。刻诊：患者肥胖，肤白，皮肤干涩，舌边尖红，苔薄白，脉沉缓。辨为腠理闭塞，水湿郁滞，阳气不宣。以大青龙汤加减：生麻黄 12g，桂枝 15g，炒杏仁 10g，细辛 6g，生石膏 30g，生黄芪 30g，大腹皮 30g，泽泻 15g，制附片 10g（先煎），生姜 3 片，大枣 3 枚，炙甘草 3g，3 剂。二诊：患者自诉药后头及前胸微有汗出，睡眠时间减少，疲倦、头目不清、前额拘紧等症均有好转。现仍腹胀、急躁，舌边尖红，苔薄白，脉沉缓。上方去泽泻、大腹皮，加云苓 30g，炒枳壳 30g，4 剂。三诊：患者药后周身微汗，嗜睡消失，每日正常睡眠 7~8 小时，白日亦精神爽慧，下肢已无肿胀，以理气除胀之法调理善后。

4. 月经失调案

赵某，女，20 岁。月经不至 3 月。3 月前感受外邪，当时没有及时服药，10 天后感觉身体困重，头晕且痛，无汗恶风，肌肤内如有虫子爬行一样。刻诊：身重肢乏，恶寒发热，头晕，心中微烦，脉浮缓。辨证属寒邪束表，卫阳被遏，营阴郁滞，经血闭阻。治当发汗解表，清热除烦，通经活血。予大青龙汤加味：麻黄 10g，桂枝 10g，杏仁 10g，生姜 10g，当归 10g，丝瓜络 10g，生石膏 20g，鸡血藤 20g，炙甘草 6g，桃仁 9g，紫石英 15g，大枣 6 枚，4 剂。二诊：服药 4 剂，月经来潮，血色淡红，无血块，量少，腹不痛，3 天尽，精神较好，身重头晕明显减轻。月经虽已来潮但血色淡，量少，察其舌质淡苔白，乃属经寒血少之故，遂予《傅青主女科》温经摄血汤加味 4 剂以善后。

5. 原发性皮肤淀粉样变案

吕某，女，42岁。主诉：全身瘙痒6年余。30多年前患湿疹后于右小腿处遗留褐色色素沉着，6年前此皮损处开始出现瘙痒，病理活检确诊为皮肤淀粉样变，西医治疗无效。近3年来皮损扩散布及全身多处，伴瘙痒，遇热加重。脾气暴躁，从不汗出，有口渴，白带多而清稀，大便5~6次/日，不成形，量少次数多，伴肛门重坠感。齿痕舌，舌红白腻苔，脉浮缓。证属风寒束表，阳郁烦躁，拟大青龙汤加减：麻黄30g，桂枝15g，大枣15g，杏仁15g，生石膏60g，黄芩15g，当归15g，生白术20g，蜜甘草5g，生白芍15g，川芎15g，决明子30g，虎杖15g，生地黄30g，4剂。二诊：仍有瘙痒。原方基础上加用葛根60g，茯苓15g，陈皮15g，半夏10g，服用6剂再诊，全身瘙痒基本缓解，皮肤颜色恢复正常。

小青龙汤PPT

小青龙汤视频

小青龙汤

【原文】

伤寒表不解，心下有水气，干呕，发热而咳，或渴，或利，或噎，或小便不利、少腹满，或喘者，小青龙汤主之。（《伤寒论》第40条）

伤寒，心下有水气，咳而微喘，发热不渴。服汤已渴者，此寒去欲解也。小青龙汤主之。（《伤寒论》第41条）

病溢饮者，当发其汗，大青龙汤主之，小青龙汤亦主之。（《金匮要略·痰饮咳嗽病脉证并治第十二》第23条）

麻黄三两（去节），芍药三两，细辛三两，干姜三两，甘草三两（炙），桂枝三两（去皮），五味子半升，半夏半升（洗）。

上八味，以水一斗，先煮麻黄，减二升，去上沫，纳诸药，煮取三升，去滓。温服一升。若渴，去半夏，加栝楼根三两；若微利，去麻黄，加荛花，如一鸡子，熬令赤色；若噎者，去麻黄，加附子一枚，炮；若小便不利，少腹满者，去麻黄，加茯苓四两；若喘，去麻黄，加杏仁半升，去皮尖。

【方歌】

桂麻姜芍草辛三，夏味半升记要谙，表不解兮心下水，咳而发热句中探。

【辨证要点】

证：外寒里饮证。

病机：外感风寒内停寒饮。

证候：恶寒发热，无汗，喘咳，痰多而稀，舌苔白滑，脉浮。

【现代应用】

1. 呼吸系统疾病，如急慢性支气管炎、支气管哮喘、老年性肺气肿、肺炎、百日咳、自发性气胸等。

2. 循环系统疾病，如肺心病、冠心病、急性肺水肿等。

3. 过敏性疾病，如过敏性鼻炎、慢性荨麻疹等。

4. 消化道疾病，如肠易激综合征等。

5. 其他疾病，如关节腔积液、自主神经功能紊乱等。

【经验采撷】

1. 常用加减

若喘甚者，加杏仁以降肺平喘；若鼻塞清涕者，加辛夷、苍耳子以宣通鼻窍；兼喉中痰鸣，加杏仁、射干、款冬花以化痰降气平喘；兼水肿者，加茯苓、猪苓以利水消肿；若化热而烦躁者，加生石膏、黄芩以清热除烦。

2. 使用注意

本方辛温发散之力较强，阴虚干咳无痰或咳痰黄稠，舌苔黄，口渴，脉数者不宜使用。年老体弱者、肝肾功能不全者及高血压、心脏病患者慎用。

【典型病案】

1. 肺炎案

患儿，男，2岁1月。反复咳嗽10余天。患者因咳嗽10余天于外院诊断为"肺炎"，因家人拒绝输液或住院，遂诊于中医。刻诊：咳嗽，痰多色黄，鼻塞流涕，偶发低热，舌质稍红，苔白稍腻，脉浮滑数。辨为外感风寒，饮热内停。予小青龙汤加味：麻黄2g，桂枝2g，法半夏2g，干姜2g，细辛1g，五味子3g，白芍2g，炙甘草2g，生石膏6g，葶苈子2g，桑白皮2g，滑石3g，大枣2枚为引。4剂。二诊：患儿咳嗽咳痰等症减轻，舌质红，苔白，稍有剥苔，原方减滑石，增麦冬3g，继服2剂而愈。

2. 冠心病案

曾某，男，50岁。胸前区闷痛伴心悸气促10月。患者自述10个月前突感胸痛、胸闷、短气、怵惕、惊悸、无力、畏寒、下肢凉。查心电图示：T波广泛低平、V5-6倒置。血压：170/105mmHg。脉沉而拘紧，按之有力，舌淡红苔薄白。西医诊断为冠心病，中医诊断为胸痹病之寒痹心脉证。方宗小青龙汤，嘱停西药。处方：麻黄4g，桂枝9g，细辛4g，干姜4g，半夏9g，白芍10g，五味子4g，茯苓15g，制附片12g（先煎），红参12g，炙甘草6g。7剂。二诊：药后觉适，坚持复诊，共服药110剂，服药4月后症状消失。心电图正常，血压130/80mmHg。三诊：诉药后一直无任何不适，劳作如常人。心电图正常，血压稳定于120/80mmHg。

3. 慢性荨麻疹案

康某，女，30岁。皮肤疹痒伴咳嗽、流涕2年余。患者自诉皮肤疹痒反复发作，搔抓后出现成片风团，遍及胸腹、四肢，风团多在1小时内消失，皮肤如常。曾行过敏原检测，无明显过敏物质。自觉手足凉，饮水不多，否认自汗、盗汗等症状，睡眠、饮食、二便尚可。舌淡苔薄白，脉紧细。既往有过敏性鼻炎病史。多家医院诊断为：慢性荨麻疹。中药予小青龙汤加减治疗。处方：麻黄10g，桂枝15g，白芍20g，细辛3g，干姜10g，五味子10g，清半夏10g，苍耳子10g，辛夷10g，知母10g。5剂。二诊：患者诉服药1次后流涕明显减少，服药3次晨起流鼻涕等症状消失，荨麻疹症状明显减少。已停用抗过敏药物3天。余症同前。

4. 肠易激综合征案

戴某，男，68岁。主诉：反复腹痛、腹胀伴腹泻3年。西医诊断为肠易激综合征1年，多次寻医治疗，效果不佳。近一周来患者反复腹痛、腹胀，便溏，大便日2~5次，便后腹痛、腹胀缓解，偶有咳嗽，咯白色稀痰，恶心干呕，纳呆，夜眠尚可，小便清长。舌质暗，苔白腻，脉细滑。证属寒饮内停，上犯肺卫。治宜温化寒饮，宣肺止咳。方用小青龙汤加减：麻黄20g，桂枝20g，干姜15g，姜半夏15g，细辛、五味子、白芍各10g，陈皮12g，白术15g，茯苓15g，炙甘草6g。7剂。二诊：患者咳嗽咳痰、恶心干呕症状基本消失，腹泻、腹痛缓解，大便日1~3次，仍觉腹胀、纳呆，上方去麻黄，加山楂20g，莱菔子20g，砂仁10g，增强健脾和胃化湿之力。后继服10剂，水煎服，药后诸症好转。

5. 关节腔积液案

陈某，女，48岁。右膝关节术后反复肿胀疼痛1年余。患者右膝关节因半月板损伤于某三甲医院行手术治疗。术后膝关节反复肿胀、疼痛、活动不利1年余，多次抗感染、止痛等处理，效果不佳。右膝时有冷感，不红，触之肿胀柔软绵绵，皮温不高，形体丰腴，面浮肿貌，左右膝关节直径相差8cm，纳可，二便如常，舌质淡，苔白滑，脉滑。辨证属痰饮水湿浸渍关节、筋脉不利所致，投小青龙汤：麻黄6g，细辛5g，生姜15g，桂枝9g，甘草12g，五味子15g，白芍15g，淫羊藿15g，仙茅15g，巴戟天12g，萆薢20g。7剂。嘱将药渣温敷右膝。二诊：左右膝关节直径相差5cm，肿胀、疼痛明显减轻，舌脉如前。效不更方，继进10剂后左右膝关节周围相差3cm，肿胀、疼痛基本消除，行走自如。

小青龙加石膏汤

小青龙加石膏汤PPT

【原文】

肺胀，咳而上气，烦躁而喘，脉浮者，心下有水，小青龙加石膏汤主之。（《金匮要略·肺痿肺痈咳嗽上气病证治第七》第14条）

麻黄、芍药、桂枝、细辛、甘草、干姜各三两，五味子、半夏各半升，石膏二两。

上九味，以水一斗，先煮麻黄，去上沫，内诸药，煮取三升。强人服一升，羸者减之，日三服，小儿服四合。

【方歌】

小龙分两照原方，二两膏加仔细详，水饮得温方可散，欲除烦躁藉辛凉。

【辨证要点】

证：外寒内饮兼有郁热证。

病机：外感风寒，内有痰饮郁热。

证候：恶寒发热，头身疼痛，无汗，喘咳，痰涎清稀而量多，胸痞，或干呕，或痰饮喘咳，不得平卧，或身体疼重，头面四肢浮肿，舌苔白滑，脉浮。

【现代应用】

1. 呼吸系统疾病，如支气管哮喘、肺炎、肺心病、急慢性支气管炎、急性呼吸道窘迫综合征、慢性阻塞性肺疾病。

2. 其他疾病，如类风湿性关节炎等。

【经验采撷】

1. 常用加减

临床上若表证较轻，可去桂枝、白芍；喘甚者加杏仁；外感已解而咳喘未除者去桂枝；因外感引发，饮邪郁而化热重者，去细辛、干姜、桂枝，加桑白皮、黄芩、知母，石膏量加重，以清化热痰。

2. 使用注意

此方药力猛，临证需视患者体质强弱而酌定剂量，不可贪功冒进大剂。

【典型病案】

1. 哮喘案

孙某，男，60岁。哮喘病史近20年，复发2个月。患者20年前患哮喘，经用多种抗生素治疗无效。刻下见咳嗽，咽痒，夜间气喘，不能安卧，喉间痰鸣有声，咯痰量多、色白质黏且夹泡沫，苔薄白，脉弦滑。西医诊断为哮喘，中医诊断为哮病，属外寒内饮兼有郁热证，是饮邪伏肺，郁而化热，肺失肃降所致。治以小青龙加石膏汤加减，以化饮清热、温清并用。处方：炙麻黄5g，桂枝5g，生石膏30g（先煎），射干10g，细辛3g，干姜3g，五味子6g，紫菀10g，佛耳草12g。上方7剂，水煎服，每日1剂。二诊：服1剂药后当夜咳嗽即减轻，咯痰亦少，唯稍劳仍气喘。此因久病肺肾亏虚难复，故转以补肺纳肾为主，从本图治而收功。

2. 慢性支气管炎案

朱某，女，53岁。慢性支气管炎10余年，加重5天。患者5天前出现咳嗽，喘逆，不能平卧，伴面色苍白，恶寒较甚，微热（体温：37.9℃）胸满烦躁，痰多而稀，舌淡苔白滑，脉浮大。西医诊断为慢性支气管炎急性发作期。中医诊断为喘病，证属寒热错杂、寒饮重于热邪型。治以温化寒饮、清热缓急，小青龙加石膏汤加减治之。处方：麻黄、桂枝、五味子、姜半夏、杏仁、桔梗、生石膏、干姜、细辛各10g，白芍30g，甘草15g。水煎服，日1剂，3剂而诸症平息。

3. 小儿重症肺炎案

胡某，女，12岁。反复发热伴咳嗽1周。患儿1周前受凉后恶寒发热，剧烈头痛，发热（体温：38.5℃），精神不佳，略显烦躁，伴有咳嗽，咳嗽次数与日俱增，咳嗽剧烈时引发呕吐，呼吸急促，偶有气喘，胸胁胀满憋闷，痰多质地白稀，夜休欠安，纳差，二便调。舌质红苔白中间薄黄，脉浮滑。西医诊断为小儿重症肺炎。中医诊断为肺炎喘嗽，证属风寒表束、痰热内壅。治宜散寒通窍，温肺祛痰，内化饮邪，兼清里热。药用：炙麻黄8g，桂枝6g，甘草4g，干姜6g，细辛4g，生石膏60g（打碎先煎），五味子12g，法半夏12g，苦杏仁12g，白芍12g，赤芍12g，薏苡仁10g，白蔻仁10g，黄芩10g。上方3剂，水煎服，每日1剂。二诊：服1剂时，嘱患儿注意保暖，喝少量热稀粥，患儿微微汗出后诸症减轻。连服3剂后仍有少量白痰，食纳欠佳，前方去麻黄、生石膏，倍白芍18g，加生姜、厚朴、桔梗、白前、陈皮、莱菔子各10g，续进3剂。三诊：服上方后诸症消失，食纳佳。给予香砂六君子汤加陈皮、半夏善后。随访2月余，体健如常。

4. 类风湿关节炎案

张某，女，44岁。四肢关节肿胀，僵痛6年，加重伴胸闷咳喘3月。患者6年前无明显诱因出现双手、腕、肘、膝、踝关节肿痛畸形伴活动困难，3月前加重并出现胸闷、气喘动则甚，咳嗽，吐黄痰，口渴喜饮，乏力，畏风怕冷，纳呆，大便干，小便黄，舌淡红，苔黄腻，脉弦滑。西医诊断：类风湿性关节炎并间质性肺炎。中医诊断为尪痹，喘证。证属卫虚痰瘀痹阻证。治以清肺化痰、止咳平喘、祛风除湿、通络蠲痹。处方：麻黄、桂枝、法半夏、厚朴、紫苏梗、僵蚕、苦杏仁各12g，桑白皮、炙枇杷叶、白芍各15g，干姜、五味子、甘草各6g，细辛5g，生石膏20g，陈皮9g，大枣5个。3剂，每天1剂，加水1000mL，煎至400mL，分早晚温服。二诊：诸症稍减轻，守原方加地龙12g，继服20剂。三诊：诸症明显改善。各关节肿痛消，活动功能可，生活自理，复查各项指标正常。守原方30剂，隔天1剂善后。病情稳定，间断服药巩固。

射干麻黄汤

射干麻黄汤PPT

【原文】

咳而上气，喉中水鸡声，射干麻黄汤主之。（《金匮要略·肺痿肺痈咳嗽上气病脉证治第七》第6条）

射干十三枚（一法三两），麻黄四两，生姜四两，细辛、紫菀、款冬花各三两，五味子半升，大枣七枚，半夏八枚（大者，洗；一法半升）

上九味，以水一斗二升，先煮麻黄两沸，去上沫，内诸药，煮取三升，分温三服。

【方歌】

喉中咳逆水鸡声，三两干辛款菀行。夏味半升枣七枚，姜麻四两破坚城。

【辨证要点】

证：寒痰郁肺结喉证。

病机：寒痰蕴肺，痰气相搏。

证候：咳嗽喘急，喉中痰鸣，痰多清稀，舌苔白滑，脉弦紧。

【现代应用】

主要适用于呼吸系统疾病，如哮喘、支气管炎、肺炎、慢性阻塞性肺病、肺脓肿、肺源性心脏病等。

【经验采撷】

1. 常用加减

寒饮阻肺明显者，改生姜为干姜，温肺化饮；如喘逆不能卧，加紫苏子、葶苈子、莱菔子降气涤痰；若痰多，则加杏仁、白前、桔梗、橘皮；若久病阳虚，声低息微，加补骨脂、狗脊、蛤蚧、紫河车；胸满者，加陈皮、厚朴，以行气宽胸化痰。

2. 使用注意

方中含有麻黄、细辛，使用时当谨慎，不宜长期服用，以免耗伤肺气。肺痰热证者禁用。

【典型病案】

1. 慢性阻塞性肺病案

李某，男，35岁。反复咳喘10余年，发作近1周。患者自诉近10年来咳喘反复发作，每次劳累、遇寒则易发。1周前因受寒咳喘再次发作，表现为喘息咳逆，呼吸急促，胸部胀满，咳痰清稀夹泡沫，时流清涕，打喷嚏，无恶寒发热，舌淡红，苔薄白，脉浮缓。西医诊断：慢性阻塞性肺病。中医诊断：喘证（虚标实证。治拟宣肺散寒，化痰平喘。方用：射干10g，炙麻黄6g，紫菀10g，款冬花10g，五味子6g，法半夏10g，赖化红10g，茯苓15g，白芷6g，杏仁15g，厚朴15g，细辛3g，生姜6g，川贝末6g（冲服）。7剂，水煎服，日3次。二诊时患者喘息咳逆，呼吸急促，胸部胀满明显减轻，时有乏力，畏寒，舌淡红苔薄白，脉缓。处方：六君子汤加黄芪30g，杏仁20g，厚朴20g，紫菀10g，款冬花10g，五味子5g，川贝末6g。7剂，水煎服，日3次。随症加减，调理3月后，患者咳喘未再发。

2. 慢性支气管炎案

罗某，男，58岁。反复咳喘数年，加重伴畏寒数日。素有慢性支气管炎，遇寒加剧。近日途中遇风雨而形寒咳嗽，喘息不已，喉间痰声如拽锯，苔白脉浮，宜解表平喘。西医诊断：慢性支气管炎；中医诊断：喘证。辨证：痰饮复受表邪，咳逆上气之证。治拟平肺降逆，利水逐邪。方用：射干9g，麻黄

6g，北细辛 3g，紫菀 9g，款冬花 9g，姜半夏 9g，五味子 4g，生姜 3 片，红枣 5 枚，3 剂。药进 1 剂而形寒除，咳嗽减轻，3 剂尽而喘息平，复以原方加减而治愈。

3. 哮喘案

马某，男，68 岁。反复气喘 60 余年，加重 10 天。患者有哮喘史 60 余年，遇冷、劳累、发怒、伤食等则发，近 2 年病情加重，就诊前 10 天感寒而哮喘发作，服氨茶碱、泼尼松、咳特灵、青霉素等不缓解。现呼吸急促，喉中有哮鸣声，胸膈满闷如塞，咳吐白色泡沫痰，面色苍白，神倦乏力，自汗怕风，舌淡红苔白，脉细数。双肺布满哮鸣音。诊断：喘证、哮喘；辨证为宿痰伏肺，感寒而发，痰阻气道，肺气上逆。治以温肺散寒，化痰平喘，佐以补气之品。方用：厚朴麻黄汤、射干麻黄汤加味：麻黄 10g，杏仁 10g，生石膏 10g，厚朴 10g，半夏 10g，干姜 10g，细辛 10g，射干 10g，紫菀 10g，五味子 10g，款冬花 10g，地龙 30g，全蝎 10g，黄芪 10g，肉苁蓉 10g，菟丝子 10g，小麦 30g，生姜 3 片，大枣 6 枚。10 剂，每日 1 剂，分 2 次煎服。二诊：患者服上方 10 剂，已能平卧，喘减痰少，效不更方，继服 10 剂。三诊：已能下床走路。

4. 肺炎案

王某，男，13 岁。咳嗽气喘近 1 周。患者诉 1 周前因着凉而感冒，服用银柴颗粒、镇咳西药，静滴青霉素、阿米卡星等无明显效果。遂来就诊。症见：精神萎靡，重病容，咳嗽气喘，呕吐稀痰，呼吸急促，喉中痰鸣，鼻翼翕动，时有抽搐，头痛，无汗，流清涕，舌质淡，苔薄白，脉紧。查体：体温 38.6℃，心率 100 次 / 分，呼吸 24 次 / 分，双肺可闻及干湿性啰音。西医诊断：肺炎；中医诊断：咳嗽。辨证为风寒犯肺，宣降失常。治以宣肺散寒，温肺化痰。处方：射干麻黄汤加僵蚕、地龙。每日 1 剂。1 剂后微汗出，咳嗽大减，2 剂后抽搐已止。二诊：去僵蚕、地龙，以麻黄根易麻黄再服 2 剂，体温降至 37℃，呼吸正常，以六君子汤调理收功。

5. 肺脓肿案

梁某，男，22 岁。发热伴咳痰喘急近 1 月。患者因高热、寒战、咳嗽、胸痛，体温高于 39℃持续 10 余天外院就诊，拍胸片诊断为"肺脓肿"，静脉青霉素治疗 1 周未见明显疗效。症见：面色苍白，消瘦神呆，发热恶寒，咳嗽喘急，喉中痰声辘辘，痰不易咳出，胸痛，纳呆，舌苔白，脉细滑微数。西医诊断：肺脓肿；中医诊断：咳嗽病。证属外感风寒，内停痰饮。治宜散寒化饮，止咳平喘。方用射干麻黄汤加减：麻黄 3g，射干 9g，细辛 3g，紫菀 10g，款冬花 10g，半夏 12g，桔梗 12g，杏仁 6g，薏苡仁 15g，冬瓜仁 15g，生姜 3 片，大枣 3 枚。服 3 剂烧退，咳吐大量脓血痰，约 1000mL，痰脓腥臭，前方去麻黄，又服 3 剂，患者精神明显好转，咳痰减少，胸痛轻，烦渴，前方加天花粉 10g，麦冬 15g，共服 20 余剂，病愈。

厚朴麻黄汤

厚朴麻黄汤PPT

【原文】

咳而脉浮者，厚朴麻黄汤主之。（《金匮要略·肺痿肺痈咳嗽上气病脉证治》第8条）

厚朴五两，麻黄四两，石膏如鸡子大，杏仁半升，半夏半升，干姜二两，细辛二两，小麦一升，五味子半升。

上九味，以水一斗二升，先煮小麦熟，去滓，内诸药，煮取三升，温服一升，日三服。

【方歌】

厚朴麻黄夏杏膏，更加五味方真妙，宣肺降逆饮咳止，咳而脉浮症对好。

【辨证要点】

证：咳逆上气病证。

病机：外有风寒表邪，内有水饮，表邪引动水饮，水饮动而心肺之气痹而不扬。

证候：咳嗽喘促，胸满烦躁，咳痰量多，色白清晰，咽喉不利，苔滑脉浮。

【现代应用】

1. 呼吸系统疾病，如哮喘性支气管炎、慢性支气管炎、肺炎、阻塞性肺气肿、肺结核、矽肺等。

2. 其他疾病，如心功能不全肺心病、心脏神经官能症、神经衰弱等。

【经验采撷】

1. 常用加减

若表证明显者，加桂枝；喘满甚而倚息不得卧者，加葶苈子；无烦躁者去石膏，无表邪者减麻黄；若兼腹胀，不思饮食者，加大腹皮、炒三仙、鸡内金等，以行气助消化。

2. 使用注意

厚朴麻黄汤适用于外有风寒表邪，内有水饮，表邪引动水饮，水饮动而心肺之气痹而不扬所引起的病证，若内无水饮胁迫肺腑，不宜用厚朴麻黄汤。

【典型病案】

1. 慢性支气管炎案

张某，男，62岁。咳嗽喉中痰鸣三日余。患者三天前偶感风寒，发热（体温：39.1℃），咳嗽，气急，胸满烦躁，口干燥渴，喉中痰声辘辘，咯痰量多，黄白相间，倚息不能平卧，尿短色黄，舌淡，苔白滑，脉浮滑数。X线检查：两肺纹理增粗，以两肺中下野为著。血象检查：白细胞 $12.7×10^9$/L，中性粒细胞76%，淋巴细胞22%。西医诊断：慢性支气管炎急性发作期；中医诊断：寒热错杂证，热邪重于寒饮型。治以清泄温化，降逆缓急。厚朴麻黄汤加减治之。处方：麻黄12g，生石膏50g，黄芩15g，桑白皮20g，厚朴15g，杏仁、姜半夏、五味子各10g，细辛5g，白芍40g，甘草20g。水煎服，日1剂。3剂而热清寒化，喘满得平，继复服两剂，诸症如失。

2. 咳嗽案

戴某，女，35岁。咳嗽1周。患者近一周咳白痰，质黏，量多，咳时不分昼夜，伴胸背怕冷，鼻流清涕，胸闷，咳声重，尿频量多，眠差，舌暗红，苔黄厚，分布不均，脉弦。查血常规正常，既往肺纤维化、溶血性贫血、脾大、高血压、白内障、胆囊息肉病史，目前服用甲泼尼龙每日7.5mg。辨证为风寒入里化热。治法宣肺泄热平喘。处以厚朴麻黄汤加减：炙麻黄9g，厚朴6g，炒杏仁9g，细辛3g，法半夏9g，五味子6g，干姜3g，黄芩9g，炙桑白皮10g。水煎服，日两次。二诊：咳嗽明显减轻，背冷减轻，小便次数较前减少，仍咽中痰稠量多，乏力。舌暗红，苔黄干厚。上方加太子参12g，地骨皮10g以益气清热。

3. 肺心病案

王某，男，53岁。咳嗽喘憋不能平卧。患慢性支气管炎、肺气肿10年，曾因咳喘住院3次，并以"肺心病"治疗。就诊时频频咳嗽，痰多而稠，张口抬肩，喘闷不能平卧，烦躁气促，舌质暗，苔白滑润，脉浮大，重按无力。体征：口唇青紫，颈静脉怒张，桶状胸。听诊：心音弱，两肺可闻及干湿啰音。辨证为水气凌心证，治法温阳利水、散结化饮。取厚朴麻黄汤加味治之。处方：炙麻黄10g，厚朴10g，生石膏30g，杏仁10g，姜半夏10g，干姜6g，五味子6g，细辛5g，浮小麦30g，百部10g，全瓜蒌15g。5剂，水煎服。服用5剂后，咳喘略平稳，烦躁气促减轻。上方加葶苈子12g，继服10剂，已能平卧，脉略有根，两肺啰音减少。

越婢汤PPT

越婢汤视频

越婢汤

【原文】

风水恶风，一身悉肿，脉浮不渴，续自汗出，无大热，越婢汤主之。(《金匮要略·水气病脉证并治第十四》第23条)

麻黄六两，石膏半斤，生姜三两，大枣十五枚，甘草二两。

上五味，以水六升，先煮麻黄，去上沫，内诸药，煮取三升，分温三服。恶风者加附子一枚，炮。风水加术四两。

【方歌】

一身悉肿属风多，水为风翻涌巨波，二草三姜十五枣，石膏半斤六两麻。

【辨证要点】

证：风水夹热证。

病机：水饮内停，外邪郁表，郁久化热。

证候：周身浮肿，脉浮，口渴，汗出，无大热。

【现代应用】

1.以水肿为主症的疾病，如急性肾小球肾炎、慢性肾炎急性发作、特发性水肿、妊娠水肿等疾病。

2.其他疾病，如荨麻疹、水痘、过敏性紫癜、类风湿性关节炎等。

【经验采撷】

1.常用加减

水湿过盛者，可加白术、茯苓、猪苓，以健脾燥湿，利湿制水；恶风恶寒者，可加附子、泽泻，以温阳利水；兼有表证者，可加紫苏叶、浮萍，以解表发汗；合并血尿、蛋白尿者，可加白茅根、萆薢、车前草，以利水通淋。

2.使用注意

本方药物虽简，但疗效颇捷。浮肿消退后，要用茯苓、白术、薏苡仁等淡渗平剂巩固疗效，否则很容易招致外感复发。

【典型病案】

1.急性肾小球肾炎案

刘某，男，17岁。尿少、眼睑肿一周。患者两周前因运动后受风出现鼻塞、咽痛，3天后咳嗽并发烧，一周以来汗出，恶风，低热不退，咳嗽，口干渴，全身沉重乏力，食欲不振，同时出现排尿少，眼睑肿。西医诊断为急性肾小球肾炎。舌质红，苔白，脉浮稍数。查体：体温37.4℃，血压115/75mmHg，咽红，眼睑水肿。尿常规示：蛋白（+），红细胞（++），颗粒管型可见。肾功能正常。中医诊断为风水，为风水夹热证（风水泛滥证），拟用越婢汤合麻黄连翘赤小豆汤加味，以发汗行水，兼清郁热。处方：麻黄7g，生石膏30g，生姜5片，甘草5g，大枣5枚，附子7g，连翘30g，赤小豆15g，杏仁10g，射干10g。7剂水煎服，每日1剂。嘱忌盐，忌高蛋白饮食。二诊：患者诉发热、咳嗽已去，仍有恶风感，清晨眼睑虚浮，舌质红，苔白，脉弦。尿常规：蛋白（±），红细胞（+），未见管型。仍宗原法，处方：麻黄5g，生姜3片，制附片5g（先煎），桑皮20g，益母草20g，汉防己20g，7剂。三诊：患者恶风、颜面虚浮已去，舌质红苔白，脉弦。尿常规：蛋白（-），红细胞2~3个/视野。改用防己黄芪汤加减，一个月后尿常规正常。

2.急性肾小球肾炎案

李某，男，40岁。患急性肾小球肾炎，用青霉素静滴和中药煎剂口服治疗无好转来诊。症见尿少，腰酸，恶寒，纳呆，咳嗽。查体：面色黄白，睑结膜及口唇苍白，面部及下肢水肿，舌苔腻，脉沉无力。化验：尿蛋白（+++），尿红细胞1~3个/HP，白细胞1~4个/HP，颗粒管型0~1个/HP。辨证：肾虚水无所主；脾阳不振而被湿困；风邪犯肺，肺气不宣，水泛不利。治当祛邪兼以固本。

方用越婢汤加减：麻黄 15g，生石膏 15g，甘草 6g，浮萍 15g，蒲公英 30g，茯苓 15g，泽泻 12g，生姜皮 6g，冬瓜皮 15g。服 10 剂后，肿消，尿蛋白微量，红细胞 1 个 / HP，管型（－）。后用黄芪防己汤加益母草汤共服 15 剂，痊愈。

3. 成人水痘案

李某，男，30 岁。感染水痘数日。开始是全天发热，两天后白天无发热，晚上 5 点左右先开始先怕冷后发热，体温在 38.5℃左右，全身丘疹和水疱，躯干和颜面为主，稍有瘙痒，口渴甚，欲饮水，咽喉肿痛，眼睛眉棱骨痛和头痛，体力差，胃纳差，睡眠可。两寸脉浮，左边尤甚，其余脉象较弱，舌淡润尖稍红。诊为肺胃郁热证，处以越婢汤原方，具体方药：麻黄 4g，生石膏 25g，炙甘草 10g，生姜 3 片，大枣 3 个。嘱禁空调等取暖设备，保持空气流通。用药 1 剂后症状大为好转，未再恶寒发热，咽痛消失，头痛、眉棱骨痛明显减轻，胃口转好，体力增加，皮疹颜色变淡，新发明显减少。停越婢汤，另予苇茎汤合栀子豉汤 3 剂善后，以继续宣发肺热。此后即未再发热，诸症悉愈。

4. 急性荨麻疹案

胡某，女，48 岁。全身红疹 4 天。患者臀部皮肤突然出现片状红疹，次晨口服抗过敏药，并静脉注射葡萄糖酸钙，但皮疹仍不断增多，漫延至双大腿，用地塞米松滴注 3 天，皮疹仍不减。刻诊症见：全身躯干及四肢密布细碎红疹，疹色红活，面目微肿，双手指微胀，屈伸不易，恶风无汗，舌苔薄白。辨证：风热之邪侵袭肌表。治法：疏风清热。处方：麻黄桂枝各半汤加石膏：麻黄 15g，桂枝 12g，北杏仁 15g，赤芍 30g，大枣 12g，甘草 15g，生石膏 60g。仍有发热恶寒，通身骨节烦疼，嘱原方加麻黄 5g，桂枝 5g，生姜 5 片，务必温覆取汗。按法服药 2 次，通身微汗出，发热渐退，仅余下肢少许皮疹，无瘙痒。已无发热，仍咽干欲饮，面目浮肿减，双手臂红疹已不明显，仍通身骨节疼痛。处以越婢加术汤：麻黄 24g，生姜 15g，大枣 15g，甘草 15g，生石膏 90g，白术 30g，1 剂。当晚 8 点致电知悉，中午 12 时、下午 3 时各服药 1 次，汗出颇畅，小便如常。现骨节疼痛全无，面目浮肿已消，可下床行走。

越婢加术汤 PPT

越婢加术汤

【原文】

里水者，一身面目黄肿，其脉沉，小便不利，故令病水。假如小便自利，此亡津液，故令渴也。越婢加术汤主之。（《金匮要略·水气病脉证并治第十四》第 5 条）

麻黄六两，石膏半斤，生姜三两，甘草二两，白术四两，大枣十五枚。

上六味，以水六升，先煮麻黄，去上沫，内诸药，煮取三升，分温三服。

【方歌】

里水脉沉面目黄，水风相搏湿为央，专需越婢平风水，四两术司去湿良。

【辨证要点】

证：水肿之皮水。

病机：水气内停，郁而化热。

证候：一身面目黄肿，小便不利，口渴，苔白，脉沉。

【现代应用】

1. 泌尿系统疾病，如急性肾小球肾炎、慢性肾炎致水肿、紫癜肾炎、特发性水肿等。

2. 其他疾病，如外感高热、急性荨麻疹合并血管性水肿等。

【经验采撷】

1. 常用加减

治疗急性肾小球肾炎可加陈皮、车前子、茯苓、猪苓；治疗水肿可加车前子、茯苓、泽泻；治疗泌尿系统疾病，见血尿者，加白茅根、仙鹤草，腰痛者加杜仲，气虚者加黄芪、党参，阳虚水肿加制附子、猪苓。本方和桂枝加术附汤治疗类风湿关节炎。

2. 使用注意

里有水则脉沉，小便不利，溢于表则一身面目黄肿，故与越婢加术汤，散其水。若小便自利，此亡津液而渴，非里水之证，不用越婢加术汤。

【典型病案】

1. 急性肾炎案

王某，男，42岁。全身浮肿20天。入院后检查：血压：160/96mmHg；尿常规：蛋白（+++），红细胞（+），白细胞0~5个，颗粒管型（+），透明管型0~1个；X线检查：心脏扩大；眼底检查：肾型视网膜炎；腹水征阳性。西医诊断：急性肾炎；肾炎性心脏病。刻下：全身浮肿，以面部为甚，恶风发热，心慌气短，胸闷咳嗽，腹胀恶心，腰痛尿少，舌苔白腻，脉浮滑。诊为水肿并发心悸证。治宜宣肺清热，健脾除湿，消肿利水。方选越婢加术汤。药用：麻黄24g，生石膏48g，生姜、白术各17.5g，炙甘草10.5g，大枣5枚。3剂，水煎服。每日1剂，服药3剂，症状大减，尿量剧增，日排量4500mL，舌淡，苔白腻，脉沉滑。继服原方3剂，体重减少1.5kg，诸症消失，时有纳差，舌淡苔薄白，脉细。证属脾胃虚弱，治宜健脾益胃，方选六君子汤。每日1剂，连服6剂，血压、尿检一切正常，痊愈而出院。

2. 慢性肾炎致水肿案

陈某，女，54岁。间断颜面浮肿5年，近期加重。刻下：乏力咽干，腰膝酸痛，面色萎黄无华，舌淡红微胖有齿痕，苔薄黄。既往患慢性肾炎未愈。中医诊断：慢肾风，肺脾气虚证。治以健脾益气，宣肺利水消肿。处方：麻黄5g，生石膏20g，炒白术15g，甘草5g，冬瓜皮30g，金银花20g，生姜2片，大枣2枚。服5剂后咽干、水肿减轻，再诊去金银花，加女贞子20g，旱莲草20g，菟丝子

15g 补肾，7 剂后症状消失。

3. 急性荨麻疹合并血管性水肿案

田某，女，52 岁。全身反复起疹伴痒 3 天。患者曾服用阿莫西林 1 周，就诊前 3 日反复出现臀部水肿性红斑、风团伴痒，皮疹时起时消，未有完全消失时，曾于外院予以静脉滴注维生素 C、葡萄糖酸钙，以及口服枸地氯雷他定片，皮损仍持续增多。刻下：发热恶寒，肢端胀痛，口干欲饮，小便不利，无四逆证，舌红，苔薄白，脉浮数。皮肤科查体：头面、躯干、四肢、双手足部可见散在分布的水肿性红斑及风团，双胫前轻度凹陷性水肿。西医诊断：荨麻疹型药疹。中医诊断：药毒（风寒袭表证）；方用：越婢加术汤加减。药用：生石膏 30g，麻黄 12g，生姜 9g，大枣 10g，甘草 6g，苍术 10g。第二天复诊，症状较前未见明显改善，续服 1 剂。第三天三诊，头面、躯干及四肢、双手足部原有水肿性红斑、风团已基本消退，双胫前已无凹陷性水肿，后未再复发。

越婢加半夏汤

越婢加半夏汤 PPT

【原文】

咳而上气，此为肺胀，其人喘，目如脱状，脉浮大者，越婢加半夏汤主之。（《金匮要略·肺痿肺痈咳嗽上气病脉证治第七》第 13 条）

麻黄六两，石膏半斤，生姜三两，大枣十五枚，甘草二两，半夏半升。

上六味，以水六升，先煮麻黄，去上沫，内诸药，煮取三升，分温三服。

【方歌】

风水多兮气亦多，水风相搏浪滔滔，全凭越婢平风水，加夏半升奠巨波。

【辨证要点】

证：外感风邪，内有水饮。

病机：内外合病，导致肺气不降，引发肺胀。

证候：周身浮肿、脉浮、恶风者有汗兼见咳逆上气，喘息不得卧、两目发胀或头痛，辨证以咳喘为主，且喘重于咳。

【现代应用】

主要用于呼吸系统疾病，如慢性阻塞性肺疾病、哮喘病、百日咳、支气管肺炎等。

【经验采撷】

1. 常用加减

咳嗽甚者，加海浮石、枇杷叶止咳敛肺；痰黄稠者，加浙贝母、桑白皮、黄芩、鱼腥草清肺化痰；咽痛咽痒者，加山豆根、射干、赤芍利咽散结；恶寒发热者，加薄荷、荆芥、牛蒡子解表散风；痰黏不易咯出者，加皂荚、白芥子、桔梗、枳壳化痰散结；胸闷气短者，加香附、郁金、丹参、黄芪益气活血；口干口渴者，加花粉、玉竹、沙参滋阴润肺；喘息难以平卧，加地龙、杏仁、白果降逆平喘。

2. 使用注意

本方以肺热征象为主，使用大剂量生石膏以清肺热，故热象不明显者慎用。

【**典型病案**】

1. 阻塞性肺气肿案

张某，男，71 岁。阻塞性肺气肿 30 余年，咳痰喘反复发作。刻下：咳嗽痰白质稠，喘促不得平卧，目如脱状，口干、口渴，便干，时有发热，微恶风寒，舌质红少津，苔黄腻，脉浮数而滑。辨证分析：该患者久患肺疾，肺气已虚，肺失宣降之职，津液不得输布，痰湿内生，蕴于肺内，久则成为宿痰，当时乃阳春三月，阳气上升，外感风温之邪，肺为华，首当其冲，内外合邪，引发宿痰，痰热上逆，而成本证，此乃痰热郁肺之肺胀。越婢加半夏汤加减：麻黄 10g，生石膏 40g，半夏 10g，生姜 6g，红枣 4 枚，甘草 5g，海浮石 25g。服 1 剂后，热退喘减，已能着枕，又连服 5 剂咳喘已消失，纳增，睡眠良好，大便亦正常。二诊：继服六君子汤加减培土生金以善其后。

2. 哮喘案

刘某，男，68 岁。鼻痒、喷嚏、咽干痒、咳嗽 3 天。刻下：自诉呼吸不畅，喉中有哮鸣音，甚则呼吸困难，张口呼吸，不能平卧，夜间尤甚。曾服用 VC 银翘片和复方甘草片症状未见缓解。昨天发作数次，现症见：咳嗽频作，偶感呼吸困难，发作时喉中有哮鸣音，坐不得卧，伴胸闷、咳嗽，咳痰不爽、痰黏色黄，发热口干，大便干结，舌尖红，苔黄，脉弦数。此为饮热郁肺，并热重于饮，肺气胀满。治宜宣肺泄热，降逆平喘。拟用越婢加半夏汤，处方：麻黄 10g，生石膏 30g，生姜 15g，大枣 5 枚，甘草 15g，半夏 10g，浙贝母 15g，桔梗 10g，黄芪 10g，太子参 10g，花粉 5g，地龙 10g，枳实 10g，共 7 剂，每日 1 剂，分 2 次水煎服。二诊：服上方后咳喘减轻，咳痰减少，改生石膏 30g 为 15g，继服 5 剂，病情缓解。

3. 哮喘案

苏某，男，76 岁。咳喘病 40 余年，咳喘加重。刻下：症见咳嗽，痰黄质稠，喘促气粗，倚坐不得平卧，口干、口渴，便干，无发热，舌质红少津，苔黄腻，脉滑数。开始患者拒绝服用中药，故予西药抗炎、平喘为主治疗 20 余天而症状无缓解，后改服中药。查体该患者仍为痰热郁肺之肺胀，故以越婢加半夏汤加减：麻黄 10g，生石膏 50g，半夏 10g，生姜 10g，生甘草 5g，红枣 4 枚，天花粉 15g，知母 15g。此方加减共服 10 余剂而愈。

麻黄附子甘草汤PPT

麻黄附子甘草汤

（又名麻黄附子汤）

【原文】

少阴病，得之二三日，麻黄附子甘草汤微发汗，以二三日无证，故微发汗也。（《伤寒论》第302条）

水之为病，其脉沉小，属少阴。浮者为风；无水、虚胀者为气。水，发其汗即已，脉沉者宜麻黄附子汤，浮者宜杏子汤。（《金匮要略·水气病脉症并治第十四》第26条）

麻黄二两，甘草二两（炙），附子一枚（炮，去皮，破八片）。

上三味，以水七升，先煮麻黄一两沸，去上沫，内诸药，煮取三升，去滓，温服一升，日三服。

【方歌】

甘草麻黄二两佳，一枚附子固根荄，少阴得病二三日，里证全无汗岂乖。

【辨证要点】

证：少阴表虚寒证。

病机：寒邪直中少阴，表里皆寒。

证候：发热，恶寒，无汗，脉沉。

【现代应用】

1. 心血管疾病，如肺源性心脏病、心律失常、冠心病、病态窦房结综合征等。

2. 其他疾病，如肾炎水肿、冷风头痛、感冒发热等。

【经验采撷】

1. 常用加减

小便不利者，加桂枝、茯苓，以温通利尿；水肿甚者，加白茅根、浮萍、防己，以消肿利水。

2. 注意事项

凡表虚自汗、阴虚盗汗、淋家、疮家、衄家、亡血家、咽喉干燥者，气喘属虚者，皆当忌用。

【典型病案】

1. 肾炎案

赵某，女，40岁。头面上身水肿2月余。患者2月前出现头面上身水肿，西安某医院诊为"急性肾小球肾炎"，治疗未见好转。后复请当地中医，辄投越婢汤、五苓散、真武汤等方，肿势无减。刻下：患者病情日渐加重，头面肿胀甚，五官失相难以辨识，两臂、胸腹、腰背肿胀异常，按之凹陷不起，并见无汗身重，微恶风寒，小便不利等证，舌质淡，舌体胖大，苔白而润，脉沉细弦。辨证为阳虚表闭之重症风水。方药：麻黄60g，制附片45g（先煎），甘草24g。1剂，水煎2次。分5次热服，每小时服1次，嘱其以汗出为度。患者服4剂药后，水肿明显消退。

2. 发热案

祝某，男，30岁。发热10天。患者于10天前冒暑步行后出现恶寒发热，身痛咳嗽，头昏目眩，经服中、西药治疗症状未缓解。刻下：现仍恶寒发热，寒重热轻（体温：38.3℃），午后发热稍甚，咳嗽痰腥黄稠，胸闷，一身尽痛而少汗，腰痛尤甚，小便频数短黄，大便溏而夹有食物残渣。患者精神软，舌质淡润，苔薄白稍腻，右脉沉细而数，左脉沉微。证属太阳少阳两感，治以温经解表、宣肺化湿。方药：麻黄45g，熟附片6g，炙甘草9g，桔梗9g，生桃仁15g，芦根30g。水煎服。二诊：诉服上方后，感恶寒发热已除，咳痰白不腥。仍头昏咳嗽，脉沉细两尺尤弱。前方加党参、茯苓、杏仁、橘红，2剂而愈。

3. 冠心病案

张某，男，68岁。心前区闷痛3天。患者查心电图示：窦性心动过缓及心律不齐，偶发室性期前收缩。因用西药治疗效果不显，请中医会诊。刻下：患者面色㿠白，精神不振，心前区闷痛，肢冷，心慌，气短，舌质淡红，舌苔薄白，脉沉迟结。中医诊断：胸痹。证属心气不足，心阳不振。方药：保元汤加减（人参、黄芪、肉桂、炙甘草）治疗，以益心气，温心阳，通胸痹。二诊：心率：40次/分，遂改用主治少阴虚寒之麻黄附子甘草汤加减。方药：麻黄10g，制附片15g（先煎），炙甘草10g，人参9g，黄芪21g。1剂后症状明显好转，8剂后心率恢复至87次/分，心律已规整。

麻黄升麻汤

麻黄升麻汤 PPT

【原文】

伤寒六七日，大下后，寸脉沉而迟，手足厥逆，下部脉不至，喉咽不利，唾脓血，泄利不止者，为难治。麻黄升麻汤主之。（《伤寒论》第357条）

麻黄二两半（去节，甘温），升麻一两一分（甘平），当归一两一分（辛温），知母（苦寒）、黄芩（苦寒）、葳蕤（甘平）各十八铢，石膏（碎，绵裹，甘寒）、白术（甘温）、干姜（辛热）、芍药（酸平）、天门冬（去心，甘平）、桂枝（辛热）、茯苓（甘平）、甘草（炙，甘平）各六铢。

上十四味，以水一斗，先煮麻黄一两沸，去上沫，内诸药，煮取三升，去滓，分温三服，相去如炊三斗米顷，令尽汗出，愈。

【方歌】

两半麻升一两归，六铢苓术芍冬依，膏姜桂草同分两，十八铢兮芩母葳。

【辨证要点】

证：厥阴寒热错杂证。

病机：阳气内郁，肺热脾寒。

证候：咽喉不利，唾脓血，泄利不止，手足厥逆，寸脉沉迟，下部不至。

【现代应用】

1. 呼吸系统疾病，如慢性支气管炎反复感染、支气管扩张、支气管肺炎等。

2. 其他疾病，如银屑病、慢性肠炎、自主神经功能紊乱、结核性腹膜炎等各种疾患。

【经验采撷】

1. 常用加减

寒重阳郁者，重用麻黄、桂枝；热甚毒重者，增升麻、石膏、黄芩；脾阳虚、湿浊盛者，倍茯苓、白术、干姜；气血不足，抗病乏力，抵抗力低下者，以当归、白芍、萎蕤、天门冬、茯苓、白术为主，如此据证加减，随症治之。

2. 本方用药特点

其一，药味多。集宣、散、清、温、补、泻之品于一方，以适应复杂之病情；其二，剂量小而重点突出。其中麻黄用量最大，为二两半，以寓宣散为主之义，余药量小，又利于发散阳郁而防伤阴液之弊。

【典型病案】

1. 上呼吸道感染案

康某，女，35岁。反复咳嗽咯痰，伴后背酸痛10天。患者10天前因气候骤变出现咳嗽，自服止咳药物无明显疗效，症状逐渐加重，并出现后背部疼痛。咳嗽，痰多色黄，后背尤其是项背部酸痛，两颧潮红，纳差，口淡，双手双足时觉麻木，寐差多梦，夜尿多且带泡沫，舌红苔白滑，脉沉细。胸部X线未发现明显异常。既往有2型糖尿病病史5年，一直口服盐酸二甲双胍片治疗，血糖控制尚可。诊为咳嗽，寒热错杂，治拟清泄里热并解表散寒，药用：生石膏30g，玉竹15g，天冬15g，升麻10g，当归10g，白芍10g，知母10g，黄芩10g，桂枝10g，白术10g，干姜10g，炙麻黄6g，炙甘草6g。5剂，每天1剂，水煎服。服药后咳嗽明显好转，痰少，项背部已无酸痛，夜尿次数减少，手足麻木感明显减轻。

2. 银屑病案

徐某，女，30岁。全身皮疹伴瘙痒1年。全身点、片状散布粟粒至黄豆大小丘疹，疹色鲜红，下肢为重，痒甚。月经2次/月，量大淋漓不止，平素汗少，乏力口干，下肢恶寒，寐浅易醒，舌体胖，苔偏干，脉滑。诊为白疕湿热证，又有中下焦寒象。治拟清热化湿为主，辅以温中散寒。药用：生麻黄10g，升麻20g，当归30g，赤芍12g，白芍12g，干姜8g，桂枝10g，玉竹15g，苍术10g，白术10g，知母10g，生石膏20g，生鸡内金8g，生山楂8g，黄芩10g，茯苓

20g，生甘草 6g，天冬 15g。7 剂，水煎服。服药后疹减明显，恶寒好转，续用此方月余而愈，月经亦恢复正常，后无复发。

3. 植物性神经功能紊乱案

柳某，女，59 岁。感觉紊乱 8 年余。患者经常腰以上热，腰以下冷，手热足冷，酷夏仍着毛裤厚袜，严寒不欲穿棉上衣，头眩耳鸣，面烘热多汗，短气心悸，夜寐不安，口干少津，伴口疮糜烂，舌根部麻辣感，脉寸关弦滑，尺脉沉细而弱，舌质嫩红尖赤，中有脱苔。初予知柏地黄汤加肉桂 3 剂，上焦烦热更甚，余症有增无减，增大便溏泻，日 2~3 行，胃中痞满，不思饮食，脉舌同前。辨证为阴虚伴有湿热，治拟清热化湿滋阴。药用：炙麻黄 3g，干姜 3g，升麻 15g，桂枝 15g，白芍 15g，知母 15g，党参 15g，茯苓 15g，白术 15g，玉竹15 克，姜半夏 10g，黄芩 10g，当归 10g，甘草 7.5g。水煎服，3 剂。复诊：药后泻止胃开，痞满已除，面烘烦热、汗出口干、手热足寒、口腔糜烂、舌根麻辣等症均减，舌上有微薄苔生长，脉弦小数。药用：原方去半夏、黄芩，加黄芪 15g，百合 15g，续服 6 剂。剥脱苔消失，舌红润，苔白薄，脉转弱滑，诸症痊愈。

4. 小儿支气管肺炎案

马某，男，10 月。咳嗽伴间断发热 10 天，喘息 1 周，腹泻 5 天。患儿初起咳嗽，伴发热流清涕少汗，治疗 3 天仍发热，咳嗽加重伴喘息，胸片示支气管肺炎，治疗 2 天后热退，出现腹泻，大便 4~5 次/日，4 天后再次发热，每日 2 次热峰（39℃）。现仍咳嗽喘息，无汗，大便黄色糊水样，4~5 次/日，舌尖红，苔黄腻。双肺呼吸音粗，可闻及较多中细湿啰音，少量喘鸣音。诊为喘病，上焦热象，下焦寒象。治拟清上焦热，兼以温中散寒。药用：麻黄 6g，桂枝 6g，干姜5g，升麻 6g，炙甘草 3g，生石膏 15g，知母 5g，黄芩 5g，炒白术 6g，茯苓 10g，麦冬 5g，玉竹 5g，白芍 5g，当归 5g，砂仁 3g。1 剂，分 2 日服。复诊：服药第二日热退，大便次数 2 次/日，咳嗽减少，双肺部湿啰音明显减少。舌淡红，腻苔变薄。药用：原方 1 剂，分 2 日服，每日 2 次，开水冲服。三诊：服药后体温正常，咳嗽减轻，晨起稍喘息，肺部可及少量湿啰音，舌淡红，苔白。上方去黄芩，知母，干姜改为 3g，加人参 5g，服后痊愈。

麻黄细辛附子汤 PPT

麻黄细辛附子汤

麻黄细辛附子汤视频

【原文】

少阴病，始得之，反发热，脉沉者，麻黄细辛附子汤主之。（《伤寒论》第301 条）

麻黄二两（去节），细辛二两，附子一枚（炮，去皮，破八片）。

上三味，以水一斗，先煮麻黄，减二升，去上沫，内诸药，煮取三升，去滓，温服一升，日三服。

【方歌】

麻黄二两细辛同，附子一枚力最雄，始得少阴反发热，脉沉的证奏奇功。

【辨证要点】

证：少阴阳虚兼太阳表寒证。

病机：少阴阳虚，风寒束表。

证候：发热恶风寒，无汗，头身痛，精神困顿，神疲乏力，四肢不温，舌淡苔薄白，脉沉。

【现代应用】

1. 呼吸系统疾病，如上呼吸道感染、支气管哮喘、肺炎、急性呼吸窘迫综合征、慢性阻塞性肺病、肺气肿等。

2. 循环系统疾病，如心动过缓、缓慢性心律失常、房室传导阻滞、病态窦房结综合征、冠心病、克山病、风心病、肺心病、心肌炎、高血压、低血压等。

3. 泌尿系统疾病，如肾病综合征、急慢性肾炎、慢性肾衰竭、糖尿病肾病及遗尿、尿潴留等。

4. 神经系统疾病，如血管神经性头痛、偏头痛、三叉神经痛、面神经麻痹等。

5. 皮肤病，如荨麻疹、皮肤瘙痒症、湿疹、疱疹。

6. 妇科疾病，如子宫腺肌病、痛经、月经不调、多囊卵巢综合征、卵巢囊肿。

7. 五官科疾病，如过敏性鼻炎、急慢性咽炎、扁桃体炎、喉炎、突发性耳聋。

8. 其他，如风湿性、类风湿性关节炎、血管闭塞性脉管炎、重症肌无力、肋间神经痛、坐骨神经痛、骨质增生等。

【经验采撷】

1. 治疗心动过缓或缓慢性心律失常，气虚为主者，加黄芪、人参、桂枝、甘草；阳虚甚者，合四逆汤；气阴两虚者，合生脉散；气血阴阳俱虚者，合炙甘草汤。

2. 治疗慢性支气管炎，咳甚者，加紫菀、款冬花、杏仁；咳嗽痰多，加半夏、陈皮、茯苓、川贝母、杏仁；喘促者，合小青龙汤或加桂枝、干姜、半夏、杏仁、苏子、五味子。治疗肾病水肿，常合五苓散或真武汤。

3. 治疗阳虚头痛，加羌活、白芷、藁本、蔓荆子、川芎；鼻窦炎，鼻塞流清涕、喷嚏，加苍耳子、辛夷花、白芷、葱白。

4. 寒湿痹阻肢体关节而见关节疼痛者，可合当归四逆汤或加木瓜、牛膝、独活。

5. 治疗多囊卵巢综合征，可合桂枝茯苓丸。

【典型病案】

1. 冠心病案

唐某，男，56岁。胸痛、胸闷、心悸3年。曾因后壁心肌梗死及室性心动过速2次住院治疗。近月来，胸痛、胸闷较前加重，晚上常因胸闷憋醒，舌胖边有齿印，脉沉细而迟（50次/分）。证属心肾阳虚，胸阳痹阻。拟峻温心肾，宣通胸阳。方用麻黄细辛附子汤加味：麻黄5g，制附片15g（先煎），细辛3g，党参30g，炙甘草、薤白各15g，瓜蒌15g。连服此方30余剂，精神好，胸闷、心悸、胸痛已除，心率70次/分，律齐，恢复正常生活。

2. 病态窦房结综合征案

王某，男，63岁。心悸胸闷2月余。2月余前出现心悸、胸闷气急，曾在洗澡后晕厥1次，时间约1分钟，休息后自行好转，至当地医院就诊，心电图提示：窦性心动过缓，医生予宁心宝胶囊对症治疗。两周后上症缓解不明显。复查动态心电图提示：平均心率51次/分，最大心率63次/分，最小心率40次/分。大于1.8秒的停搏2个。室上性早搏127个。诊断为病态窦房结综合征，建议行心脏起搏器置入术，患者因恐惧拒绝手术，而求中医治疗。刻下：时有胸闷、心悸不适，伴有头昏，无明显汗出，稍感畏寒乏力，面色㿠白，腰酸怕冷明显，睡眠尚可，胃纳一般，大便偏稀尚成形，小便调。舌质淡白，苔薄白边有齿痕，脉沉迟无力。诊断为心悸，辨证为太少两感、心阳亏虚证。处方：麻黄、制附片（先煎）各5g，细辛、全蝎各3g，鹿角胶9g，地龙、桂枝、淫羊藿、炒土鳖虫各10g。7剂。二诊：心悸较前缓解，无明显胸闷、头昏，腰部怕冷不明显，胃纳欠佳，夜寐可，舌质淡红，苔薄白水滑，脉沉弦。上方改制附片10g（先煎），加焦麦芽、焦山楂、焦神曲各15g，茯苓30g，炒白术10g。7剂。三诊：患者心悸等不适症状已不明显，舌淡红苔薄白，齿痕尚存，脉沉弦较前有力。继续前方治疗，嘱患者适量运动，勿过劳。

3. 房室传导阻滞案

李某，男，62岁。胸闷心悸，疲劳乏力，恶风寒，畏寒肢冷一年余。现症见：胸闷心悸，全身乏力，下肢尤甚，怕冷明显，面色苍白，口干喜热饮，偶有心情烦躁，纳眠一般，大便略稀，小便可，舌淡红，苔白，脉沉迟弱。心电图示：Ⅲ度房室传导阻滞；交界性逸搏心律；房室分离，心律42次/分。自述最低心律为32次/分。辨证：少阴阳虚。方药：制附片12g（先煎），麻黄9g，细辛3g，桂枝30g，白芍15g，西洋参15g，生黄芪45g，麦冬15g，五味子9g，川芎15g，生甘草15g。水煎服，每日1剂，共7剂。二诊：服药后症状好转，但近几日因劳累有所反复，上方加水蛭6g，生地黄15g。继服14剂。三诊：胸闷、乏力明显好转，今日出现大便黏滞不易排出症状，查心电图示：Ⅱ度Ⅱ型房室传导阻滞；ST-T段改变；心律53次/分。上方加槟榔15g，继服30剂。

4. 慢性阻塞性肺疾病伴急性加重案

李某，男，68岁。反复咳嗽咯痰12余年，气喘5年余，复发并加重1周。12年前因受凉感冒后反复出现咳嗽、咯少量白泡痰，5年前出现活动后气喘，并逐渐加重。1周前因受凉病情再发加重，自服"头孢氨苄胶囊、沐舒坦片"后无明显好转，遂来诊。刻下：咳嗽，咯中等量白稀夹稠痰，易咯出，咽痒，气喘，中度活动后加重，胸闷气短，口干欲饮热水，畏寒怕冷，四末欠温，纳可，眠差，大便稍干，夜尿多，舌淡暗胖大，苔白稍腻，舌下络脉迂曲，脉弦细尺沉。听诊双下肺可闻及少许湿啰音。西医诊断：慢性阻塞性肺疾病伴急性加重。中医诊断：肺胀（肺肾阳虚，寒饮伏肺）。治则：益气温阳，散寒化饮。方药：麻辛附二陈汤加减。方药：附子颗粒同煎9包（27g），麻黄10g，细辛3g，法半夏15g，陈皮10g，茯苓20g，杏仁10g，干姜20g，五味子10g，生艾叶10g，生龙牡各20g（先下），紫石英20g（先下），炙甘草10g，3剂。二诊：患者诉咳喘较前有所减轻，大便干，继以前方加减，去五味子，加肉苁蓉20g，全瓜蒌20g，厚朴10g。服药5剂，咳喘明显减轻，畏寒怕冷症状较前明显改善，大便通畅。后患者常来门诊调理，病情平稳。

5. 高血压病案

吴某，男，47岁。眩晕2年余，曾服天麻片、六味地黄丸等药治疗罔效。诊见精神萎靡，每至傍晚时畏寒肢冷，头痛，失眠，眩晕尤甚，注意力不集中，记忆力减退，大便时溏，夜尿反多。舌淡苔薄白，脉沉细。中医诊为眩晕，证属少阴阳虚兼外寒证。治宜内扶少阴之阳，外散肌表头目之寒。方用麻黄细辛附子汤加味。处方：麻黄、白术各6g，细辛3g，制附片（先煎）、山茱萸各10g。3剂，水煎服。药后肢变暖，精神振，纳食增，BP 150/105mmHg。守原方继进3剂，症状消失，血压恢复正常。后以苓桂术甘汤加减调治1周而愈。随访半年，血压正常，眩晕尽除。

6. 糖尿病肾病案

胡某，女，67岁。糖尿病20余年，全身浮肿2年，心烦失眠半月。血生化检查：空腹血糖7.2mmol/L；糖化血红蛋白7.0%；甘油三酯4.5mmol/L；总胆固醇5.2mmol/L；尿素氮8.5mmol/L，血肌酐256μmol/L。刻下患者心烦，失眠（近5天来每天睡眠不足1小时），伴乏力纳差，腹部胀满，大便干，双下肢浮肿，面色晦暗虚浮，舌质淡白、苔白厚。先予以栀子厚朴汤、半夏秫米汤合方加减，3剂。服药2剂后，患者来诊诉心烦失眠加重，彻夜不眠，心情极度烦躁，水肿亦加重。综合分析，应属脾肾虚寒、水湿泛滥、虚阳上越、上扰心神所致，改为麻黄附子细辛汤合真武汤加减：生麻黄10g，熟附片30g（先煎），炒白术20g，云茯苓30g，泽泻30g，辽细辛10g，干姜10g，肉苁蓉15g，大黄10g（后下），甘草10g。1剂。翌日来诊，服药后二便通畅，昨晚睡眠4小时，今晨精神好转。上方加车前子30g，1剂。第3天再诊，腹部柔软，食欲增加，双下肢水肿明显减轻，夜间可安睡 6 个小时，顿觉清爽。守方加减 30 余剂，复查尿素氮 6.5mmol/L，血肌酐 120μmol/L，效果尚属满意。

7. 血管性头痛案

马某，女，66 岁。反复发作性头痛 3 年余。曾因"血管性头痛"多次住院治疗，效果不佳。刻诊：头痛，时发时止，头顶部为著，伴头部冰冷感，全身畏寒怕冷，天虽大热，仍以头巾裹头，不裹头巾则头痛易发或加重，痛苦万分，无头晕，舌淡苔白，脉沉细。查体：心率 75 次/分，血压 125/75mmHg，神经系统检查未见异常，头颅 CT 扫描未见异常。诊断：头痛（阳虚寒凝型）。治以温阳散寒，药用麻黄附子细辛汤加味：炙麻黄 10g，制附片 10g（先煎），细辛 6g，羌活 10g，白芷 10g，藁本 10g，蔓荆子 10g，川芎 10g，甘草 6g。水煎服，1 剂/日。4 天后复诊，头痛大减。原方再服 6 剂，头痛消失，头部冰冷感缓解。半月后已不裹头巾，不怕冷。继服金匮肾气丸善其后，随访 1 年无复发。

8. 突发性耳聋案

李某，男，54 岁。突发左耳耳鸣伴听力下降 4 天。入院刻诊：神清，精神可，左耳耳鸣，左耳听力下降，纳眠可，二便调，舌暗苔白厚，脉沉。患者平素工作较劳累，既往有高尿酸血症史。外院查听力测试：双耳鼓室图"A"型，双侧镫骨肌反射引出，考虑神经性耳聋。中医诊断：耳聋（阳虚外感）；西医诊断：突发性耳聋。予活血化瘀中药及通窍活血汤加减，病情无明显改善。考虑患者急性起病，耳为肾之窍，结合脉象，为邪入少阴所致。予麻黄附子细辛汤加减治疗。处方：麻黄、制附片（先煎）、细辛、干姜、炙甘草各 15g。每天 1 剂，水煎，分 2 次服。服至第 2 剂患者自觉听力开始逐渐恢复。守原方服 14 剂，患者左耳听力基本恢复正常，但耳鸣无明显改善出院。

9. 过敏性鼻炎案

焦某，女，56 岁。反复鼻流清涕、喷嚏 1 月，经西医反复治疗时好时坏，遂来我处就诊。诊见：鼻流清涕，喷嚏连连，时有鼻塞、鼻痒，该病四诊合参当属鼻鼽范畴，辨证当属太少合病。处方：麻黄 6g，制附片 6g（先煎），细辛 6g，苍耳子 10g，辛夷 6g，白芷 6g，砂仁 6g，炙甘草 6g，3 剂。药后患者症状明显减轻。效不更方，原方续服 10 剂，患者症状消失。

麻黄连翘
赤小豆汤 PPT

麻黄连翘赤小豆汤

【原文】

伤寒，瘀热在里，身必黄，麻黄连翘赤小豆汤主之。（《伤寒论》第 262 条）

麻黄二两（去节），连翘根二两，杏仁四十个（去皮尖），赤小豆一升，大枣十二枚（擘），生梓白皮一升（切），生姜二两（切），甘草二两（炙）。

上八味，以潦水一斗，先煮麻黄再沸，去上沫，内诸药，煮取三升，去滓，

麻黄连翘
赤小豆汤视频

分温三服，半日服尽。

【方歌】

黄病姜翘二两麻，一升赤豆梓皮夸，枣须十二能通窍，四十杏仁甘草嘉。

【辨证要点】

证：阳明湿热身黄兼表证。

病机：太阳伤寒卫闭营郁，阳明湿热瘀滞而熏蒸肝胆。

辨证要点：发热恶寒，无汗身痒，身目发黄，舌苔黄腻，脉浮数或濡数。

【现代应用】

1. 皮肤疾病，如湿疹、银屑病、接触性皮炎、药疹、痤疮、黄褐斑、扁平苔藓、多型红斑、荨麻疹、过敏性紫癜、皮肤瘙痒症、异位性皮炎、水痘、带状疱疹、丹毒等。

2. 呼吸系统疾病，如肺炎、支气管炎、肺心病、咳嗽、哮喘、胸膜炎等。

3. 泌尿系统疾病，如 IgA 肾病、肾小球肾炎、肾病综合征等。

4. 周围血管疾病，如血栓性浅静脉炎、下肢深静脉血栓形成、皮肤变应性结节性血管炎、上腔静脉阻塞综合征、血栓闭塞性脉管炎等。

5. 消化系统疾病，如急性黄疸型肝炎、乙型肝炎等。

6. 其他，如鼻炎、咽炎、中耳炎、口腔溃疡等。

【经验采撷】

1. 常用加减

风湿偏重者，可加葛根、防己；寒重头痛者，可加葛根、桂枝；湿热较重者，可加茵陈、薏苡仁、黄芩；身痒甚者，可加防风、白鲜皮、蝉蜕。

2. 使用注意

伤寒无里热证者不宜用。

【典型病案】

1. 湿疹案

匡某，男，26 岁。反复四肢起红疹，伴瘙痒 3 年余。3 年前，四肢皮肤起红色皮疹，自觉奇痒，搔抓后流水结痂，后逐渐加重，多方治疗未愈。刻下症见：四肢曲侧突发浸润性红斑，界限清楚，表面糜烂有渗液，皮损上附着细薄鳞屑，舌淡，苔白腻，脉沉弦。中医诊断为湿疮，治当清热利湿、祛风止痒。方以麻黄连翘赤小豆汤加减。药用：麻黄 6g，连翘 10g，徐长卿 12g，防风 9g，蝉蜕 10g，猪苓 10g，泽泻 10g，地肤子 12g，乌梢蛇 10g，黄柏 10g，甘草 3g。6 剂，水煎服，每日 1 剂。复诊，糜烂面平坦，渗液止，瘙痒减轻，守方加减服药 30 剂，基本治愈。

2. 小儿上呼吸道感染案

王某，女，6 岁。发热 2 天。2 天前因受凉后出现发热，腋温 39℃。刻下症见：略恶寒，无汗，鼻塞喷嚏，头晕，精神不佳，食欲差，渴喜饮。扁桃体不肿，咽壁略红，小便气味重，大便干结偏黑。舌质红尖边甚，苔薄白，脉浮数。西医诊断：上呼吸道感染；中医诊断：感冒。治以祛风透湿，散寒解表。拟麻黄连翘赤小豆汤加减，处方：生麻黄 4g，连翘 6g，赤小豆 8g，杏仁 6g，藿香 6g（后下），荆芥 6g（后下），白蔻仁 4g（后下），茯苓 8g，金银花 6g，槟榔 3g，枳壳 4g，莱菔子 6g。3 剂，水煎服，每日 1 剂。两天后电话回告，服上方 1 剂后，全身汗出而热退至 37.5℃；服第 2 剂后，持续全身微汗出，而体温降至 36.8℃，且食欲差、精神不佳、头晕等诸症已除。嘱病中即止，停用第 3 剂药。

3.IgA 肾病案

杜某，男，30 岁。患者 IgA 肾病确诊 6 年，长期蛋白尿（24h 尿蛋白＜1.0g），血尿，偶见晨起眼睑水肿。间断性服用肾炎康复片。近日上呼吸道感染后泡沫尿增多，伴疲劳，眼睑浮肿，查 24 小时尿蛋白 1.53g。刻下症见：咳嗽，咯少量黄色痰，咽痛，自觉晨起眼睑水肿，午后缓解。舌红苔薄白，脉弦滑。中医诊断为风水，治以宣肺清热，利湿消肿。方以麻黄连翘赤小豆汤合三拗汤加减，处方：炙麻黄 15g，杏仁 12g，生甘草 3g，姜半夏 12g，陈皮 9g，茯苓 15g，紫菀 12g，款冬花 12g，牛蒡子 9g，连翘 9g，赤小豆 18g，生谷芽 15g。7 剂，水煎服，每日 1 剂。此后 1 月适当调整用药，无不适。尿常规检查示：尿蛋白（-），红细胞（3~5）个 /HP。继以原方出入。此后，患者长期以本方调理至今，病情稳定，24 小时尿蛋白定量正常。

第三章　姜附汤类方

四逆汤 PPT

四逆汤视频

四逆汤

【原文】

伤寒，医下之，续得下利，清谷不止，身疼痛者，急当救里；后身疼痛，清便自调者，急当救表。救里宜四逆汤；救表宜桂枝汤。（《伤寒论》第 91 条）

脉浮而迟，表热里寒，下利清谷者，四逆汤主之。（《伤寒论》第 225 条）

少阴病，脉沉者，急温之，宜四逆汤。（《伤寒论》第 323 条）

大汗出，热不去，内拘急，四肢疼，又下利厥逆而恶寒者，四逆汤主之。（《伤寒论》第 353 条）

大汗，若大下利，而厥冷者，四逆汤主之。（《伤寒论》第 354 条）

下利腹胀满，身体疼痛者，先温其里，乃攻其表。温里宜四逆汤，攻表宜桂枝汤。（《伤寒论》第 372 条）

甘草二两（炙），干姜一两半，附子一枚（生用，去皮，破八片）。

上三味，以水三升，煮取一升二合，去滓。分温再服。强人可大附子一枚，干姜三两。

【方歌】

生附一枚两半姜，草须二两少阴方，建功姜附如良将，将将从容藉草匡。

【辨证要点】

证：阳衰阴盛证。

病机：肾阳虚衰，阴寒内盛。

证候：四肢厥逆，恶寒身踡，下利清谷，小便清长，脉沉微细，但欲寐。

【现代应用】

1.抢救各种休克等危急重症，如心源性休克、感染性休克、急性胃肠炎吐泻脱水休克等。

2.循环系统疾病，如冠心病心绞痛、心肌梗死、心力衰竭、心律失常、风湿性心脏病、病态窦房结综合征、低血压、高血压等。

3.呼吸系统疾病，如肺气肿、肺心病、支气管哮喘等。

4.消化系统疾病，如溃疡性结肠炎、急慢性胃肠炎、胃下垂、功能性便秘等。

5.血管性疾病，如雷诺氏病、肢端青紫症、血栓性静脉炎、血栓闭塞性脉管炎、动脉粥样硬化、缺血性脑血管病、血管性头痛等。

6.内分泌系统疾病，如垂体疾病、甲状腺及肾上腺皮质功能低下等。

7.泌尿系统疾病，如尿毒症、肾病综合征等。

8.妇科疾病，如痛经、月经后期、闭经、经间期出血等。

9.其他疾病，如各种癌症、放化疗所致的白细胞减少症、贫血等。

【经验采撷】

1.在救治心肌梗死、心力衰竭、休克时多加人参，或与参附汤合用；伴有气阴两虚者，可合用生脉散；血瘀明显者，加三七、泽兰等；兼水饮者，加葶苈子、益母草、泽泻等。

2.治疗慢性肾炎水肿时多合五苓散或真武汤化裁；治疗便秘，可加厚朴、薤白、枳壳等；治疗腹泻，既可内服亦可保留灌肠；治疗顽固性腹泻，可合用四神丸。

3.治疗阳虚型高血压：气虚甚者，加用党参、白术等；虚阳浮越者，加龙骨、牡蛎、磁石等；血虚者，加熟地黄；血瘀者，加当归、赤芍、红花等；痰湿壅盛者，加陈皮、厚朴、茯苓等。

4.治疗雷诺氏病可合桂枝汤；治疗痛经，可加延胡索、五灵脂、蒲黄、小茴香、乌药、乳香、没药等。

【典型病案】

1.肺性脑病案

王某，女，46岁。患慢性支气管炎、肺气肿、肺源性心脏病6年余，1周前感冒后诱发肺部感染合并呼吸衰竭，遂紧急入院抢救。经西医常规处理并行气管切开术治疗4天，病不缓解，渐次陷入昏迷，合并肺性脑病，邀笔者会诊。刻诊：意识不清，痰鸣辘辘，阵发抽搐，四肢湿冷，舌红苔白腻，脉结代。此痰热壅肺、阳气散越之证，急予四逆汤合葶苈大枣泻肺汤治之。药用：熟附片（先煎30分钟）、干姜各15g，甘草10g，炒葶苈子15g（包煎），大枣6枚。1剂，煎汤胃管灌服，每4小时1次，每次120mL。次日二诊，诸症同前，昨夜腹泻1次，为黄色稀水便。上方加炒小米30g（包煎），继予2剂。三诊：痰鸣减轻，抽搐停止，压其眼眶略有知觉。效不更方，上方继予3剂。四诊：患者意识好转呈昏睡状态，仍有痰鸣，四肢转暖，脉细数；昨日已停掉呼吸机，改用鼻导管吸氧，但血钾偏低。上方去掉甘草，继予 3 剂。五诊：患者意识清醒，胃管拔除，脱离危险。因患者不愿继续服用中药，遂予停服。电话随访，患者已痊愈出院。

2. 冠状动脉介入后心绞痛案

王某，男，69 岁。发作性胸闷 6 月，加重 1 月余。患者于 6 个月前觉胸闷、胸痛，活动后发作，休息后胸闷缓解。3 个月前在某医院植入冠状动脉支架 2 个，1 月前症状复发，活动后胸闷气急，咽喉部有堵塞感，常规应用抗血小板聚集、抗凝、扩冠、降血脂等药物后效果不佳，要求中药治疗。现气短，活动后胸骨后紧缩感，心前区不适，咽喉部有堵塞感，尤其饭后活动胸闷易发作，饮食正常，睡眠差，舌质淡苔白，脉沉细。辨证属心阳不振。治宜温阳通脉。处方：制附片 9g（先煎），干姜 15g，甘草 6g，桂枝 15g，细辛 3g，白芍 12g，紫苏梗 10g。日 1 剂，水煎早晚 2 次服。5 剂后症状减轻，仍感腹胀，大便干结，上方加莱菔子 15g，白术 30g，槟榔 10g，继服 10 余剂后胸闷气急等症状消失。

3. 顽固性心力衰竭案

孙某，男，75 岁。间断喘促、水肿 5 年，加重 2 月。患者原有Ⅲ度房室传导阻滞，于 6 年前植入永久性心脏起搏器，5 年前又出现气短喘促，活动后加重，下肢水肿，反复住院治疗。近 2 月症状加重，应用利尿剂、血管扩张药、血管紧张素转换酶抑制剂等效果不佳。现喘促不能平卧，四肢欠温，双下肢重度凹陷性水肿，按之如泥，舌质紫暗，苔少，脉沉细。辨证属心肾阳虚，水饮内盛。治宜温阳利水。处方：制附片 12g（先煎），干姜 30g，甘草 6g，白术 10g，茯苓 30g，泽泻 30g，肉桂 10g，黄芪 50g。日 1 剂，水煎分早晚温服。服 7 剂后，胸闷、心慌好转，继服 10 剂胸闷、水肿消失。

4. 呕吐并口腔溃疡案

康某，男，70 岁。呕吐并口腔溃疡 3 天。患者因多发性胆囊结石并急性胆囊炎感染性休克，住院治疗好转。3 天前出现呕吐频作，口唇溃疡疼痛，经五官科会诊，予呋喃西林湿敷，口服多种维生素及静脉滴注利巴韦林等治疗，呕吐、口唇溃疡加重，邀中医会诊。诊见：口吐涎水，口唇溃烂肿大，少气懒言，肢冷蜷卧，小便清利，身微热，天气炎热仍着厚衣，下肢浮肿，舌淡胖苔白滑，脉细弱。证属阳虚阴盛，阴阳格拒。治宜温中回阳。拟四逆汤加减。处方：制附片 15g（先煎），干姜 10g，党参 20g，白术、黄柏各 9g，炙甘草 12g。4 剂，水煎服。4 天后复诊：呕吐止，口唇溃疡已愈合，欲食，肢温，下肢浮肿消退，小便正常，舌淡红苔薄白，脉细缓。易理中汤加味善后。

5. 咽炎案

王某，女，51 岁。咽痛 10 天。患者素体阳虚，近 10 天咽喉疼痛，曾求诊于某医院耳鼻咽喉科，诊断为咽炎。曾用银翘及玄麦甘桔汤 6 剂未验，故来我校中医科门诊。患者语声低弱，手指冰凉，喜近火炉取暖，舌质淡白，苔薄白，脉沉细。咽部没有充血肿胀，扁桃体不肿大，口中多津液。辨证属阳虚寒盛。治以四逆汤加桔梗。制附片 6g（先煎），干姜 3g，炙甘草 10g，桔梗 10g，每日 1 剂，水煎，分 3 次温服。患者服药 2 剂见效，咽痛减轻。效不更方，续服原方 2 剂，咽痛消除。

6. 神经官能症案

李某，女，54 岁。齿寒半年。自觉牙齿发凉半年，近来逐渐加重，伴头昏、耳鸣，背部、手脚发凉，纳差，便溏。西医诊断为神经官能症，迭用谷维素、维生素 B1、神调 1 号等西药治疗病情不减。又转某中医诊为阳气不足以摄阴，方用桂枝加龙骨牡蛎汤加味数剂，病情仍然不减。症见：面色㿠白，舌质淡，舌体胖嫩有齿痕，脉沉迟。证属肾阳虚，治宜温补肾阳。方药：制附片（先煎）、胡桃肉各 15g，干姜 6g，甘草 3g，补骨脂、杜仲各 9g，水煎内服。服药 2 剂，症状减轻，药已中病，宗原方继服 5 剂，牙齿冷感消失，诸症均瘥。

7. 更年期焦虑症案

庚某，女性，50 岁。心悸，心烦，头晕头痛，易紧张，胸闷憋气，腰、膝、背痛 10 年，加重伴胃脘不适、食少纳呆 2 月。1999 年初，因子宫肌瘤行子宫切除术，不过 1 年又因左乳腺增生，行乳腺切除术。此后经常心悸、心烦、头晕头痛，伴潮热汗出，膝关节疼痛，夜寐差，大便干结，心烦易怒，皮肤瘙痒，先后就诊于消化科、神经内科、心内科、皮肤科等进行多项检查，曾诊断为：神经症、失眠、神经衰弱、更年期综合征。服用中西药物不计其数，自认为已不可救药。现症：心悸，急躁易怒，易紧张，胸闷憋气，腰、膝、背痛，胃脘不适，食欲不振，膝关节疼痛，欲寐不能，大便干结，潮热汗出，心烦易怒，皮肤瘙痒，舌红苔薄黄乏津，脉弦中沉取细弱无力。中医诊断：郁证（少阴伏寒，肝肾阴虚）。西医诊断：更年期焦虑症。治则：温肾阳，安心神。方药：四逆汤合甘麦大枣汤化裁：制附片 15g（先煎），干姜 5g，炙甘草 15g，大枣 15g，浮小麦 30g，补骨脂 15g，淫羊藿 15g，菟丝子 15g，日 1 剂，水煎服。复诊：患者述服药 1 剂后睡眠好转，精神改善，5 剂药后，病好了一半。效不更方，原方继服。三诊：所苦若失，脉和缓，故改四逆汤为四君子汤，继服 5 剂。

8. 痤疮案

苏某，女，25 岁。面部反复痤疮发作 10 余年。于小学阶段开始出现面部痤疮，未系统诊治，大学时曾服用过中药治疗，面部痤疮时有反复。症见面部持续痤疮，无瘙痒及渗出，工作劳累后或月经前加重。从高中一年级开始出现痛经，疼痛随年龄逐渐加重至无法正常工作、学习，月经色略暗并伴有血块，食纳可，夜寐安，二便调，舌质淡，薄白苔，双手脉沉取不过尺，中取左侧不过关，停于关前，轻取双侧寸脉略有。辨证属寒邪内阻、隔阳于外，治宜温通经脉、收敛浮火。处方四逆汤：制附片 30g（先煎），干姜 40g，炙甘草 50g，每天 1 剂，3 味药同煎煮开 60 分钟以上后分 2 次服用。服用 2 周后痤疮逐渐减少，但劳累后或月经前仍有反复，行经腹痛逐步减轻。服药至 8 周面部痤疮较前改善明显，痛经程度亦大幅减轻。

9. 睡眠障碍案

孙某，女，55岁。失眠20余年，加重2年。近两年来失眠明显加重，屡服中西药乏效，痛苦不堪。刻诊：每晚仅能入睡3~4小时，入睡容易，可稍睡即醒，然则入寐困难，头昏，急躁，汗多，腰腿酸软乏力，手足不温，小便色白，大便干结，舌淡苔滑，脉沉弱（尺、寸明显，关部略弦）。辨为阴寒内盛，神不守舍。治宜温补心肾，引阳入阴。予四逆汤加味：制附片15g（先煎），干姜10g，炙甘草15g，生龙骨20g，牡蛎20g，党参20g，黄连5g，茯苓10g。6剂，每天1剂，每日分3服。二诊：睡眠好转，烦躁、汗出改善，大便通畅，脉较前有力，复以前方12剂。三诊：睡眠达6小时左右，烦躁消失，头脑清醒，手足温和，自觉眼睛干涩，又以前方加入白芍15g，菊花10g，石决明12g，菟丝子10g，沙苑子10g，6剂。之后，又服用前方20剂以资巩固疗效。后陪同邻居前来就诊，说其失眠未再出现，睡后头脑清醒，其他一切尚好。

四逆加人参汤

四逆加人参汤 PPT

【原文】

恶寒脉微而复利，利止亡血也，四逆加人参汤主之。（《伤寒论》第385条）

甘草二两（炙），附子一枚（生，去皮，破八片），干姜一两半，人参一两。

上四味，以水三升，煮取一升二合，去滓。分温再服。

【方歌】

四逆原方主救阳，加参一两救阴方，利虽已止知亡血，须取中焦变化乡。

【辨证要点】

证：霍乱亡阳脱液证。

病机：吐利过重，阳气衰亡，阴液耗竭。

证候：剧烈吐下后下利停止，精神衰惫，四肢厥逆，恶寒，脉微欲绝。

【现代应用】

1. 抢救各种原因引起的休克，如剧烈呕吐、腹泻引起的脱水休克、心源性休克、感染性休克、创伤性休克、失血性休克等危急重症。

2. 循环系统疾病，如心力衰竭、冠心病心肌缺血、风湿性心脏病、肺源性心脏病、病态窦房结综合征、心动过缓、低血压等。

3. 妇科崩漏出血、手术出血等。

【经验采撷】

1. 为加强回阳力量，可加大附子的用量，或加肉桂；手足冰冷、出汗者，加浮小麦；心阳大衰，心神浮越烦躁者，加山萸肉、龙骨、牡蛎、炒枣仁、柏子仁；气阴两虚者，可合用生脉散；胸闷痛者，加枳实薤白桂枝汤、延胡索；心力衰竭、血瘀明显者，加桃仁，红花、川芎等；兼水饮者，加葶苈子、益母草、泽泻。

2.附子应久煎以减毒。随着附子用量的加大，炙甘草的用量亦应加大，炙甘草用量一般与附子等量，或1/2，或2/3。

【典型病案】

1.心源性休克案

张某，女，40岁。心悸气短，精神倦怠，神情淡漠，四肢厥冷，自汗淋漓1小时。既往素禀亏虚，15日前又行人工流产手术。近2日因劳累过度，自觉心悸气短，胸中憋闷不适，精神倦怠，四肢厥逆，畏寒喜暖，头昏嗜卧，闭目不能言语近1小时而前来叫出诊。诊见语声低微，面色苍白，唇口爪甲青紫，舌质紫暗，苔白水滑，呼吸微弱，脉沉细而结代，心率40次/分，血压80/60mmHg。证属心肾阳虚，治宜回阳救逆、温扶心肾、收涩固脱，佐以补气活血通心脉。方剂：制附片50g（先煎）、炮姜20g（另包），以高压锅开水煨熟不麻舌为度，吉林红参50g，桂心12g，上肉桂、炒白芍、枣仁、菖蒲、五味子、紫丹参各15g，龙骨、煅牡蛎各25g，灯心草10g。兑水煮沸30分钟后昼夜频服，忌生冷之品。二诊：服上方4次后病势大有转机，神志转清，精神转佳，语言清楚，自汗淋漓已消失，心悸、胸中憋闷仍时有出现，舌质淡红，苔润滑，脉细而有力。心率68次/分，血压回升至100/60mmHg。效不更方，续进2剂诸症悉平。

2.急性心肌梗死案

王某，女，62岁。心胸憋闷隐痛、气短、心悸1年余，加重15天。15天前因胸闷疼痛，冷汗淋漓，气短，喘促，倚息不得卧而就诊于当地某医院，诊断为急性心肌梗死，治疗10天后病情未见好转，邀余诊治。刻诊：面青，息微弱，口鼻气冷，唇甲青紫，舌冷如冰，四肢厥冷，尿少，水肿，舌质紫暗苔白润，舌面水滑，脉微欲绝。中医诊断：胸痹，证属亡阳欲绝。治宜回阳救逆，补气固脱，活血通脉。处方：制附片40g，干姜30g，炙甘草40g，人参20g（上4味均先煎30分钟），黄芪30g，桂枝15g，白术15g，茯苓30g，五灵脂12g，丹参30g，檀香6g，砂仁6g，半夏12g，山茱萸30g。日1剂，水煎分3次服用。3剂服毕，心中憋闷疼痛已十去六七。二诊：患者平卧神清，语声低弱，面色苍白，气短乏力，手足不温，尿多肿消，舌淡而温，苔薄白而润，脉细无力。上方加三七粉（冲服）10g，用法同前。三诊：服药5剂后，四肢已温，饮食如常，起卧自如，仍气短乏力，舌淡红，苔薄润，脉细弱。酌减上方回阳之力，辅以复脉之品。方用：制附片20g（先煎），干姜10g，炙甘草15g，黄芪20g，人参15g，麦冬15g，五味子15g，山茱萸15g，丹参30g，檀香6g，砂仁6g，桂枝10g，白术10g，茯苓10g，五灵脂10g。服10剂后病愈。随访3年无复发。

3.心源性哮喘案

霍某，男性，62岁。慢性心功能不全10年，突发心悸、哮喘2小时。患者素体弱，畏风寒，久不劳作，患慢性心功能不全 10 年。2 小时前因远途行走，回家后突发心悸、哮喘，由家人送至急诊入院。查见口唇青紫，蜷屈体位，呼吸喘促，四肢厥冷，心率 102 次 / 分，血压 90/60mmHg，舌紫苔厚腻，脉急数而弱。西医诊断为急性心衰，心源性哮喘。中医诊断为喘证，辨证属心肾阳衰。治宜回阳救逆平喘。予四逆加人参汤：人参 15g，制附片 10g，先煎 15 分钟，弃煎水后加入他药中），干姜 15g，炙甘草 15g。急煎温服。一服后喘促渐平，血压 110/70mmHg，脉搏 84 次 / 分；2 小时后再服，患者精神转佳。

4. 急性胃肠炎休克案

罗某，女，50 岁。急性吐泻 12 天，被家人用轿子抬来就诊。遂静脉输液加氨下青霉素 6g，2 小时后，因暴注下迫而致大便失禁顺裤子流，患者突然出现冷汗如油，淋漓不止，面色苍白口唇青紫，气短懒言，四肢厥逆，脉微欲绝，舌淡苔薄白。此属气随液脱之亡阳急症，急取人参 30g，附片 20g，干姜 20g，炙甘草 10g，武火急煎约 300mL，慢慢用汤匙喂之。约 30 分钟服完后，即见大汗渐止，吐泻减轻，脉转有力，面唇见红，患者谓大便已不泻。见病情大有转机，又命煎一次约 200mL，患者坐起喝下。其间输液一直未停，但未加任何抗休克西药。至次日晨 7 点，基本恢复正常，嘱用人参健脾丸善后。

茯苓四逆汤

茯苓四逆汤 PPT

【原文】
发汗，若下之，病仍不解，烦躁者，茯苓四逆汤主之。（《伤寒论》第 69 条）
茯苓四两，人参一两，附子一枚（生用，去皮，破八片），甘草二两（炙），干姜一两半。
上五味，以水五升，煮取三升，去滓。温服七合，日二服。

【方歌】
生附一枚两半姜，二甘四茯一参尝，汗伤心液下伤肾，肾躁心烦得媾昌。

【辨证要点】
证：阴阳两虚烦躁证。
病机：阴阳俱虚，以阳虚为主，兼水气内停。
证候：烦躁不宁，畏寒怯冷，四肢厥逆，小便不利，肢体水肿，下利，舌淡胖苔白，脉沉微细。

【现代应用】
1. 循环系统疾病，如风湿性心脏病、肺源性心脏病、冠心病心绞痛、心肌梗死、心力衰竭、心肌病等。
2. 脑血管疾病，如帕金森病、低血压、高血压、癫痫、失眠等；外周血管疾病，如血栓闭塞性脉管炎、雷诺氏病等。

3.消化系统疾病，如急慢性胃肠炎、肠易激综合征、结肠炎、肠结核、慢性腹泻等。

4.泌尿系统疾病，如肾小球肾炎、肾盂肾炎、尿路结石。

5.妇科疾病，如阴道炎、宫颈炎、异常子宫出血等。

【经验采撷】

1.胸痹心悸者，合瓜蒌薤白半夏汤或加柏子仁、桂枝、甘草；血瘀胸痛，口唇紫绀、脉结代者，加桃仁、红花、丹参、檀香、三七、红花；痰浊胸闷者，加桂枝、瓜蒌、薤白、半夏、石菖蒲；水饮凌心，胸闷心悸气促者，加葶苈子、桂枝、甘草、益母草。

2.久泻不愈者，合四神丸；崩漏失血者，干姜改炮姜，加艾叶、侧柏炭、阿胶等。

3.血栓闭塞性脉管炎，患肢疼痛、间歇性跛行者，可合黄芪桂枝五物汤或桃红四物汤等。

【典型病案】

1.肺心病慢性心衰案

曾某，男，55岁。哮喘5年，心慌气急，呼吸困难，加剧半月余。体检：端坐呼吸，嘴唇及末梢循环发绀，颈静脉怒张，两肺呼吸音略低，伴有湿性啰音。心脏向两边稍扩大，两下肢明显凹陷性水肿。心电图检查：心房增大（肺型P波），频发室性早搏，心肌损害。诊断：肺源性心脏病，慢性心衰。诊得：精神委顿懒言，前数日下利，日有4~5次，今大便不稀而实，心慌有汗，气急颇甚，下肢浮肿，四肢清冷，晨起反热而烦，脉细数不匀间有促象，舌质紫苔薄白。中医辨证：阴阳两虚，阳气欲脱。治疗原则：回阳救逆，镇气固脱。方用茯苓四逆汤合参赭镇气汤化裁。处方：制附片30g（先煎），干姜9g，茯苓30g，党参30g，白术9g，代赭石15g，山萸肉6g，怀山药15g，怀牛膝6g，陈皮6g，焦山楂9g。其后，服药6剂精神转佳，气急亦较平，能自由坐起，以此方加减，或加当归、川芎以活血，或加鱼腥草以清肺部炎症。后症状控制，病情稳定而出院。

2.冠心病案

某男，72岁。心悸胸闷10余年，气促3年，加重伴下肢水肿5天。患者10余年来时有心悸胸闷，近3年来伴有气促，动则心悸益甚，诊断为"冠心病"。5天前无明显诱因下发现两下肢浮肿，伴有胸闷，心悸，气促，自汗，背寒，神倦，舌胖大色淡，苔薄白，脉沉结。心电图示：室性早搏，心肌供血不足。由于年事已高，家属拒绝住院治疗，遂投茯苓四逆汤加味：制附片12g（先煎），党参20g，炙甘草8g，茯苓30g，干姜5g，瓜蒌皮10g，车前子（包煎）12g，桂枝3g。2剂后，精神转振，气促渐消，浮肿渐退，尿清且长。续投原方3剂，浮肿消失，诸症均明显减轻，原方出入调理。

3. 糖尿病合并尿路感染案

某男，82 岁。主诉：多食、多饮、多尿 2 年，发热、尿急、尿痛 2 周。患者 2 年前诊断为糖尿病，规律服用达美康、瑞易宁，近 2 周又见尿频、尿急、尿痛，大便秘结，午后潮热，肢体乏力，口干喜饮，舌质暗红苔黄厚腻，脉弦滑数。西医诊断：2 型糖尿病合并尿路感染。中医诊断：消渴病合并淋证，证属里热炽盛、腑气壅滞、膀胱气化不利。治宜泻热通便、化气通淋。予大承气汤合猪苓汤：生大黄（后下）6g，桃仁 10g，枳实 10g，玄明粉（冲服）15g，厚朴 15g，滑石 30g，泽泻 10g，甘草 6g，猪苓 15g，阿胶 10g（烊化），薏苡仁 25g。2 剂，水煎服。服药 1 剂后，大便通，潮热减，少腹拘急改善。二诊：晨起患者出现躁动不安、循衣摸床、面赤神昏、气促心悸、尿量减少，排尿约 60mL/24h，大便失禁，7~8 次/日，双下肢浮肿，肢端厥冷，舌质嫩而暗淡，舌苔黄干有裂纹，脉弦浮数，重按无力。辨证：虚阳浮越，阳衰阴竭。急投茯苓四逆汤以回阳救逆、益气养阴。处方：茯苓 30g，制附片 12g（先煎），高丽参 10g，麦冬 20g，山药 25g，生地黄 25g，干姜 15g，白术 18g，生白芍 15g，炙甘草 10g。1 剂，浓煎 150mL，鼻饲管灌服，2 小时后神志转清，呼之能应，尿量增加，守方继进 1 剂。三诊：患者神志转清，24h 尿量增至 1500mL，大便次数为 1~2 次/日，双下肢浮肿见消，舌质嫩红苔薄黄、脉弦，原方去高丽参、干姜减至 5g，水煎。服药 3 剂后余症平稳，予生脉饮调理收功。

4. 睡眠障碍案

张某，45 岁。夜寐不安 10 余年。患者 10 余年来入睡困难，夜间易醒，醒后不易复眠。纳可，平素胃脘部胀闷不适，食后明显，偶有烦躁，畏寒，四末欠温，神疲乏力，小便可，大便溏，一日一行。舌淡胖苔白，脉沉，双尺脉细弱。诊断：不寐（脾肾阳虚，心肾不交）。拟方茯苓四逆汤加减，处方（颗粒剂）：制附片 5g（先煎），干姜 5g，茯苓 15g，人参 5g，黄芪 15g，酸枣仁 15g，柏子仁 10g，丹参 15g，龙骨 15g，牡蛎 15g，炙甘草 5g，夜交藤 10g。7 剂，日 1 剂，开水冲服。二诊：自诉入睡困难较前明显缓解，夜间醒后易于复眠，胃脘部胀感明显改善，精神可，二便调。舌红苔白，脉缓。证治同前，上方加减：制附片 6g（先煎），干姜 10g，茯苓 15g，人参 5g，黄芪 15g，酸枣仁 15g，五味子 5g，丹参 15g，龙骨 15g，牡蛎 15g，炙甘草 5g，夜交藤 10g。7 剂，1 剂/日，开水冲服。三诊：1 个月来，夜眠安，纳可，精神调，偶有便溏。上方继服 3 剂。后未见来诊。

5. 腺垂体功能减退症案

杨某，男，67 岁。反复头晕、纳差 3 个月，加重 1 周。2007 年 5 月外院明确诊断为脑垂体肿瘤，当年 6 月和 8 月分别行脑垂体肿瘤切除术和伽马刀治疗术。后因眩晕住院治疗，明确诊断为腺垂体功能减退症。刻诊：精神不振，懒言疲倦，头晕，时欲嗜睡，纳差，四肢严重乏力，小便量多，大便少，舌淡嫩苔白腻，脉沉滑细无力。血压：82/60mmHg。中医辨证：脾肾两虚，痰湿相阻；治法：温补脾肾，健脾化痰。方以茯苓四逆汤加味：制附片10g（先煎），干姜8g，人参（另炖）10g，白术20g，砂仁10g，法半夏15g，茯苓15g，石菖蒲15g，肉桂8g，炙甘草6g。7剂。每日1剂，水煎分4次温服。二诊：头晕消失，纳食尚可，余症均有好转，舌淡嫩红苔略白腻，脉沉细无力。继续温补脾肾，原方去砂仁、制半夏、石菖蒲，加黄芪25g，怀山药15g。7剂。后诸症基本消失。以前方为基础方加减调理善后。

6. 口腔疱疹案

杨某，女，55岁。口腔疱疹病史多年，且反复发作，服用抗病毒类西药，以及肌肉注射免疫球蛋白等均未能取得预期治疗效果，近因口腔疱疹加重而前来诊治。刻诊：口腔黏膜溃烂，水疱成簇状，喜饮热水，食凉痛甚，口淡不渴，手足不温，心胸烦热，舌暗红边夹瘀，苔薄白，脉沉涩。辨为寒凝瘀阻证，治当温补阳气、化瘀止痛，予茯苓四逆汤与失笑散合方加味。药用：茯苓12g，红参3g，生川乌5g（先煎），生草乌5g（先煎），炙甘草6g，干姜5g，五灵脂10g，蒲黄10g，当归15g，黄连6g。6剂，每剂第1次将药煮沸腾后再以小火煎50分钟，第2、3次煎煮约20分钟，每天1剂，每日分3服。二诊：口腔疱疹好转，以前方6剂。三诊：口腔疱疹痊愈，以前方6剂。四诊：为了巩固疗效，以前方12剂。随访1年，一切尚好。

7. 异常子宫出血案

卓某，女，38岁。月经淋漓不尽29天。平素月经规则，经期27~28天，行经5~6天，末次月经2013年12月2日，量中等，经色鲜红，有血块，痛经，无双乳胀痛。患者于2013年12月2日月经来潮后至今未净，于12月5日经量减少，淋漓不尽，今日再次增多，如以往月经量。期间曾自行口服中药牛角地黄汤及宫血宁治疗，效不佳，自觉头晕，神倦，胃纳可，夜寐欠安，二便调，舌淡红、苔薄白，脉细。既往体健。辅助检查：B超示子宫内膜3mm，右侧卵巢囊肿25mm×22mm。中医诊断：崩漏（阳气虚）。治法：温阳益气，固冲止血。予茯苓四逆汤加味。处方：茯苓10g，党参30g，制附片6g（先煎），炙甘草6g，炮姜6g，阿胶10g（烊化），荆芥炭10g，仙鹤草30g，侧柏叶10g。4剂，水煎服，1日2次。二诊：经水将净，色红，小腹隐痛，舌红苔薄白，脉细。上方加香附炭10g，4剂。三诊：经净2天，诸症悉除。

通脉四逆汤（附：通脉四逆汤加猪胆汁汤）

通脉四逆汤 PPT

白通汤 word

【原文】

少阴病，下利清谷，里寒外热，手足厥逆，脉微欲绝，身反不恶寒，其人面赤色，或腹痛，或干呕，或咽痛，或利止脉不出者，通脉四逆汤主之。（《伤寒

论》第 317 条）

下利清谷，里寒外热，汗出而厥者，通脉四逆汤主之。（《伤寒论》第 370 条）

甘草二两（炙），附子大者一枚（生用，去皮，破八片），干姜三两（强人可四两）。

上三味，以水三升，煮取一升二合，去滓，分温再服。其脉即出者愈。面色赤者，加葱九茎；腹中痛者，去葱，加芍药二两；呕者，加生姜二两；咽痛者，去芍药，加桔梗一两；利止脉不出者，去桔梗，加人参二两。病皆与方相应者，乃服之。

【方歌】

一枚附草二姜三，招纳亡阳此指南，外热里寒面赤厥，脉微通脉法中探。

面赤加葱茎用九，腹痛去葱真好手，葱去换芍二两加，呕者生姜二两偶；

咽痛去芍桔须加，桔梗一两循经走；脉若不出二两参，桔梗丢开莫掣肘。

【辨证要点】

证：阴盛格阳证。

病机：阳气衰微，阴寒内盛，格阳于外，里真寒而外假热。

证候：四肢厥逆，下利清谷，脉沉微欲绝，身反不恶寒，其人面色赤。

【现代应用】

1.抢救各种原因所致之休克，如心源性休克、感染性休克、急性胃肠炎吐泻脱水休克等急危重症。

2.循环系统疾病，如冠心病心绞痛、心肌梗死、心动过缓、高血压性心脏病、心肌病、病态窦房结综合征、风湿性心脏病、肺源性心脏病、心力衰竭、心律失常、低血压、高血压等。

3.外周血管疾病，如雷诺氏病、肢端青紫症、血栓性静脉炎、血栓闭塞性脉管炎、动脉粥样硬化等。

4.消化系统疾病，如溃疡性结肠炎、急慢性胃肠炎、慢性腹泻、功能性便秘等。

5.妇科疾病，如痛经、闭经、月经后期、经间期出血等。

6.其他，如难治性发热、癌症中晚期发热、口腔溃疡、咽痛、失音、尿毒症等。

【经验采撷】

1.气虚严重，神疲短气或脉微休克者，加人参、黄芪；气阴两虚者，合生脉散；阴寒内盛，呕吐甚者，加生姜、吴茱萸；暴喘汗出，肺气将绝（呼吸衰竭）者，加人参、山萸肉、五味子。

2.胸中窒闷、脉沉缓，苔浊腻者加陈皮、半夏、远志、菖蒲、郁金；心胸阵痛，气窒闷阻，舌色紫暗，脉迟涩或结代者加川芎、五灵脂、桃仁、红花、党参、黄芪等。

【典型病案】

1. 冠心病案

李某，女，76岁。阵发性心悸不安8年，加重伴胸闷喘憋1周。8年前，患者因重感冒后，出现冠心病心律失常（房颤），后经常发作，且常于外感后加重。1周前，又因受寒感冒而发病，开始时因发热（39℃），在某诊所内静脉输液3天，累计用地塞米松30mg，大汗后热退，全身发凉，旋即又现低热（37.6℃左右）持续不退，心悸不安加重，并伴胸闷喘憋，而来求余诊治。诊见：形神憔悴，半卧于床，似睡似醒，面色晦暗，心悸不安，胸闷喘憋，间或语言错乱不清，四肢末梢冰冷，双膝以下凹陷性水肿。舌质紫暗苔白滑，脉微细、促而无力。T37.8℃，P128次/分。ECG示：心肌呈缺血型改变（广泛前壁），房颤（快速心室反应）。证属心肾阳衰，阴寒凝滞，鼓动无力，气化冰结。本证比较危重，虑其年高，心悸心慌及喘憋日益加重，有厥脱之变，治宜回阳救逆固脱为主，拟通脉四逆汤合来复汤加味：制附片（先煎）、炙甘草、干姜、生龙骨、生牡蛎各30g，山茱萸60g，白芍18g，红参15g（另炖兑入），肉桂6g（后下），海蛤粉9g（布包煎），麻黄、细辛各12g。3剂，每剂煎2次，共煎6次，每4小时服1次，一昼夜连服3剂。二诊：心悸减轻，胸闷喘憋有所好转，已可平卧，神志已清，主动索食，仍肢凉、水肿、低热。投通脉四逆汤合真武汤、枳实薤白桂枝汤加味：制附片45g（先煎），干姜、生姜、炙甘草、茯苓、瓜蒌各30g，红参（另炖兑入）、白术、薤白各15g，白芍20g，桂枝12g，厚朴、枳壳各18g。3剂，每日1剂，水煎分2次服。三诊：心悸、胸闷喘憋明显减轻，水肿渐消，四肢转温，低热已除。上方加黄芪30g，续服6剂。四诊：心悸、胸闷、喘憋基本消失，水肿已消，尚感乏力。暂停汤药，饮食调养，同时嘱服桂附地黄丸温补肾阳以巩固疗效。

2. 肺部感染案

某女，89岁。咳嗽10余日，发热3日。10余日前受凉后开始出现咳嗽，3日前咳嗽加重，伴发热恶寒，体温最高38.9℃，头痛，四肢不温，纳差。舌淡暗无苔，脉浮细紧数，双尺脉无力。查血常规：WBC 20.67×10^9/L，NEUT 90.5%。CRP 161.9mg/L。胸片示，右下肺肺炎。予西药抗感染、清热解毒中成药及退热治疗后仍发热反复，遂停用抗生素。中医辨证为太少两感，先后予麻黄附子细辛汤、桂枝加附子汤等方口服，患者仍有发热、咳嗽。现症见：精神疲倦，发热，体温波动于37.5~38℃，微恶风，头痛，无明显汗出，胃纳不佳，大便5日未解而腹不胀不痛，腕踝关节以下不温，舌淡暗无苔，脉浮数微紧，双尺脉无力。辨证为里阳已虚，寒气内盛，阳气外越。予通脉四逆汤加味口服，方药：生附子20g（先煎），干姜45g，炙甘草30g，乌梅60g，山茱萸肉60g。2剂后热势下降，最高为37.4℃，原方加大生附子至30g（先煎），并加细辛15g助寒邪外透。服1

剂后热势一过性升高，继服则下降并恢复正常，复查血常规：WBC 9.22×10^9/L，NEUT 72.3%。CRP 41.3mg/L。继予四逆汤，病情进一步稳定后，予附子理中汤合炒四仙，善后出院。

3. 雷诺氏病案

张某，女，28岁。双手指间歇性发白、发冷2年余，加重1月。于2年前在双手接触冷水后出现双手指轻微发白、发冷，呈间歇性，以冬季为显，初发病时因偶尔发病，且症状较轻，未予重视，近半年来发病间隔逐渐缩短，曾服用中、西药物，症状时轻时重。近1月来，病情加重，发作频繁，在接触冷水后尤为明显，伴有双手指发麻，双手末端针刺样疼痛，遂到我院门诊就诊。查体：面色㿠白，四肢关节无肿胀，双手指及关节外观未见异常。血沉、类风湿因子等风湿性疾病相关化验检查未见异常。冷水试验及握拳试验阳性，舌质淡，苔薄白，脉沉细无力。初步诊断为雷诺病，乃阳气不足，血脉鼓动无力，阳气无以达于四末，脉络无以濡养所致，予温脉通阳、活血通络之治。方用通脉四逆汤加味：生附片10g（先煎），干姜6g，炙甘草6g，葱白3段，黄芪30g，红花8g，乌梢蛇12g，路路通10g，桂枝6g，赤芍15g，桃仁6g。每日1剂，水煎2次，混匀后早、中、晚分3次服用，服用1周后症状明显缓解，双手指发白间隔延长，服药期间只发作1次，上方继续服用1周，症状再未发作，将上方研末，每次6g，2次/日，服用1月后停药，随访1年未见复发。

4. 口腔溃疡案

焦某，女，38岁。口腔溃疡1月。1月前始不明原因口舌生疮，腮部、口唇、舌面布满大小不一疮面，色红，疼痛不能进食，伴便溏肢冷，腹痛喜温，曾在当地镇医院予"黄连上清丸、牛黄解毒片、阿奇霉素"等药苦寒清热除火，疗效不佳，症状反复不愈，且有加重趋势，故来诊。症见：口舌疮面色泽绛红，疼痛流涎不止，表情痛苦，时有吐涎自咽动作，不思纳饮，腹痛便稀，便时肛门灼热感，烦躁干呕，肢端不温，舌红绛苔少，舌面生有芒刺，脉细微。辨证属寒邪内伏，格阳于外的"真寒假热"证。治宜温里散寒，通脉化饮。方投通脉四逆汤加减，药用：制附片10g（先煎），黄连6g，干姜30g，党参、黄芪各20g，黄芩、炙甘草各12g。1剂，水煎服。第2日复诊时，患者自述服药后感觉腹温而舒，疮面疼痛减轻，流涎减少，脉仍沉弱无力。继投原方，改黄芪用量至30g，加红花、枳壳、制厚朴各9g，继服5剂后，症状基本消失。

5. 闭经案

李某，女，26岁。闭经12年。患者14岁月经初潮，既往月经不规律，半年或一年一行，行经7天，量中，暗红色，无血块，无痛经。近5年，每3~6个月服用黄体酮一次，撤退性出血，从未自然行经，曾于外院诊为"多囊卵巢综合征"。面色苍白，平素时有胃脘部不适，纳少，偶有呕吐清涎，眠安，二便调。舌淡暗，边有齿痕，苔薄白，脉沉弦细。中医诊断：闭经（少阴证，脾肾阳虚，湿邪中阻）。治则：温补脾肾，化湿通络。方药：通脉四逆汤。药用：制附片 30g（先煎），干姜 50g，炙甘草 40g，14 剂。用法：一煎 1.5 小时，二煎 1 小时，每日 1 剂，早晚温服。二诊：患者胃脘部不适症状稍有好转，舌脉如前。继服上方 14 剂。三诊：患者胃脘不适症状明显缓解，无呕吐清涎。舌苔薄白，脉细弦。减少干姜用量，加大甘草用量，予四逆汤。药用：制附片 30g（先煎），干姜 40g，炙甘草 50g，14 剂。四诊：患者已月经来潮，量色同前。根据患者舌脉、症状，予四逆汤与通脉四逆汤治疗 1 月。后询问患者，诉偶有胃脘部不适，无呕吐清涎症状，每隔 45 天到 2 月，阴道有少量出血，色暗。

附：通脉四逆加猪胆汁汤

【原文】

吐已下断，汗出而厥，四肢拘急不解，脉微欲绝者，通脉四逆加猪胆汁汤主之。（《伤寒论》第 390 条）

甘草二两（炙），干姜三两（强人可四两），附子大者一枚（生，去皮，破八片），猪胆汁半合。

上四味，以水三升，煮取一升二合，去滓，内猪胆汁。分温再服，其脉即来。无猪胆，以羊胆代之。

【方歌】

生附一枚三两姜，炙甘二两玉函方，脉微内竭资真汁，猪胆还加四合襄。

【辨证要点】

证：霍乱阳亡阴竭证。

病机：霍乱剧烈吐利，阳亡阴竭，

证候：汗出而厥，四肢拘急，脉沉微欲绝。

【现代应用】

现代用该方救治心力衰竭、心肌梗死及各种原因引起的休克等疾病。

通脉四逆加
猪胆汁汤 PPT

干姜附子汤

干姜附子汤 PPT

【原文】

下之后，复发汗，昼日烦躁不得眠，夜而安静，不呕，不渴，无表证，脉沉微，身无大热者，干姜附子汤主之。（《伤寒论》第 61 条）

干姜一两，附子一枚（生用，去皮，切八片）。

上二味，以水三升，煮取一升，去滓，顿服。

【方歌】

生附一枚一两姜，昼间烦躁夜安常，脉微无表身无热，幸藉残阳未尽亡。

【辨证要点】

证：肾阳暴虚烦躁证。

病机：肾阳暴虚，虚阳躁动，浮越于外。

证候：昼日烦躁不得眠，夜而安静，身无大热，四肢厥逆，舌淡苔白，脉沉微。

【现代应用】

用于治疗感染性休克、急慢性心力衰竭、心动过缓、肝硬化腹水、慢性胃肠炎、慢性结肠炎、慢性肾炎、帕金森病、呼吸道感染、咽痛、失眠、妊娠剧吐等疾病。

【经验采撷】

该方既可以作为一个方剂独立应用，也可作为一个药对，配伍应用于其他方剂中。若见畏寒怯冷、小便清长、腰脊酸冷等肾阳虚明显者，可合四逆汤。治疗泄泻，若脾阳虚重者，合理中汤；肾阳虚重者，合四神丸。治疗尿毒症患者不宁腿综合征，可与当归芍药散或黄芪桂枝五物汤合用。

【典型病案】

1. 睡眠障碍案

龚某，男，74岁。失眠半月余。患者因严重失眠住本院内科，主要症状为虚烦不安，昼日欲寐不得，晚间彻夜不眠已半月余，伴有肢末、口唇颤动。曾作头颅CT、脑电地形图、心电图等方面检查，西医诊断为老年性脑病，使用镇静剂后，症状反加重。今邀余会诊，视病者面色淡白，神志恍惚，精神萎靡，口干而不欲饮，舌淡红苔薄白，脉象芤数。中医诊断失眠，证属阳虚烦躁证，有虚阳浮越之势。治宜急救回阳。选方重用干姜附子汤，处方：制附片100g（先煎），干姜50g，煎水250mL，顿服。当晚一觉达旦，次日醒来诸症消失，自述近半年来未曾如此熟睡过，第2日出院，为巩固疗效，带原方7剂回家续服。随访1年半，未再复发，早已从事田间劳动。

2. 帕金森病案

李某，男，62岁。四肢反复痉挛，不时震颤半年余。患者先后辗转于省城乡村求医，某院诊断为帕金森病，服西药治疗无效，后又回家服中药养肝息风类药方达50余剂，亦无好转。前来就诊时不能步行，双腿因痉挛无法迈步，由家属背来就诊。视其面色淡白，舌质淡，苔薄白，脉沉细而缓。中医诊断为痉病，证属脾阳虚衰，治法温阳散寒、解痉缓急，干姜附子汤合芍药甘草汤加味。处方：制附片50g（先煎），干姜20g，炒白术20g，白芍30g，炙甘草10g，木瓜15g，桂枝15g，1剂，水煎服。次日便步行前来复诊，续原方5剂以巩固疗效，随访至今一切正常。

3. 咳嗽案

黄某，女，63岁。主诉：咳嗽半月。半个月前因劳累后咳嗽不止，夜间尤甚，经清肺抑火片治疗 1 周后症状未见缓解，并伴腹泻不止，后自服感冒颗粒亦未好转，遂来就诊。现症见咳嗽无力、无痰，咽痛，牙齿痛，两足发冷，时汗出，烦躁，午后尤甚，头晕耳鸣，入夜则精神安静，无呕吐、口渴、腹泻之症。患者平素易感风寒，畏寒足冷，腰酸腿软，舌质红水滑苔少，脉沉细。治以回阳救逆、引火归原，予干姜附子汤加减：制附片 5g（先煎），干姜 10g，桂枝 20g，白芍30g，生黄芪 60g，防风 10g。4 剂。二诊：诉咳嗽、头晕、烦躁均较前减轻，出现腹泻，下利清谷，舌淡红，津较前减少，苔薄白，脉沉虚。予前方炮附子、干姜加倍，加肉桂 12g。5 剂。三诊：诉服药 1 剂后腹泻止，咳嗽、汗出足冷、腰酸均较前好转，已无烦躁、头晕、咽痛、牙齿痛诸症。舌淡红，苔薄白，脉弦。予前方去肉桂，附子、干姜均减回一诊时剂量，加炙甘草 10g。5 剂，以巩固疗效。

4. 尿毒症不安腿综合征案

刘某，男，52 岁。主诉：规律血液透析 2 年，双下肢酸胀、蚁行感半年，加重 10 天。现自觉双下肢酸胀，深部蚁行、烧灼感，夜间尤甚，每至夜晚痛苦异常，需捏揉、拍打、走动缓解，夜寐不安。患者平素喜温恶寒，大便不实，舌质淡苔白，脉沉。实验室检查：血红蛋白 102 g/L，尿素氮 15.01 mmol/L，血肌酐698 μmol/L，血钙 2.14 mmol/L，血磷 2.01 mmol/L。诊断为不安腿综合征。证属阳气虚，阴寒内盛，病入少阴之证。予干姜附子汤加减：制附片 10g（先煎），干姜 12g，薏苡仁 30g，木瓜 30g，白芍 30g，甘草 10g，乌梅 12g，川牛膝 30g，煅龙牡各 30g（先煎）。水煎服，日 1 剂。7 剂。二诊：畏寒减轻，余症好转，初诊方加桂枝 12g，细辛 5g。7 剂。三诊：患者双下肢酸胀，深部蚁行、烧灼感明显改善，睡眠好转。上方去煅龙牡，加狗脊 15g，川续断 15g。14 剂巩固疗效。门诊随访 2 个月，症状未复发。

5. 妊娠剧吐案

马某，24 岁。主诉：妊娠 43 天，口淡、恶心 4 天。纳差，二便正常，舌淡红苔薄白，脉细。治法：温中和胃降逆。方用干姜附子汤加味：干姜 5g，淡附片5g，半夏 12g，陈皮 9g，生姜 5 片。5 剂。5 天后复诊，恶心消失，胃纳苏，二便正常。B 超提示，宫内早孕存活。舌脉如上。守上方继进 5 剂，以巩固疗效。

第四章　泻心汤类方

大黄黄连泻心汤 PPT

大黄黄连泻心汤（附：泻心汤）

【原文】

心下痞，按之濡，其脉关上浮者，大黄黄连泻心汤主之。（《伤寒论》第 151 条）

伤寒大下后，复发汗心下痞，恶寒者，表未解也，不可攻痞，当先解表，表解乃可攻痞。解表宜桂枝汤，攻痞宜大黄黄连泻心汤。（《伤寒论》第 164 条）

大黄二两，黄连一两。

上二味，以麻沸汤二升，渍之，须臾，绞去滓，分温再服。

臣亿按：大黄黄连泻心汤，诸本皆二味，又后附子泻心汤，用大黄、黄连、黄芩、附子，恐是前方中亦有黄芩，后但加附子一味也。

《活人书》本方有黄芩。即：大黄二两（6g）、黄连一两（6g）、黄芩一两（3g）。

【方歌】

痞证分歧辨向趋，关浮心痞按之濡，大黄二两黄连一，麻沸汤调病缓驱。

【辨证要点】

证：热痞证。

病机：无形邪热结于心下（胃脘部），气滞不通而成。

证候：心下痞满。

【现代应用】

1. 火热性神志、情志类疾病，如眩晕、心烦、心悸、失眠、狂证等。

2. 火热出血性疾病，如咳血、吐血、衄血等。

3. 火热性疮疡病、皮肤疾病，如口鼻生疮、脱发等。

4.脾胃肠道疾病，如胃痛、胃胀、腹痛、腹泻等。

5.火热致津液不足表现的疾病，如溲短、便干、口干等。

【经验采撷】

常用加减：吐血酌加侧柏叶、生地黄、牡丹皮；便血，酌加地榆、赤芍，或合赤小豆当归散；尿血，可加白茅根、小蓟；湿热黄疸，加栀子、茵陈；目赤，加栀子、菊花、龙胆草；口舌生疮，加生地黄、川木通、甘草、竹叶；疮疡，酌加银花、地丁、公英、连翘、甘草等。

【典型病案】

1.空洞型肺结核案

柯某，男，48岁。咳血1年余。患者有与肺结核患者长期接触史，去年春天咳嗽，咯少量血。今年3月间，咳吐脓血痰，经X光透视，诊断为"空洞型肺结核"。见面色苍黄，两颧微赤，舌苔粗白微黄，溺白便秘，痰出白腻而带腥臭，发音微嘶。脉弦滑数，右手特大，甚则滑动搏指。入院5小时出血约500mL，当即灌服童便及十灰散，继予肃肺保金豁痰止血之剂。血止后觉胸中热痛，怔忡盗汗，音低而嘶。又进养阴清肺、咸寒降火宁心方5剂，仍大量出血，且较第一次更剧。经急救止血后，尚频频咳痰带血，脉洪数滑动，胸痛心烦，改投苦寒泻火方：大黄15g，黄芩9g，黄连12g，生栀子12g。连服12剂，血止，咳息，胸痛平，脉转缓滑，后出院。追访两月余，未见再出血，X光透视，病灶已愈合。

2.高血压眩晕案

王某，男，41岁。主诉：眩晕多年。现病史：患高血压病多年，久服复方降压片、降压灵等药，血压一直未能控制，近日因生气而血压上升至190/130mmHg。头目晕眩，如坐舟车，而且心烦急躁特甚，有时彻夜不眠，且口渴欲凉饮，舌红苔黄糙老，脉弦滑数而有力。病情加重后曾多方服药未效。前医多用平肝、息风、潜阳之剂。思之良久，断为阳亢火盛动风之证，乃处大黄黄连泻心汤：大黄9g，黄连9g，黄芩9g，水煎煮令服3剂。服后大便溏泻，但心烦减轻，且能入睡。继服2剂，诸症皆轻，血压降至150/110 mmHg。

3.中风后遗症案

张某，男，58岁。肢体活动不利1年余。患者1年前突然昏仆在地，不省人事，经抢救虽然神志转清，但左侧肢体活动失灵。据述曾多服丹参、赤芍、红花等药，效果不显。近来终日烦躁不宁，大便秘结，数日不行，小便赤如浓茶。舌红边有瘀斑，苔糙老起芒刺，六脉滑数挺指。诊为瘀热阻滞，血脉不通之证。处方：大黄9g，黄连9g，黄芩9g。服3剂后，患者欣然来告，自谓进1剂，大便通，3剂尽而心烦顿消，肢体活动明显好转，且当场示范，手足活动颇灵便。复视其舌，糙老之苔已退，其脉已趋平缓。

附：泻心汤

【原文】

心气不足，吐血，衄血，泻心汤主之。（《金匮要略·惊悸吐衄下血胸闷瘀血病脉证治第十六》）

大黄二两，黄连、黄芩各一两。

上三味，以水三升，煮取一升，顿服之。

【方歌】

火热上攻气伤心，清浊二道血洋洋。大黄二两芩连一，釜下抽薪请细祥。

【辨证要点】

证：邪火内炽迫血证。

病机：邪火内炽，迫血妄行。

证候：吐血，衄血，烦躁不安，心动过速，心悸亢进，心下痞者。

【现代应用】

1. 各种出血，如咯血、吐血、鼻衄、齿衄、颅内出血、眼底出血、子宫出血、痔疮出血、肠出血、血尿、皮下出血等。

2. 传染性发热性疾病见烦躁、出血、便秘者。

3. 头面部的炎症，如疖肿、眼蜂窝织炎、毛囊炎、痤疮、结膜炎、上呼吸道感染、扁桃体脓肿、牙周炎、牙周肿、扁平苔藓、复发性口腔溃疡等。

4. 以头痛、烦躁为表现的疾病，如高血压病、高脂血症、动脉硬化症、脑卒中、脑梗死、精神分裂症、失眠等。

附子泻心汤 word

附子泻心汤 PPT

半夏泻心汤（附：生姜泻心汤、甘草泻心汤）

【原文】

伤寒五六日，呕而发热者，柴胡汤证具，而以他药下之，柴胡证仍在者，复与柴胡汤。此虽已下之，不为逆，必蒸蒸而振，却发热汗出而解。若心下满而硬痛者，此为结胸也，大陷胸汤主之；但满而不痛者，此为痞，柴胡不中与之，宜半夏泻心汤。（《伤寒论》第149条）

半夏半升（洗），黄芩、干姜、人参、甘草（炙）各三两，黄连一两，大枣十二枚（擘）。

上七味，以水一斗，煮取六升，去滓，再煎取三升，温服一升，日三服。

【方歌】

三两姜参炙草芩，一连痞证呕多寻，半升半夏枣十二，去滓重煎守古箴。

【辨证要点】

证：寒热错杂，中焦痞塞证。

半夏泻心汤 PPT

半夏泻心汤视频

病机：中阳受损，斡旋失司，气机壅滞。

证候：心下痞满，呕恶，肠鸣不利，舌红苔腻。

【现代应用】

应用于急性胃炎、胃及十二指肠溃疡、胆汁反流性胃炎、功能性胃病、慢性胆囊炎、慢性肠炎、小儿消化不良、肠易激综合征、病毒性心肌炎、心律失常、妊娠恶阻、高血压病、肾病综合征等，辨证属于中焦寒热错杂、升降失职者。

【经验采撷】

1. 常用加减

吐酸重者加海螵蛸、吴茱萸等；腹泻重者加生姜、肉豆蔻；头痛加川芎、天麻；呕吐加代赭石、生姜。

2. 使用注意

只有脾寒证，而无胃热证及食滞胃脘引起的痞证不可用本方。

【典型病案】

1. 痞证案

姜某，女，43岁。患者诉1周前出现胃胀，进食后加重，时恶心，无呕吐，自行服用吗丁啉、胃肠安等药物，未见明显好转。现仍有胃胀、恶心，偶有口苦、反酸，否认呕吐、腹痛、腹泻、胸闷、憋气等不适，纳少，寐安，小便可，大便干。舌暗苔白，脉沉。中医诊断为痞满，辨证为肝胃不和，治以调肝和胃，拟方为半夏泻心汤加减：半夏15g，黄连3g，黄芩10g，干姜3g，甘草10g，丹参15g，砂仁6g，山楂15g，栀子6g，柴胡10g，夏枯草15g，3剂。二诊：患者诉腹胀、恶心、反酸等症状明显好转，纳食有所增加，原方继续服用5剂，诸症皆平。

2. 胸痹案

刘某，女，54岁。胸胀、胸痛1月，加重1周。患者1月前无明显诱因出现胸胀、胸痛，伴周身乏力，劳累后加重。否认心悸。自述服中药汤剂（具体用药不详）、复方丹参滴丸治疗稍有好转，停药即复发。近1周胸胀症状加重，伴心前区、后背压迫感，偶有疼痛，伴头晕，口干不欲饮，自觉口鼻有异味，纳少，进食后易腹胀，寐欠安，偶便溏。既往体健，否认药敏史。查体：血压120/80mmHg，心率：62次/分，律齐，双下肢浮肿（-），舌淡红，苔白腻，脉沉滑。既往查心电图示：窦性心律，大致正常。中医诊断为胸痹，辨证为气滞痰浊，治以理气化痰，兼以调和脾胃，拟方为半夏泻心汤加减：半夏15g，黄芩10g，干姜10g，丹参20g，黄连6g，大枣5枚，炙甘草10g，陈皮10g，砂仁6g，桂枝15g，薤白10g，苍术15g，瓜蒌皮15g，瓜蒌仁15g，5剂。二诊：患者诉胸胀、心前区压迫感较前减轻，疼痛减少，仅入夜偶有发作，乏力明显缓解，仍时有眩晕发作，纳食有所增加，仍觉口干及口鼻异味，二便正常。原方加白豆蔻10g，继服5剂，患者诉仅偶有轻微心前区不适，余症均未再发作，嘱原方继服4剂，诸症皆平，随访未再发。

附：生姜泻心汤

【原文】

伤寒汗出，解之后，胃中下和，心下痞硬，干噫食臭，胁下有水气，腹中雷鸣，下利者，生姜泻心汤主之。（《伤寒论》第157条）

生姜四两（切），炙甘草三两，人参三两，干姜一两，黄芩三两，半夏半升（洗），黄连一两，大枣十二枚（擘）

上八味，以水一斗，煮取六升，去滓，再煎取三升，温服一升，日三服。

【方歌】

汗余痞证四生姜，芩草人参三两行，一两干姜枣十二，一连半夏半升量。

【辨证要点】

证：胃虚不化水气致痞。

病机：寒热错杂，中焦痞塞，兼水饮食滞。

证候：心下痞硬，干噫食臭，胁下有水气，腹中雷鸣，下利。

【现代应用】

可用来治疗迟发性腹泻、反流性食管炎、腹泻型肠易激综合征、呕吐、寒热错杂型功能性消化不良、老年性便秘等疾病。

【经验采撷】

肝病犯胃而致腹痛者在本方基础上加延胡索、金铃子等，呕吐者可加丁香、柿蒂、神曲等。

【典型病案】

老年性便秘案

蒲某，女，81岁。患者诉2月前出现腹痛，精神疲倦，脐周隐痛，大便秘结，2~3日一行，质硬量少，排便量多则腹痛缓解，食欲不振，常觉腹中流流作响，口干不欲饮水，饮水即吐，但进食固体食物不吐，口不苦，舌质偏红、苔薄黄腻，脉浮弦涩，重按无力。查体：左侧腹（降结肠区域）可扪及一大小约4cm×5cm包块，质地偏硬，活动度差，无明显搏动，触痛明显，无反跳痛。中药给以生姜泻心汤：生姜、半夏各12g，炙甘草、大枣各9g，党参15g，黄芩6g，干姜、黄连各3g。连服1周，期间未服用任何通便药物，患者每日大便1次，色黄成形，量多，腹痛消失，查体原左侧腹包块消失，出院后继服7剂，大便基本每日1行。

附：甘草泻心汤

【原文】

伤寒中风，医反下之，其人下利，日数十行，谷不化，腹中雷鸣，心下痞硬而满，干呕，心烦不得安，医见心下痞，谓病不尽，复下之，其痞益甚，此非热结，但以胃中虚，客气上结，故使也，甘草泻心汤主之。(《伤寒论》第 158 条)

甘草四两(炙)，黄芩三两，干姜三两，半夏半升(洗)，大枣十二枚(擘)，黄连一两。

上六味，以水一斗，煮取六升，去滓，再煎取三升，温服一升，日三服。

【方歌】

下余痞作腹雷鸣，甘四姜芩三两平；一两黄连半升夏，枣枚十二擘同烹。

【辨证要点】

证：脾胃虚痞。

病机：误下致痞，痞利俱甚。

证候：泄泻，心下痞满，纳呆，舌红或淡，苔黄润或白腻，脉沉细数或濡。

【现代应用】

后世医家亦将之广泛用于治疗复发性口腔溃疡、口腔扁平苔癣、球菌性口炎、白塞病、干燥综合征、反流性食管炎、胃肠神经官能症、幽门螺杆菌相关性消化性溃疡、慢性胃炎、急性胃肠炎、溃疡性结肠炎、慢性结肠炎、小儿病毒性腹泻、肠易激综合征、实验性肝损伤、急性盆腔炎、妊娠恶阻、产后下利、乳头瘙痒、带状疱疹、维生素缺乏症、神经衰弱、失眠等病，应用范围相当广泛。

【经验采撷】

甘草泻心汤加白术为基础方治疗艾滋病合并真菌性食管炎，伴发热者加柴胡，伴头痛者加羌活，伴烧心者加吴茱萸。

【典型病案】

1. 脱发案

张某，女，22 岁。头发脱落较多，并呈进行性加重 1 个月余。因工作繁忙，日夜操劳，饮食无规律，最近 1 个月内头发脱落较多，白带量多，脉沉缓，舌质淡红，苔白厚。既往有复发性口腔溃疡。西医诊断：脂溢性脱发。中医诊断：脱发，辨证属脾胃湿热内蕴。治宜清热燥湿。给予甘草泻心汤加味，药物组成：半夏 20g，黄芩 10g，黄连 3g，干姜 12g，党参 15g，甘草 15g，当归 12g，土茯苓 30g。7 剂，水煎服，1 日 1 剂，嘱其分 2 次饭后温服，忌生冷、甘甜、辛辣食物。服药 1 个月已获痊愈。

按：该患者日夜操劳，饮食无规律，思虑伤脾，脾胃升降失和，因湿生热，所以会出现白带量多、口腔溃疡等症状，故方选甘草泻心汤消痞除湿热。

2. 腹痛案

张某，女，58 岁。腹痛半月。半月前因饮食失节导致腹痛，经输液及口服西药进行消炎止痛治疗后症状稍缓解，停止输液症状又复发，遂求诊于李师。症见：面色晦暗，腹痛，舌下有溃疡如黄豆大，身困乏力，时觉头懵，舌淡胖，苔白厚腻，脉弦缓。既往有复发性口腔溃疡 30 余年。西医诊断：腹痛。中医诊断：

腹痛，证属肠胃湿热。治宜调和脾胃，清热祛湿。给予甘草泻心汤加味，药物组成：半夏 30g，黄芩 10g，黄连 3g，干姜 12g，党参 15g，生甘草 20g。嘱先服 3 剂，水煎服，1 日 1 剂，分 2 次饭后温服，忌生冷、甘甜、辛辣食物。服药后，诸症消失，已能参加田间劳动。

黄连汤

黄连汤 PPT

【原文】

伤寒胸中有热，胃中有邪气，腹中痛，欲呕吐者，黄连汤主之。（《伤寒论》第 173 条）

黄连三两，甘草三两（炙），干姜三两，桂枝三两（去皮），人参二两，半夏半升（洗），大枣十二枚（擘）。

上七味，以水一斗，煮取六升，去滓。温服，昼三夜二。

【方歌】

腹痛呕吐籍枢能，二两人参夏半升，连桂干姜甘三两，枣枚十二妙层层。

【辨证要点】

证：寒热夹杂呕吐。

病机：上热下寒腹痛欲呕。

证候：腹中痛，欲呕吐，心烦失眠。

【现代应用】

1. 腹痛、腹泻为表现的疾病，如慢性菌痢、肠结核、克罗恩病、溃疡性结肠炎、菌群失调、肠易激综合征、胆囊炎腹泻、功能性腹泻、糖尿病腹泻、药源性腹泻等。

2. 以呕吐为表现的消化道疾病，如急性胃肠炎、食物中毒、饮酒过量、某些化学药品及药物刺激、急性胃扩张、幽门梗阻、胃潴留、糖尿病性胃轻瘫、反流性食管炎、胃部黏膜脱垂症、十二指肠梗阻等。

3. 以失眠为表现的疾病，如神经症、早泄、阳痿、焦虑症、抑郁症等。

【经验采撷】

1. 食欲不振而舌淡红者，肉桂用量大于黄连。心烦而脉滑者，黄连用量大于肉桂。

2. 使用注意：呕吐严重者，本方可少量频服。

【典型病案】

1. 胃痛案

史某，女，40 岁。胃痛半年。半年前出现胃痛，伴嘈杂，易饥思纳，胸痛连背，痛处抚慰舒适，苔黄略腻，脉弦滑。诊断为饮停中州，上犯心胸。予苓桂术甘汤合栝楼薤白汤类，药后未见效。复诊见苔黄而干，脉弦滑有力，独右关沉迟。此胸寒胃热之局，喻昌谓"饮入胃中，听胃气之上下敷布"，黄连汤"不问下寒上热，上寒下热，皆可治之也。"故改用黄连汤。处方：黄连、干姜各 4.5g，桂枝 3g，炒党参、姜半夏各 10g，甘草 5g，大枣 6 枚。3 剂。药后苔黄渐化，舌上有津，脉转缓和，胸胃脘之痛均减。原方加薤白 10g，连服 10 剂而安。

2. 呕吐案

羊某，女，38 岁。呕吐半月。患者半月前出现脘痞嗳气，胸中荡漾，泛泛欲恶，继而得食呕吐，脘中嘈杂。近一周来，竟进水则呕，不进食亦干呕，胁引痛，心烦口渴。前医以镇逆、通下等法收效不显。舌苔薄、根微黄，脉弦。有胃神经官能症数载，此次与邻居口角而病起。多愁善感之性，遭恼怒抑郁之激，肝气横逆侮胃，气机升降悖乱。重镇不应，治标之举也，通下不效，伤胃损气也。仿叶天士治呕，以"泄肝安胃为纲领，用药以苦辛为主"。方用黄连汤加味，以苦辛开降、畅达气机。处方：黄连、干姜、桂枝各 5g，炙甘草 3g，党参 15g，姜半夏、姜竹茹各 10g，大枣 6 枚。3 剂。二诊：进食糜粥已不呕吐，脘嘈胁痛亦轻，续服 3 剂而愈。

3. 泄泻案

石某，男，52 岁。间歇性腹泻 2 年。现面色淡黄少华，精神倦怠，稍着寒凉，或稍有饮食不洁、不节，大便次数明显增加，时溏时软，夹杂不消化食物，腹胀肠鸣，纳少运迟，舌淡苔白，脉来缓弱。景岳谓："泄泻之本，无不由于脾胃。"脾胃虚弱，运化无权，水谷糟粕混夹而下，形成斯疾，以黄连汤加味运脾和胃。处方：黄连、干姜各 6g，山药、炒党参各 15g，桂枝 3g，姜半夏、茯苓各 10g，大枣 5 枚，六一散 15g（包）。共 6 诊，服药 18 剂，泻止便实而痊愈。

黄连解毒汤

【原文】

时疾三日已汗解，因饮酒复剧，苦烦闷干呕，口燥呻吟，错语不得卧。（《外台秘要》）

伤寒时气温病，若已六七日，热极，心下烦闷，狂言见鬼，欲起走。（《肘后方》）

黄连三两，黄芩、黄柏各二两，栀子十四枚（擘）。

上四味，切，以水六升，煮取二升，分二服。

【方歌】

黄连解毒汤四味，黄芩黄柏栀子备。狂躁大热呕不眠，吐衄血发斑均可为。

【辨证要点】

证：三焦火毒。

病机：热毒壅盛，充斥三焦。

证候：大热烦躁，口燥咽干，舌红苔黄，脉洪数有力。

【现代应用】

1. 急性传染病及急性感染性疾病过程中的中毒性脑病。

2. 以烦躁、头痛、失眠为表现的疾病，如原发性高血压病、脑出血、脑血管性痴呆、蛛网膜下腔出血、高纤维蛋白原血症、高黏血症、精神分裂症、焦虑症。

3. 感染性疾病，如急性肝炎、急性胃肠炎、菌痢等。

4. 化脓性皮肤病，如毛囊炎、湿疹、皮炎、脓疱疮、各种真菌感染，性病、疖、丹毒、痤疮、化脓性关节炎、掌足脓疱病等。

5. 自身免疫性疾病，如类风湿性关节炎、血小板减少性紫癜等。

6. 口腔黏膜病，如牙周炎、扁平苔癣、白塞病等。

7. 以出血为表现的疾病，如血友病、血小板减少症等。

8. 妇科疾病，如盆腔炎、痛经、月经过多、子宫肌瘤、子宫腺肌病等。

【经验采撷】

1. 常用加减

出血便秘者，加大黄 10g；口腔溃疡，加生甘草 20g；皮肤发红发干、脱皮屑者，合四物汤。

2. 使用注意

平素精神萎靡、喜热畏冷者，贫血者，食欲不振者，肝肾功能不全者均需慎用；误用或过用，可以出现眼圈发青、脸色发暗、食欲不振、腹泻等。

【典型病案】

1. 肠伤寒合并肠出血案

梁某，女，16 岁。6 天前开始出现恶寒，发热，恶心呕吐，不思饮食，大便稀，壮热烦闷，胸闷呕恶，头目胀痛，肢体烦痛，口苦而干，烦渴欲饮，不思饮食，时有神昏谵语，小便黄赤，大便色黑，每天 1~2 次，舌质深红，苔黄而少津，脉弦滑数。中医诊断：湿温，便血。证属湿热内蕴，热毒炽盛，灼伤血络，迫血外溢。治宜泻火解毒，凉血止血。方以黄连解毒汤加味。处方：黄连、栀子各 10g，黄芩、黄柏各 9g，金银花、连翘、生地黄各 12g，地榆 15g，白茅根 20g。2 剂水煎服，分 4 次冷服。二诊：第 2 天壮热减退，头目胀痛减轻，口苦咽干欲饮好转，大便 1 天未解。原方再服 4 剂，每天 1 剂，水煎，分 2 次服。三诊：发热已退，大便转黄，诸症基本消失。予以调理治疗，随访一年身体健康。

2. 急性上消化道出血案

刘某，男，32 岁。患者有胃溃疡史 7 年，近 5~6 天胃脘部及胁下腹部反复作痛，口苦咽干，乏味口臭，心烦不寐，呕血 2 次，伴柏油样大便 4 次，小便黄，舌红，苔黄，脉弦数。中医诊断：血症。证属胃火炽盛，胃络受损，破血妄行。治宜泻火解毒，凉血止血。投以黄连解毒汤加味治疗。处方：黄连、黄芩、黄柏、栀子、大黄、炒五灵脂各10g，地榆、白及各15g，炒蒲黄20g。水煎2剂，分4次温服。二诊：药后胃脘及胁下胀痛、口苦咽干、心烦不寐等诸症好转，呕血停止。解少量柏油样大便，舌质红，苔黄，脉弦细。原方再服4剂，每天1剂，水煎，分2次服。三诊：症状基本消失。

3. 急性肾盂肾炎案

王某，女，25岁。患者于前天出现尿频、尿急、尿痛、尿灼热感，畏寒发热，头痛身痛，恶心呕吐，伴少腹胀痛，两侧腰疼痛，舌红，苔黄腻，脉滑数。中医诊断：淋证。证属下焦湿热，热郁化火，火毒炽盛。治宜清热泻火，利湿解毒通淋。方用黄连解毒汤加味。处方：黄连、黄芩、栀子各10g，黄柏、金银花、连翘、滑石各15g，车前子12g，蒲公英30g，甘草5g。3剂，每天1剂，水煎，分3次服。二诊：药后恶寒、发热、头痛消失，尿频、尿急、尿痛、腰痛明显好转，舌转红，苔薄黄腻，脉滑，药已取效，原方加北沙参15g，再服6剂，每天1剂，水煎，分2次服。三诊：症状基本消失。

小陷胸汤

小陷胸汤 PPT

【原文】

小结胸病，正在心下，按之则痛，脉浮滑者，小陷胸汤主之。（《伤寒论》第138条）

黄连一两，半夏半升（洗），栝楼实一枚（大者）。

上三味，以水六升，先煮栝楼，取三升，去滓，内诸药，煮取二升，去滓，分温三服。

【方歌】

按而始痛病尤轻，脉络凝邪心下成，夏取半升连一两，瓜蒌整个要先烹。

【辨证要点】

证：结胸证。

病机：痰热互结于胸下。

证候：胸脘痞闷，按之则痛，或心胸闷痛，或咳痰黄稠，舌红苔黄腻，脉滑数。

【现代应用】

1.消化系统疾病，如浅表性胃炎、慢性糜烂性胃炎等。

2.循环、呼吸系统疾病，如心力衰竭、咳嗽等。

【经验采撷】

1. 常用加减

方中加入破气除痞之枳实，可提高疗效。若心胸闷痛者，加柴胡、桔梗、郁金、赤芍等以行气活血止痛；咳痰黄稠难咯者，可减半夏用量，加胆南星、杏仁、贝母等以清润化痰。

2. 使用注意

阳明腑实之胃肠热结症与中气虚兼湿热症也可见痞病，舌苔黄，但非本方治之胸膈有痰热实邪之象，故不宜用。另脾胃虚寒，大便溏者亦不宜用。

【典型病案】

1. 浅表性胃炎案

张某，女，40岁。呃逆5天。5天前患者因生气引起呃逆并伴烧心，胃脘胀痛，舌红苔黄腻。行胃镜检查示：浅表性胃炎伴糜烂。中医诊断：呃逆，辨证为：痰热互结。治以清热化痰，和胃降逆，予小陷胸汤加味：黄连9g，半夏9g，栝楼30g，白芍30g，丹参30g，代赭石24g，旋覆花12g，竹茹12g，槟榔12g，降香12g，吴茱萸3g，佩兰15g，甘草6g。每日1剂，水煎服。服6剂后，呃逆已止，胃脘仍胀满隐痛，时有烧心。上方去代赭石、降香，加佛手12g，继服6剂，症状基本消失。

2. 慢性萎缩性胃炎案

王某，男，29岁。反复发作上腹部胀满、隐痛伴口苦、呃逆4年余。患者平素饮酒量多，近日因劳累、饮酒、饮食不规律等出现上腹胀满，伴有晨起口苦、干呕、饭后呃逆，服用西药2周余症状未缓解，故求诊。刻诊：腹胀，胃脘隐痛，时呃逆，纳食少，大便干结，睡眠尚可，面色红赤，舌质红，苔腻黄白相间，脉滑数。西医诊断：慢性萎缩性胃炎。中医诊断：痞满。证属痰热互结证。治宜清热化痰，行气除满。予小陷胸汤加减：黄连9g，清半夏30g，瓜蒌30g，蒲公英30g，白及30g，紫苏叶6g。紫苏梗6g，枳实15g，生白术30g，生姜3片。日1剂，水煎2次取汁300mL，分早、晚2次服，服7剂。二诊：患者腹胀、胃脘痛、干呕症状明显缓解，但饭后呃逆时作，余无不适。治宜清热化痰，和胃降逆。在上方基础加减，同时予六味地黄丸（大蜜丸）9g，每日3次含化。

3. 心力衰竭案

李某，女，80岁。反复咳嗽憋喘20余年。每逢劳累或受凉即咳嗽、憋喘，近来出现咳嗽、憋闷加重，端坐呼吸，活动受限，言多则喘，气不得续，口唇色暗，舌尖红赤，苔腻，脉弦滑有力。听诊两肺底散在小水泡音，心前区Ⅲ级以上收缩期吹风样杂音。心电图检查示左心室肥大，伴有心肌劳损。西医诊断为：左心衰竭，心源性哮喘。辨证为：湿聚生痰，痰热互结。治以小陷胸汤加味：黄连6g，半夏6g，栝楼20g，薤白6g，枳壳15g，桑白皮10g，茯苓10g。患者服1剂后胸闷除，2剂即喘轻，能做轻微家务活动，又调理4剂症状消除，基本控制。

4. 咳嗽案

李某，男，75岁。发热、咳嗽、咳黄痰5天，热峰39℃，静脉滴注头孢类抗生素3天，仍有低热、咳嗽，咳黄黏痰，胸闷，偶感恶心，大便干结。舌质红，苔黄厚腻，脉弦。查体：T37.8℃，双肺呼吸音粗，闻及散在痰鸣音。胸片提示，符合支气管炎X线表现。诊断为咳嗽，证属痰热壅肺，方选小陷胸汤加减，以清热化痰、宣肺止咳。方药：半夏10g，黄连10g，瓜蒌15g，薄荷10g，浙贝母15g，鱼腥草15g，炒杏仁10g，桔梗10g，生石膏10g，桑白皮20g，金银花30g，玫瑰花10g。6剂后患者体温正常，咳嗽、咳痰、胸闷、恶心症状消失，复查胸片提示，支气管炎症消失。

干姜黄芩黄连人参汤

干姜黄芩黄连
人参汤 PPT

【原文】

伤寒本自寒下，医复吐下之，寒格更逆吐下，若食入口即吐，干姜黄芩黄连人参汤主之。(《伤寒论》第359条)

干姜、黄芩、黄连、人参各三两。

上四味，以水六升，煮取二升，去渣，分温再服。

【方歌】

芩连苦降籍姜开，济以人参绝妙哉，四物平行各三两，诸凡拒格此方该。

【辨证要点】

证：下寒与上热相格拒。

病机：胃热脾寒，寒热相格。

证候：食入口即吐，下利便溏。

【现代应用】

1. 消化性溃疡、急慢性肠炎、痢疾等病证属中虚夹热，寒热夹杂之证。

2. 尿毒症性胃炎、肾炎、慢性痢疾、小儿秋季腹泻等辨证属上热下寒者。

【经验采撷】

1. 病情偏寒重者，可多用干姜；偏热盛者，可加重芩连；脾虚甚者，加炒白术、山药；兼肝郁者，加四逆散合香附；腹痛甚者，重用白芍、延胡索；便血多者，加三七粉、地榆炭；五更泄者，加肉豆蔻、吴茱萸；里急后重者，加木香。

2. 使用本方应注意分寒热清虚实。

【典型病案】

1. 慢性结肠炎案

李某，男，42岁。腹痛、腹泻10余年。患者大便4~5次/日，多为稀水样便，偶夹黏液及脓血，腹部畏寒，手心发热，口干不欲饮，寐差，纳可，舌胖红有裂纹，苔薄黄，脉弦滑。大便细菌培养阴性。肠镜见乙状结肠黏膜充血、水肿及出血点，夹有黏液，未见溃疡。本病系脾胃虚弱，升降失司，寒热夹杂。治宜健脾和中，清热利湿止泻。方用干姜黄芩黄连人参汤加味：党参、茯苓、白芍各15g，香附12g，干姜、黄芩、白术各9g，黄连、甘草各6g。上方7剂，每天

1剂，水煎服。二诊：药后症状减轻，按原方继服2周。三诊：腹痛减轻，大便次数减少，每天2~3次，不成形，有时仍有黏液，不能进食生冷及油腻，苔脉同前，原方加苍术、黄柏、鸡内金9g，薏苡仁15g，每2天1剂。1月后复诊，大便每天1~2次，有时成形，偶有便前左下腹不适，大便常规正常，按上方加减配药丸常服调理。

2. 胆汁反流性胃炎案

陈某，男，70岁。因胃痛、泛酸、进食后胃脘嘈杂不适来诊。患者形体丰腴，平素嗜饮烈性酒，致使胃肠疼痛，时时泛酸，吐绿苦水，食后脘部嘈杂不舒，时饱胀，大便干溏不一，有时又现腹部不适、隐痛，舌苔白腻质淡，舌体胖，边有齿印，脉沉迟，偶有歇止。胃镜示，胆汁反流性胃炎。治宜温中散寒，清胆和胃。方用干姜黄芩黄连人参汤合附子泻心汤加减：人参10g（另煎），黄连5g，黄芩6g，茯苓15g，制附片5g（先煎），法半夏10g，干姜3g，九香虫6g，大黄5g，生姜5片。上方5剂，每天1剂，水煎服。二诊：诉上述症状均有所改善，又予5剂。三诊：诉上述症状明显好转，上方改人参为太子参15g，予20剂。后托人来告，病愈两月，自觉症状基本消失。

3. 尿毒症性胃炎案

胡某，男，51岁。主诉：恶心、呕吐、口中有氨味旬余。患者慢性肾功能衰竭3年余，近旬余来纳食不思，恶心，呕吐，吐出物为胃内容物，泛酸嘈杂，嗳气，神倦乏力，面黄虚浮，两下肢轻度浮肿，大便色黄质软，尿量尚正常，舌淡红质胖，苔黄腻，脉濡滑。系浊邪湿热壅阻，脾胃升降失常。拟辛开苦降、调和脾胃法。方用干姜黄芩黄连人参汤加味：干姜5g，黄芩5g，黄连5g，党参10g，鸡内金10g，焦山楂12g，苏叶10g，苏梗10g，乌贼骨30g。上方7剂，每天1剂，水煎服。二诊：诉呕吐、嘈杂泛酸已止，尚有恶心，纳食较差，继用本方治疗月余。后电话告知消化道症状基本消除，体力也较前好转。

厚朴生姜半夏甘草人参汤

厚朴生姜半夏
甘草人参汤 PPT

【原文】

发汗后，腹胀满者，厚朴生姜甘草半夏人参汤主之。（《伤寒论》第66条）

厚朴半斤（去皮，炙），生姜半斤（切），半夏半升（洗），人参一两，甘草二两（炙）。

上五味，以水一斗，煮取三升，去滓，温服一升，日三服。

【方歌】

厚朴半斤姜半斤，一参二草亦须分，半升半夏除虚满，汗后调和法出群。

【辨证要点】

证：脾虚气滞腹胀。

病机：脾气虚弱，运化失健，气机阻滞。

证候：脾虚证但腹部胀满呕逆。

【现代应用】

1. 临床应用本方，不必局限于汗后，凡是脾虚气滞所致之腹胀满皆可用之。

2. 厚朴生姜半夏甘草人参汤除了治疗腹胀满外，还可治疗呕逆、痞满不食、便秘、胃炎等症。如《类聚方广义》用本方治霍乱吐泻之后，腹犹满痛。

3. 现代临床上本方多用于治疗消化系疾病之属于脾虚夹湿或气滞者，如肝炎或肝炎后综合征的腹胀等。另，某些胃肠术后腹满气滞夹虚之证，亦常用本方加减治疗取效。

【经验采撷】

1. 常用加减：若胃脘胀满严重者，可酌加香橼、佛手、苏梗、木香等理气之药；若伴有胁肋胀满，可加柴胡、郁金等疏肝之品；若伴有呃逆、嗳气者，可适当加大生姜、半夏用量，并酌配陈皮、竹茹等药以降逆。

2. 本病以脾气虚弱为本，痰湿阻滞、气机不利为标，属虚实夹杂之证。故腹胀满一症最为重要，他症则不甚突出。治之宜攻补兼施。故临床上须分清腹胀满之虚、实、寒、热。

3. 临床上应辨明"虚"与"滞"的主从。对于脾虚气滞之腹胀满，以虚为主者，多微满而不胀，治疗上应以补虚为主，佐以理气；以滞为主者，多满且胀，治疗上当以消佐以补虚为主。明乎此，宗其义，效其法，则可得心应手地扩大本方的应用范围，且常收到"一剂知，二剂已"的效果。

【典型病案】

1. 便秘案

姜某，女，48岁。便秘2年。患者于2年前出现便秘，大便燥结如羊屎。5~7天一解，伴形寒肢冷，面色萎黄，腹满纳差，时有呃逆，舌青略紫、苔厚浊腻，脉沉迟。服中西药治疗无效。证属脾阳亏虚，气滞血瘀。治宜温运脾阳，行气除满。方以厚朴生姜半夏甘草人参汤加减。处方：桂枝、生姜、厚朴各15g，白术、桃仁各20g，炙甘草10g，党参5g。连服7剂，大便得通，2天1次，畏寒肢冷减轻，继服30剂，诸症消失。随访4年未复发。

2. 胆囊切除术后综合征案

张某，男，47岁。胆囊切除术后1年。1年前因胆囊结石行胆囊切除术，目前觉左胁胀痛，反酸，嗳气，食后饱胀，无烧心，胃纳一般，肠鸣，大便稀溏，完谷不化，夜寐尚可，舌暗苔薄脉细弦。处方：厚朴10g，干姜2g，党参10g，法半夏6g，炙甘草5g，枳壳10g，陈皮10g，醋柴胡6g，海金沙（包煎）15g，炙鸡内金15g，乌药10g，小茴香3g。14剂，1剂/日，水煎服。二诊：患者诉仍有反酸，嗳气减少，腹胀、腹痛减轻，大便成形，先干后稀。处方：上方加山药20g，薏苡仁15g，14剂，1剂/日，水煎服。服上药后，诸症皆平。

3. 慢性萎缩性胃炎案

王某，男，52 岁。反复上腹部胀痛 3 年余，胃镜诊断为慢性萎缩性胃炎，病理:（胃角）中度慢性萎缩性胃炎伴肠化，急性活动性，局灶腺体增生;（窦小）中度慢性萎缩性胃炎伴肠化，急性活动性。现症见：患者觉胃胀，多食加重，偶有胃痛，有时嗳气，无反酸，无烧心，口干，大便偏干，小便尚调，夜寐安，舌红苔薄白，脉细。西医诊断：慢性萎缩性胃炎。中医诊断：胃痞。辨证：中虚气滞证。处方：厚朴 10g，干姜 4g，姜半夏 6g，炙甘草 5g，党参 10g，陈皮 6g，枳壳 10g，山药 20g，炒谷麦芽各 30g，木香 6g，乌贼骨 30g，麦冬 15g，火麻仁 10g，肉苁蓉 10g。7 剂，1 剂 / 日，水煎服。二诊：服上药后，胃胀明显减轻，发作间隔时间延长，大便一日一行，质软，舌红苔薄白脉细，处方：原方加仙鹤草 15g，白花蛇舌草 15g，继服 14 剂。三诊：患者来诊，诉诸症皆平，要求取药续服巩固疗效。

第五章　五苓散类方

五苓散

五苓散 PPT

【原文】

太阳病，发汗后，大汗出，胃中干，烦躁不得眠，欲得饮水者，少少与饮之，令胃气和则愈。若脉浮，小便不利，微热，消渴者，五苓散主之。(《伤寒论》第71条)

伤寒汗出而渴者，五苓散主之；不渴者，茯苓甘草汤主之。(《伤寒论》第73条)

中风发热，六七日不解而烦，有表里证，渴欲饮水，水入则吐者，名曰水逆，五苓散主之。(《伤寒论》第74条)

猪苓十八铢（去皮），泽泻一两六铢，白术十八铢，茯苓十八铢，桂枝半两（去皮）。

上五味，捣为散，以白饮和服方寸匕，日三服。多饮暖水，汗出愈。如法将息。

【方歌】

猪术茯苓十八铢，泽宜一两六铢符，桂枝半两磨调服，暖水频吞汗出苏。

【辨证要点】

证：消渴证。

病机：膀胱气化不利，水道失调，

证候：口渴，小便不利。

【现代应用】

本方为治疗太阳病里证的基础方，与水液代谢失常相关的疾病，或为蓄水，或为水逆，或为水肿，或为痰饮，或为泄泻等，属水湿内盛者，均可辨证使用五苓散，如：

1. 肾系疾病，如肾炎水肿、糖尿病肾病、尿潴留、特发性水肿、透析失衡综合征、肾积水、尿崩症、泌尿系感染等。

2. 脾胃肝系疾病，如急性胃肠炎、腹水、黄疸、肝硬化腹水、痢疾等。

3. 心肺系统疾病，如阳虚水泛型心衰或喘嗽、心包积液、慢性充血性心力衰竭、眩晕、心源性黄疸、结核性胸水、心性水肿等。

4. 儿科疾病，如小儿腹泻、小儿湿疹、丘疹性荨麻疹、小儿遗尿、尿频等。

5. 妇产科疾病，如卵巢过度刺激综合征、阴痒、绝经前后诸证、妊娠高血压。

6. 眼科疾病，如眼睑非炎症性水肿、眼睑湿疹、球结膜淋巴液潴留、视网膜水肿等。

7. 其他疾病，如癫痫、脑积水、颅内高压、梅尼埃病、高血脂、关节滑膜炎等。

【经验采撷】

1. 历代医家从五苓散化裁出很多著名方剂。除《金匮要略》的茵陈五苓散外，后世医家还提出了加味五苓汤、加减五苓汤（《济生方》）、茯苓汤（《兰室秘藏》）、四苓汤（《丹溪心法》）、茯苓琥珀汤、茯苓渗湿汤（《卫生宝鉴》）、春泽汤（《证治准绳》）、加味四苓散（《寿世保元》）、茵楝五苓散（《医宗金鉴》）等常用方剂。

2. 本方不必煎煮，以稻米粥水调散服用，药后多饮暖水，助药力以行津液，利水则气化通行，开鬼门（汗出），洁净府（小便利），蓄水得除，故"汗出愈"。

3. 常用加减：水湿内停兼表证者，加羌活、生姜、柴胡；素体虚弱而湿邪内停，或湿邪久居耗伤正气者，加人参、当归、川芎、阿胶、麦冬；湿邪寒化或与寒相合者，加附子、干姜、草果、厚朴、陈皮、半夏；湿阻气滞者，加川楝子、青陈皮、茴香、槟榔；湿邪久居而化热，或湿与热结者，加茵陈、栀子、黄芩、黄连、木通、防己；若湿邪更盛，或兼湿阻中焦者，加滑石、车前、琥珀、车前子、苍术、木通；湿邪内停兼血瘀不行者，加桃仁、红花、黑白丑；水湿之邪与时气相结而致结胸，或胞衣不出者，加厚朴、芒硝；痰火搏结，上蒙心窍而神志失常者，加辰砂、黄芩、黄连，赤茯苓代茯苓，肉桂代桂枝。

【典型病案】

1. 泌尿系感染案

孙某，男，28岁。尿灼热1周。患者1周前饮酒后出现尿灼热，未予诊治，因症状不能自行缓解而来诊。刻诊见：尿灼热，尿不尽，腰酸，汗出多，口中和，无盗汗，大便稀，舌淡苔白，脉沉弱数。体征：无发热，双肾区无叩击痛，下腹无压痛。西医诊断：尿路感染。中医诊断：淋证，证属太阳表虚、太阴停饮兼阳明郁热。方选五苓散。处方：桂枝10g，茯苓12g，猪苓10g，泽泻10g，苍术 10g。7 剂，1 剂 / 日，水煎分 2 次温服，7 剂服完，患者尿灼热、尿不尽症状消失，大便正常，腰酸不明显。

2. 视网膜水肿案

王某，男，42 岁。左眼视糊，眼前黑影遮住已 2 周，西医诊断为中心性视网膜脉络膜炎，用药未见好转。检查：左眼视力 0.5，眼底黄斑水肿，中心窝反光消失。因患者无其他明显体征，根据眼底水肿，乃予五苓散。处方：猪苓、茯苓、白术、泽泻各 12g，桂枝 3g。服 5 剂后，自觉眼前黑影变淡，视力增进至 0.7。续服原方 3 周，眼底黄斑部水肿退，中心光反射出现，眼前黑影消失，视力恢复正常。

3. 膝关节慢性滑膜炎案

江某，女性，53 岁。患者 2 周前因劳损出现左膝酸痛不适，经口服双氯芬酸钠、外用镇痛膏等治疗未见好转，近日肿痛加重，行走不便，舌淡红苔白腻，脉濡缓。查体：左膝肿胀，压痛，浮髌试验阳性。X 线检查：左膝退行性改变。本病乃感受风、寒、湿邪，湿邪偏重，稽留关节，故致关节肿胀，活动不利。治宜利水消肿，通络除湿。方选五苓散加味。处方：泽泻 25g，猪苓 15g，白术 15g，茯苓 15g，桂枝 10g，独活 15g，川牛膝 10g，黄芪 20g，地龙 10g。5 剂，每日 1 剂，水煎 2 次，早晚分服。服 5 剂后肿痛明显减轻，上方加续断 15g，再进 5 剂后而痊愈。随访半年无复发。

茵陈五苓散

茵陈五苓散 PPT

【原文】

黄疸病，茵陈五苓散主之。(《金匮要略·黄疸病脉证并治》第 18 条)

茵陈蒿末十分，五苓散五分(方见痰饮中)。

上二物和，先食饮方寸匕，日三服。

【方歌】

疸病传来两解方，茵陈末入五苓尝，五苓五分专行水，十分茵陈却退黄。

【辨证要点】

证：湿热黄疸。

病机：湿重于热

证候：黄疸，兼有小便不利、胸脘痞满、口淡不渴、舌苔厚腻。

【现代应用】

常用于肝细胞性黄疸、肝硬化腹水、高脂血症、药物性肝病、糖尿病、湿疹、甲状腺功能亢进等证属湿热内蕴的病证。

【经验采撷】

常用加减：见寒热往来、头痛口苦者，加柴胡、黄芩、龙胆草；胁痛、脘腹胀满者，加郁金、枳实、川楝子、延胡索；恶心呕吐、食少纳呆者，加竹茹、半夏、焦山楂、焦六曲；倦怠乏力较明显，加党参、生薏苡仁。

【典型病案】

1. 黄疸型腹水案

施某，男，55岁。因"反复乏力、纳差、腹胀3年余，再发伴黑便4天"入院。诊断：酒精性肝硬化失代偿期，合并消化道出血、腹水、黄疸、凝血功能障碍。总胆红素最高289.3μmol/L，B超示肝肾隐窝、脾肾隐窝和下腹部可见液性暗区，前后径分别约8.0cm、8.0cm和11.0cm。西医予常规治疗，症状缓解不明显。故合用中医治疗。诊见：患者多年肝病，全身肤色暗黄无光泽，眼白色黄，乏力腹胀，胃纳一般，口干，大便1日3次、偏烂，小便不利，腹胀如鼓，矢气不畅，四肢头面不肿，舌红苔白腻，脉沉缓。中医诊断：黄疸病（太阴黄疸），湿重于热。方用茵陈五苓散加减：茵陈、白茅根各30g，生白芍、茯苓、炒莱菔子、猪苓各15g，柴胡、生鸡内金各12g，泽泻10g，白术、陈皮、槟榔各9g，三棱、莪术各6g。5剂后，症状明显好转。经2周治疗，诸症悉退。B超示肝周和脾周均见液性暗区，宽分别为2.0cm和1.0cm；下腹腔见游离液性暗区，前后径约8.0cm。

2. 足汗多症

张某，女，12岁。足心出汗6年。患者6年前出现足心汗多，伴脚臭，两目干涩，偏食，夜晚磨牙，大便日行1~2次，偏干，余尚可。舌红苔薄白，脉细。证属脾虚湿聚，肝肾阴虚。治宜健脾祛湿，滋养肝肾。方投茵陈五苓散、一贯煎合二至丸加味。处方：泽泻24g，桂枝4g，茯苓20g，白术10g，猪苓10g，茵陈蒿20g，薏苡仁20g，生地黄15g，当归10g，川楝子8g，北沙参10g，麦冬10g，枸杞子15g，女贞子15g，墨旱莲15g，桑叶10g，沙苑子10g，焦山楂15g。7剂，每日1剂，水煎分2次温服。药尽二诊，述服上方后，足心出汗明显改善，脚臭减轻，舌红苔白而润，脉细。守上方加菊花10g，又7剂，以资巩固。

3. 多发性神经炎

徐某，女性，56岁。自诉20年前，因患泌尿系感染服用呋喃妥因一周后，手足指节疼痛渐及肘膝，遂至肢端感觉异样，诊为"末梢神经炎"。西药治疗未获小愈。来诊时，肢端至肘膝浮肿、麻木不仁，皮下犹如蚁行，手不能握物，四末清冷，遇热反甚，头皮浮肿，按之凹陷，发疏皮亮，行走不便，纳呆腹胀，溲便清调。舌体胖大有齿痕，苔滑腻，脉象缓滑。据脉论证，乃脾胃虚弱，化源不足，寒湿乘虚而入，浸渍肌肤经络所致，投以茵陈五苓散加减为治。茵陈15g，茯苓20g，猪苓10g，泽泻15g，白术15g，桑枝25g，羌活10g，秦艽10g，葛根15g，灵仙15g，防风10g，忍冬藤20g。嘱服3剂。二诊：病家欢喜来告3剂服尽，浮肿已消，手足略有知觉。遂于上方去茵陈，加丝瓜络10g，钩藤15g，嘱服10剂。三诊：浮肿已消，手足知觉基本如常，身轻神爽。遂于原方去茵陈，加菟丝子 15g，枸杞子 15g，以善其后。随访半年余未再复发。

甘姜苓术汤

甘姜苓术汤 PPT

【原文】

肾着之病，其人身体重，腰中冷，如坐水中，形如水状，反不渴，小便自利，饮食如故，病属下焦。身劳汗出，衣里冷湿，久久得之。腰以下冷痛，腹重如带五千钱，甘姜苓术汤主之。（《金匮要略·五脏风寒积聚病脉证》第 16 条）

甘草、白术各二两，干姜、茯苓各四两。

上四味，以水五升，煮取三升，分温三服，腰中即温。

【方歌】

腰冷溶溶坐水泉，腹中如带五千钱，术甘二两姜苓四，寒湿同驱岂偶然。

【辨证要点】

证：肾着。

病机：寒湿痹阻于腰部。

证候：腰以下冷痛，腹重如带五千钱，不渴，小便自利。病位属下焦。

【现代应用】

1. 风湿性关节炎、坐骨神经痛等属寒湿者。

2. 滑精、带下、妊娠下肢浮肿，或老年人小便失禁，男女遗尿，妇女年久腰冷带下等，属脾阳不足而有寒湿者。

【经验采撷】

本方又名肾着汤（《备急千金要方》卷十九），甘草汤（《外台秘要》卷十七引《古今录验》），除湿汤（《三因极一病证方论》卷九）。

1.《三因极一病证方论》卷十七"肾着汤"，主治妊娠腰脚肿痛，为本方加杏仁，锉为散服。

2.《陈素庵妇科补解》卷三"肾着汤"，主治妊娠胎水肿满，为本方去干姜，加香附、陈皮、川芎、木香、黄芩、苏叶、当归、白芍、腹皮、羌活、苍术。

3.《血证论》卷八"肾着汤"，主治腰以下冷痛，腹重如带五千钱。为本方去干姜，加红枣。

4.《易简方》"肾着汤"，主治腰重而冷疼，为本方加苍术。

5.《杂病源流犀烛》卷十六"肾着汤"，主治女痨疸，薄暮发热恶寒，额黑微汗，手足热，腹胀如水，小腹满急，大便时溏，身目黄赤，小便不利。为本方去干姜，加升麻、防风、苍术、羌活、独活、猪苓、柴胡、葛根、泽泻、人参、神曲、黄柏。

6.《普济方》卷一引《如宜方》"肾着汤"，主治"中湿"，关节一身尽痛，小便自利，脉沉缓而微。为本方加人参。

【典型病案】

1. 腰痛症

徐某，女，29 岁。臀部冷痛两年。两年前生小孩时，正值酷暑之际，满月就席地睡了一夜，继则出现臀部冷痛，得温则减，余无不适。所求中医师多以风湿痹痛，脾阳虚辨证，方用独活寄生汤或香砂六君子汤等加减，均不见效。查舌淡苔白津润，脉缓。辨证：寒湿阻滞证（肾着病）。立法：温运寒湿。选方：肾着汤。白术 15g，茯苓 15g，干姜 12g，炙草 8g，两剂。二诊：冷痛已大大减轻。守方加味：白术 15g，茯苓 15g，干姜 12g，炙草 8g，鹿角片 20g。两剂，病痊愈。

2. 带下病

杨某，女，36 岁。白带量多 1 年余。因工作环境湿冷，带下清稀如水，腰部酸胀如坐水中，小便清长，大便鹜溏，阴道觉冷，小腹不温坠重，面微青白，舌淡苔少而滑，脉细。此为寒湿侵袭，阳气受伤，不能温煦，带脉不固。治宜温阳散寒，燠土胜水，除湿固带。方用甘姜苓术汤加味：炙甘草 6g，干姜 12g，炒白术 30g，茯苓 30g，制附片 9g（先煎）。5 剂，每日 1 剂，开水煎服。后仍以此方为主，随症略做加减，调治而愈。复诊：服完上药，白带明显减少，小腹渐温，阴冷已除，大便成形，小便正常。再以上方去熟附子，续服 8 剂，白带及诸症尽除，告愈。

3. 产后痹证

李某，女，28 岁。自然流产 1 次，腰部痛 5 个月。5 个月前流产后出现畏风寒，腰背汗多，足跟痛，腰骶及右膝冷痛，自诉冷入骨髓感，腰酸乏力，伴沉重感，夜寐多梦，醒后无力，手胀、握拳不紧，口中黏腻。经间期白带多，夹血污。既往月经规则，周期 30 天，行经 6~7 天，量中。经前 1 天及经期第 1、2 天有痛经。曾多次在风湿免疫专科就诊，查抗核抗体谱及类风湿三项未见异常，曾诊断为"盆腔炎性后遗症"。舌淡红苔薄润，脉滑细右略沉。诊断为产后身痛，证属脾肾阳虚、寒湿侵袭。治以温脾助阳，祛湿止痛。方拟甘姜苓术汤合麻黄附子细辛汤。处方：干姜 20g，茯苓 30g，苍术 30g，炙甘草 15g，炙麻黄 6g，细辛 6g，制附片 15g（先煎），生龙骨 20g，生牡蛎 30g，桑寄生 20g。共 6 剂，水煎服。二诊：自述好转，然患者腰骶膝冷痛不减反增，故二诊干姜增至 40g（原方为四两），附子亦增至 20g，细辛增至 9g。14 剂，水煎服。三诊：自述前症，尤其是腰骶冷减半。痛经减，经后带夹血污未作。处方：前方去细辛，加鹿角片 10g，附子加量至 30g，共 7 剂，水煎服。药后诸症大减，后腰骶冷痛、便烂等症状未作，且数月后二胎顺产一子。

苓桂术甘汤

苓桂术甘汤 PPT

【原文】

伤寒若吐、若下后，心下逆满，气上冲胸，起则头眩，脉沉紧，发汗则动

经，身为振振摇者，茯苓桂枝白术甘草汤主之。(《伤寒论》第 67 条)

心下有痰饮，胸胁支满，目眩，苓桂术甘汤主之。(《金匮要略·痰饮咳嗽病脉证并治》第 16 条)

茯苓四两，桂枝三两(去皮)，白术、甘草各二两(炙)。

上四味，以水六升，煮取三升，去滓，分温三服。

【方歌】

病因吐下气冲胸，起则头眩身振从，茯四桂三术草二，温中降逆效从容。

【辨证要点】

证：脾虚痰饮。

病机：中焦不运，水饮内停。

证候：胸胁支满、目眩心悸，脉沉紧。

【现代应用】

常用于治疗慢性支气管炎、支气管哮喘、心源性水肿、特发性水肿、慢性肾小球肾炎、肾病综合征、梅尼埃病、心包积液、风湿性关节炎、病毒性心肌炎等属痰饮内停者。

【经验采撷】

常用加减：若呕吐痰水，加制半夏；痰多，加制半夏、陈皮；气虚，加党参、黄芪；脾阳不足、湿盛泄泻，加苍术、厚朴、陈皮、甘草。心下痞或腹中有水声，加枳实。

【典型病案】

1. 内耳眩晕症

张某，男，48 岁。患者患内耳眩晕症已近 5 年，近一月来持续眩晕，自觉天地旋转，如坐舟船，头晕欲仆，视物旋转，胸中烦满，呕逆泛恶，身体困重，不思饮食，舌苔白滑，舌质暗，脉沉细。本病乃脾失健运，痰湿内停，水饮上犯，胃失和降所致。治以健脾化痰，温阳利水，降逆和中。处方：云苓 30g，桂枝 10g，白术 12g，甘草 6g，泽泻 25g，钩藤 20g，菊花 15g。5 剂。二诊：头晕明显好转，呕吐止，纳食增加，精神渐振，原方续进 6 剂后眩晕止，病愈。

2. 紧张性头痛症

苏某，女，51 岁。自诉患混合性头痛 10 余年，查颅脑 CT/MRI 等均无异常表现，曾延请众多中西名医诊治无效。近年来头痛发作趋频，程度日渐剧烈，每因劳累、受凉、抑郁而诱发，近月来几乎每日必发 2~3 次，发作多在午前或傍晚后，入寐后即安然无事，发时均始感背脊正中大若手掌之区域发凉，该处皮肉犹若被人抓起之状，紧绷痛旋即沿着后项、头枕经颠顶而迅速抵达眼球，满头紧绷胀重疼痛，两眼球犹如有物从内挤压呈外脱之状，以致不得不以头抵墙，双手捂眼，甚感恐惧、痛苦，其时只能求助于高频电针刺背、项、头、眼等处穴位才得以逐趋缓解，缓解时间短则 1~2 小时，长则 5~6 小时，不发时仍感时心悸，常太息，偶干呕、吐涎沫，刻下为头痛缓解期，舌质红，边有齿痕与瘀点，苔薄白而润，脉左弦右缓而兼滑小。查阅前医处方，几乎遍涉治疗头痛的所有方法，思之良久，乃悟其证当为脾虚饮停心下，肝寒夹饮上逆，延久入络，兼夹痰瘀作祟，遂治用苓桂术甘汤（茯苓、桂枝、炒白术、炙甘草各10g）合吴茱萸汤加川芎、当归各10g，3剂，1.5剂/日，水煎取汁，日3服，并告之药后可能因瘀血的触动而使头痛暂时加剧。二诊：药后首日果然曾发剧烈头痛1次，次日又发程度甚轻的头痛1次，余症悉减，苔脉如前，予原方加藏红花（分吞）1g，10剂，1剂/日，水煎取汁，日2服。三诊：仅诉偶尔头痛，苔薄白，脉弦缓。再予原方15剂，并嘱汤剂尽即改用《世医得效方》十味温胆汤改制颗粒剂继服之，1年后电告头痛从未复发。

3. 经期浮肿症

王某，女性，29岁。孕4产1，人流3次。14岁初潮，平素月经周期34~37日，每次持续4~6天。自诉于3次人流后感精神日差，平素肢倦神疲，畏寒肢冷，食欲欠佳，食少，饮食稍有不慎即腹泻便溏，经期推迟，经量中等，色淡。近1年来经期中出现面部浮肿，晨起加重。诊见患者面白，双下肢浮肿，按之没指，双睑浮肿，舌质淡，苔薄白，脉沉缓。诊断为经行浮肿，证属脾肾阳虚。遂投以温肾、健脾、利水之剂，方用苓桂术甘汤加味：茯苓12g，桂枝10g，白术15g，甘草6g，补骨脂15g，巴戟天15g，五加皮12g，川芎9g。每日1剂，水煎，分2次服。服药3剂后颜面浮肿明显好转，精神转佳，腰酸、肢冷畏寒略见好转。效不更方，继服2剂。然后嘱患者于经后服六味地黄丸合归脾丸至下次月经来潮。随访1年未复发。

茯苓甘草汤PPT

茯苓甘草汤

【原文】

伤寒汗出而渴者，五苓散主之；不渴者，茯苓甘草汤主之。（《伤寒论》第73条）

伤寒厥而心下悸，宜先治水，当服茯苓甘草汤，却治其厥。不尔，水渍入胃，必作利也。（《伤寒论》第356条）

茯苓二两，桂枝二两（去皮），甘草一两（炙），生姜三两（切）。

上四味，以水四升，煮取二升，去滓，分温三服。

【方歌】

汗多不渴此方求，又治伤寒厥悸忧，三姜一甘二桂苓，须知水汗共源流。

【辨证要点】

证：水停中焦。

病机：胃气不足，水停胃里。

证候：口不渴，心下悸（胃中振水音），小便不利。

【现代应用】

可用于慢性胃炎、胃潴留、功能性消化不良、便秘、肺动脉高压等，凡属于寒饮停滞胃脘者，皆可以本方为基本方加减治之。

【经验采撷】

常用加减：合并心慌，加黑枣；烦躁不安、脘闷、冲逆者，加白术、枳实；食滞中阻者，加焦三仙、萆薢。

【典型病案】

1. 慢性胃炎

武某，女，30岁。头晕、呕吐间断发作5年，复发加重3天。5年来稍饮食不当或过食油腻则头晕目眩，恶心呕吐，心慌汗出，吐后头晕减轻，诸症可缓，吐物多为不消化之物及清水。平素饮食偏少，喜进清淡稀饮，饮量不多。心电图示，窦性心律不齐。胃镜示，慢性浅表性胃炎。近因略食油腻，病情复发加重，出现头晕目眩，静卧不敢行走，动则欲吐，吐则多清水痰涎，吐后诸症不减，并心慌、额汗出，舌红、苔白多津，脉弦滑。证属胃虚水停，食滞中阻。治宜健胃消食化饮。拟茯苓甘草汤加味。处方：茯苓30g，桂枝5g，焦三仙各13g，萆薢、炙甘草各9g，生姜2片。3剂，每日1剂，少量多次分服。药后头晕消失，诸症悉除。后以茯苓桂枝白术甘草汤善后，至今未见复发。

2. 咳嗽

周某，女，62岁。自诉因外感而至咳嗽，头身疼痛。初见鼻塞流涕，继而恶寒发热，咳嗽头痛，全身不适，自服止咳及抗感冒等西药，唯咳嗽不愈，而余症减轻。后到某医院门诊就诊，诊为气管炎，予以静脉滴注消炎药（具体药物不详）2天，症状未见好转，自觉咳嗽加重，夜间尤甚，咳嗽时小便自出，胸闷气短。次日即邀我出诊。刻诊：痛苦面容，精神萎靡，形体虚弱，咳嗽遗尿，手足不温，口淡不渴。舌质淡，苔薄白，脉沉细而弱。四诊合参，证属脾肾阳虚，肺失宣肃。治以温阳补肾，益气宣肺。方用茯苓甘草汤加味，处方：炙黄芪15g，党参15g，五味子10g，紫菀10g，桔梗10g，茯苓15g，桂枝10g，炙甘草6g，生姜3g。3剂，水煎服，日1剂。3剂后，诸症大减，精神转佳。方已中病，守上方加菟丝子10g，再服5剂。药尽咳愈，小便无异常，诸症消失。

3. 妊娠恶阻

柳某，女，30岁。妊娠50天，恶心口淡1周。患者诉喜热饮，饮入不舒，纳差，舌淡红，苔薄腻，脉细滑。治法：温中化饮，和胃降逆。处方：苓桂术甘汤合小半夏汤、橘皮汤。茯苓10g，桂枝6g，白术12g，炙甘草6g，生姜5片、半夏12g，陈皮9g。5剂。二诊：恶心减轻，进食后稍著，身冷，口淡多涎，晨起腰痛明显，舌淡红，苔薄白，脉细。治法：温中化饮，扶阳和胃。处方：苓桂术甘汤合四逆汤加味。茯苓10g，桂枝6g，白术12g，炙甘草6g，制附片6g（先煎）、干姜 5g，半夏 15g。5 剂。三诊：恶阻消失，身冷除，晨起空腹时胃脘隐痛，进食后缓解，舌淡红，苔薄白，脉细。治法：温中健脾，调气和胃。处方：小建中汤合小半夏汤加味。桂枝 6g，炒白芍 12g，炙甘草 6g，饴糖（冲）30g，生姜 6g，大枣 6 个，半夏 15g，制附片 6g(先煎)、砂仁（冲)5g。5 剂。诸症消失而愈。

苓桂枣甘汤

苓桂枣甘汤 PPT

【原文】

发汗后，其人脐下悸者，欲作奔豚，茯苓桂枝甘草大枣汤主之。（《伤寒论》第 65 条）

发汗后，脐下悸者，欲作奔豚，茯苓桂枝甘草大枣汤主之。（《金匮要略·奔豚气病脉证治》第 4 条）

茯苓半斤，桂枝四两（去皮），甘草二两（炙），大枣十五枚（擘）。

上四味，以甘澜水一斗，先煮茯苓减二升，内诸药，煮取三升，去滓，温服一升，日三服。

作甘澜水法：取水二斗，置大盆内，以杓扬之，水上有珠子五六千颗相逐，取用之。

【方歌】

半斤茯苓四两桂，炙甘二两悸堪治，枣推十五扶中土，煮取甘澜两度施。

【辨证要点】

证：欲作奔豚。

病机：上焦阳气不足，下焦水饮欲动。

证候：脐下悸，欲作奔豚，小便不利。

【现代应用】

本方常用于痰饮眩晕、自主神经功能紊乱、神经官能症、神经性心悸、功能性消化不良、更年期综合征、假性癫痫、慢性胃炎、慢性肾炎等。

【经验采撷】

下焦阳虚甚者，改桂枝为肉桂；腰酸、耳鸣等阴虚者，加麦冬、枸杞子。

【典型病案】

1. 抑郁症

王某，女，59 岁。患者长期患抑郁症，常常夜不安寐，情绪低落，精神不振，平时服用抗抑郁药。近 1 个月来，自觉有气从脐腹上冲，至胸胁时止，致胸胁极其满闷，难以耐受，时发时止。近 1 周来，腹气上冲胸胁有愈演愈烈之势，并伴惊恐不安。诊见：面色清白，两睑虚浮，夜不安寐且易醒，白昼神疲喜卧，肢软乏力，少气懒言，纳食较少，大便亦少、不干，每四五日一行，脘腹时胀，饱食或喝水后即全身怕冷，自觉有气从脐腹上冲胸胁，至胸胁满闷难忍，时发时止，苦不堪言。舌质偏紫暗，舌苔薄白腻微糙，脉细涩。诊断为抑郁症。此为肝气郁结，气滞血瘀，肝气、胃气夹水饮上冲胸胁所致。治当疏肝理气，活血化瘀，健脾化饮，降逆平冲。方拟奔豚汤合茯苓桂枝甘草大枣汤加减治之。处方：醋柴胡 10g，酒当归 10g，炒白芍 30g，川芎 10g，酒黄芩 10g，干姜 5g，法半夏 10g，桂枝 10g，茯苓 30g，炙甘草 10g，大枣 30g，玫瑰花 5g，代代花 5g，绿萼梅 5g，炒白术 15g，合欢皮 15g。每日 1 剂，早晚饭后 1 小时服用。7 剂。复诊：患者药后腹气上冲胸胁明显缓解，偶有发作，但一过即散，可以忍受，夜寐好转，怕冷亦失，精神转振。原方再进 7 剂以资巩固。

2. 神经性心悸症

黄某，男，43 岁。3 个月以前因劳动汗出受风后，即感身痛心悸，经服感冒清热冲剂，身痛缓解，但心悸日益加重，气短乏力、多汗，以致不能劳动。经某医院内科诊为冠状动脉供血不全，按冠心病常规服药半月，效果不显。又经中医诊治，服用益气养血补心健脾药 20 余剂，仍不效。转来试治。观面色㿠白，精神不振。查询病情，发作之前，自觉有一股凉气从少腹上冲至胸，随之心悸不休，坐卧不安，须手按心胸部始舒，喜暖恶寒，口不渴。舌淡红苔薄白而润滑，脉象沉细小数而无力。证属心阳不足，水气上乘。拟温通心阳，化气行水法。处方：茯苓 24g，桂枝 12g，炙甘草 6g，大枣 15 枚。嘱一剂三煎，日三服。服药二剂症大减，继服两剂，病即痊愈。

3. 咽异感症

祁某，男，24 岁。咽部哽咽不适 2 周。刻诊：患者自觉咽部堵闷，似有异物存于食道，腹胀畏凉，时自觉腹中有气体向咽部滚动，周身乏力，偶有心悸，纳差，寐欠安，大便日行 1 次，质软，小便调。舌淡苔白，脉细弦。当日行胃镜检查，诊断为慢性胃炎。中医诊断：奔豚。辨证：心阳虚证。治则：温通心阳，化气行水。方用苓桂术甘汤加减。处方：党参 15g，茯苓 30g，炒白术 20g，桂枝 10g，白芍 15g，生甘草 20g，干姜 5g，苏梗 10g，木香 10g，枳壳 10g，厚朴 10g，白豆蔻 10g，荜茇 10g，荜澄茄 10g，生麦芽 30g，鸡内金 10g，吴茱萸 3g，黄连 5g。每日 1 剂，水煎服。二诊：患者服药 2 剂，自觉腹中气体向咽部滚动之感大减，咽部堵闷缓解，纳食尚可，夜寐欠安，舌淡红苔白，脉细略弦，效不更方，仍予原方 3 剂。患者前后共服药 5 剂，病愈。

猪苓汤（附：猪苓散）

猪苓汤
（附：猪苓散）PPT

【原文】

若脉浮发热，渴欲饮水，小便不利者，猪苓汤主之。（《伤寒论》第 223 条）

阳明病，汗出多而渴者，不可与猪苓汤，以汗多胃中燥，猪苓汤复利其小便故也。（《伤寒论》第 224 条）

少阴病，下利六七日，咳而呕渴，心烦不得眠者，猪苓汤主之。(《伤寒论》第 319 条)

猪苓(去皮)、茯苓、泽泻、阿胶、滑石(碎)各一两。

上五味，以水四升，先煮四味取二升，去滓，内阿胶烊消，温服七合，日三服。

【方歌】

泽胶猪茯滑相连，咳呕心烦渴不眠，煮好去渣胶后入，育阴利水法兼全。

【辨证要点】

证：阴虚水热互结。

病机：热邪伤阴，下焦津伤，水道失调。

证候：小便不利，发热，口渴欲饮等。

【现代应用】

猪苓汤常用于泌尿系感染、肾炎、乳糜尿、流行性出血热、产后癃闭等小便不利兼阴虚有热者。

【经验采撷】

1.猪苓汤常用加减：若治热淋，加栀子、车前子；若治血淋，加白茅根、大蓟、小蓟。

2.《异授眼科》卷一 "猪苓汤"，主治肾虚目有黑花，如飞蝉蝇。方剂组成为：五味子、熟地黄、猪苓、肉苁蓉、枸杞子、覆盆子。

3.《麻科活人全书》卷三 "猪苓汤"，主治麻疹泄泻。为本方茯苓改赤苓，加甘草。

4.《温疫论》卷上 "猪苓汤"，主治温疫邪干膀胱气分，独小便急数，或白膏如马遗。为本方去茯苓、阿胶，加甘草、木通、车前子。

5.《增补万病回春》卷四 "猪苓汤"，主治热结小便不通。为本方去茯苓、阿胶，加木通、枳壳、黄柏、牛膝、麦门冬、瞿麦、车前子、甘草、扁蓄叶。

6.《痘疹全书》卷下 "猪苓汤"，主治疹毒发热自利者，患者用力催便脱肛。为本方去阿胶，茯苓改赤苓，加甘草、黄连、升麻。

【典型病案】

1.乳糜尿

茆某，女，47 岁。患者有乳糜尿病史 12 年，双侧乳腺小叶增生症 3 年。4 月前患者因劳累而致小便浑浊，白如米泔，夹有白色凝块，伴头昏脑涨，午后潮热，腰膝酸痛，舌质红苔黄腻，脉濡细。查尿常规呈乳白色，混浊，蛋白(+++)，红细胞(+++)。乳糜定性试验阳性。四诊合参，证属阴虚湿热下注，拟养阴清热利湿为治。以猪苓汤加味：猪苓、茯苓、泽泻、滑石各 15g，阿胶 10g(烊化)，青蒿 60g。日 1 剂，以水煎 2 次服。1 剂后小便转清，复查尿常规正常，乳糜定性试验阴性，余症亦减轻。药至 10 剂，诸症皆失。守方继进 20 剂，乳糜尿病情稳定，且患者欣喜来告，双侧乳腺小叶增生症亦愈。

2. 失眠

吴某，女，35岁。患者头昏、失眠2个月余，头昏厉害时伴视物旋转，但不呕吐，走路需人搀扶，胆小易惊，不敢过马路，失眠多梦，口渴不欲多饮。其夫为医师，曾用中药养阴安神、补气养血等方剂治疗无效，又用西药镇静剂，亦无好转。某附院内科及神经科检查无异常发现，诊断为：神经官能症。后就诊于伍老。诊时症如上述，小便黄短偶有热感，大便偏干，口稍黏，面隐红，舌红苔白，脉沉细弦，尺脉更沉。证属下焦湿热伤阴，肾阴不能上济心火，以致心肾不交。拟猪苓汤加减：猪苓10g，茯苓10g，滑石15g(包煎)，泽泻10g，阿胶10g(烊化)，夜交藤10g，酸枣仁10g。5剂，每日1剂。二诊：服上方后，小便转长、转清，偶有灼热感，心悸、失眠、头昏均减轻，仍守原方再进5剂。以后患者曾来诊几次，因病情逐日好转，病因、病位未变，故守原方不变，共服药25剂，诸症消失。

3. 心力衰竭

张某，女，76岁。喘息短气、下肢水肿1个月，加重3日。有风湿性心脏病、慢性胆囊炎、胆结石病史。刻诊：患者经人扶入病室，两颧潮红(二尖瓣面容)，稍咳，胁痛，纳差，便秘，下肢水肿，按之没指，舌红苔微腻，脉涩。西医诊断：心力衰竭(心房颤动)，心功能Ⅳ级。中医诊断：喘证之虚喘，证属水气上凌心肺。予猪苓汤化裁：猪苓10g，茯苓30g，泽泻10g，滑石10g，杏仁10g，薏苡仁30g，白茅根10g，浙贝母10g，桔梗10g，焦三仙各10g，生甘草8g，清半夏10g。水煎服，日1剂。6剂。二诊：服药1周，上症稍减轻，舌中部少苔。此水湿得利，阴伤已显之象，故上方去清半夏、焦三仙，加阿胶10g(烊化)，山药30g，鸡内金10g。6剂。三诊：上症明显减轻，稍有喘息短气，下肢水肿消失，面色如常，纳可，二便调，舌红苔薄白，脉结(室性期前收缩)。诸症减轻，上方去白茅根，加柏子仁10g。6剂，以巩固疗效。

附：猪苓散

【原文】

呕吐而病在膈上，后思水者，解，急与之。思水者，猪苓散主之。(《金匮要略·呕吐哕下利病脉证治》第13条)

猪苓、茯苓、白术各等分。

上三味，杵为散，饮服方寸匕，日三服。

【方歌】

呕余思水与之佳，过与须防饮气乖，猪术茯苓等分捣，饮调寸匕自和谐。

【辨证要点】

证：饮邪阻胃。

病机：饮邪阻胃，胃气上逆。

证候：呕吐，吐后欲饮水。《三因极一病证方论》卷十一，称猪苓散为"三物猪苓散"。

【现代应用】

猪苓散常用于呕吐、妊娠恶阻、腹泻、小儿单纯性消化不良、肝硬化腹水、玻璃体积血等。

【经验采撷】

1.《太平圣惠方》卷十七"猪苓散"，主治热病，狂言烦渴。方剂组成：猪苓、白鲜皮、龙胆、泽泻、赤茯苓、麦门冬、黄芩、人参、甘草。

2.《银海精微》卷一"猪苓散"，主治肾水衰，行动举止，则眼中神水之中，荡漾有黑影如蝇翅。方剂组成：木猪苓、车前子、木通、大黄、栀子、黑狗脊、滑石、扁蓄、苍术。

【典型病案】

慢性肾功能衰竭呕吐症

王某，女，51岁。8年前无明显诱因出现晨起恶心，干呕，纳差，劳累久站后出现双下肢水肿，休息后可缓解，伴皮肤瘙痒。曾被诊断为"慢性肾衰尿毒症期"。近1个月伴头痛、咳嗽，咳黄白黏痰，反复恶心呕吐，纳差，倦怠乏力，腰膝酸困，畏寒，劳累久站后易出现下肢水肿，小便量少，色淡黄，夜尿1~2次，大便正常，舌质淡苔黄厚微燥，脉浮滑。中医诊断：关格，证属脾肾亏虚，浊邪内蕴。西医诊断：慢性肾功能衰竭5期，肾性贫血，肾性高血压；上呼吸道感染。以四君子汤合苏叶黄连汤加减治疗后，患者诸症不减，进食及药物俱吐不能入。遂以猪苓散为主方：猪苓30g，茯苓30g，白术30g。研末，每次6g，温水冲服，每日3次。二诊：恶心明显减轻，能进食，但仍纳差，倦怠乏力，头痛，咳嗽，咳痰，黄白黏痰，腰膝酸困，畏寒，劳累久站后易出现下肢水肿，小便量少，色淡黄，夜尿1~2次，大便正常，舌质淡，苔黄厚微燥，脉浮滑。以苏叶黄连汤合四君子汤加减，健脾益肾、降逆化浊为主。方药：党参12g，麸炒白术9g，茯苓15g，紫苏叶9g，黄连6g，炙甘草6g，砂仁6g，清半夏9g，干姜10g，陈皮10g。7剂，每日1剂，水煎分2次服。三诊：恶心及呕吐消失，饮食好转，仍感倦怠乏力，偶发头痛，无咳嗽、咳痰，腰膝酸困，小便量可，色淡黄，夜尿1~2次，大便正常，舌质淡，苔白腻，脉濡滑。复查肾功能，血肌酐降至718μmol/L，因经济原因要求出院，遂带药出院。

第六章　柴胡汤类方

小柴胡汤

小柴胡汤 PPT

小柴胡汤视频

【原文】

伤寒五六日中风，往来寒热，胸胁苦满，嘿嘿不欲饮食，心烦喜呕，或胸中烦而不呕，或渴，或腹中痛，或胁下痞硬，或心下悸、小便不利，或不渴、身有微热，或咳者，小柴胡汤主之。（《伤寒论》第 96 条）

血弱气尽，腠理开，邪气因入，与正气相搏，结于胁下。正邪纷争，往来寒热，休作有时，嘿嘿不欲饮食。脏腑相连，其痛必下，邪高痛下，故使呕也。小柴胡汤主之。服柴胡汤已，渴者，属阳明，以法治之。（《伤寒论》第 97 条）

得病六七日，脉迟浮弱，恶风寒，手足温。医二三下之，不能食，而胁下满痛，面目及身黄，颈项强，小便难者，与柴胡汤，后必下重。本渴饮水而呕者，柴胡汤不中与也，食谷者哕。（《伤寒论》第 98 条）

伤寒四五日，身热恶风，颈项强，胁下满，手足温而渴者，小柴胡汤主之。（《伤寒论》第 99 条）

伤寒，阳脉涩，阴脉弦，法当腹中急痛，先与小建中汤，不差者，小柴胡汤主之。（《伤寒论》第 100 条）

伤寒中风，有柴胡证，但见一证便是，不必悉具。凡柴胡汤病证而下之，若柴胡证不罢者，复与柴胡汤，必蒸蒸而振，却复发热汗出而解。（《伤寒论》第 101 条）

妇人中风，七八日续得寒热，发作有时，经水适断者，此为热入血室，其血必结，故使如疟状，发热有时，小柴胡汤主之。（《伤寒论》第 144 条）

柴胡半斤，黄芩三两，人参三两，半夏半升（洗），甘草（炙）、生姜（切）各三两，大枣十二枚（擘）。

上七味，以水一斗二升，煮取六升，去滓，再煎取三升。温服一升，日三服。

若胸中烦而不呕者，去半夏、人参，加栝楼实一枚；若渴，去半夏，加人参合前成四两半、栝楼根四两；若腹中痛者，去黄芩，加芍药三两；若胁下痞硬，去大枣，加牡蛎四两；若心下悸、小便不利者，去黄芩，加茯苓四两；若不渴，外有微热者，去人参，加桂枝三两，温覆微汗愈；若咳者，去人参、大枣、生姜，加五味子半升、干姜二两。

【方歌】

柴胡半斤少阳凭，枣十二枚夏半升，三两姜参芩与草，去滓再煎有奇能。

【辨证要点】

证：少阳证。

病机：邪犯少阳，枢机不利，胆火内郁。

证候：口苦，咽干，目眩，往来寒热，胸胁苦满，默默不欲饮食，心烦喜呕，脉弦细。

【现代应用】

小柴胡汤的临床应用极广，其所治病证涉及外感、内伤、气血、三焦、肝胆、脾胃、血室、神情等诸多方面。常见病有感冒、哮喘、经期发热、肝炎、失眠、肾病综合征、胃炎、中耳炎、脱发、亚急性甲状腺炎等。

【经验采撷】

1.《伤寒论》云："有柴胡证，但见一证便是，不必悉具。"故临床上运用本方及其类方时，不必待其证候悉具，便可使用。李赛美教授在临床运用小柴胡汤时总结了一句话："清清楚楚小柴胡，不清不楚小柴胡，不犯禁忌。"意思是若柴胡症状具备者，可用小柴胡汤；病证错综复杂，难以辨证，也可从小柴胡汤化裁；但要注意小柴胡汤的禁忌证：脾胃虚弱者不可用。

2. 原文 96 条方后提出小柴胡汤加减法，临床使用可供参考。历代医家从小柴胡汤化裁出很多著名方剂。除《伤寒论》的柴胡桂枝汤、大柴胡汤、柴胡芒硝汤、柴胡加龙骨牡蛎汤、柴胡桂枝干姜汤外，后世医家还提出了柴胡陷胸汤（《重订通俗伤寒论》）、柴苓汤（《丹溪心法附余》）、柴胡平胃散（《景岳全书》）、柴胡四物汤《素问病机气宜保命集》等常用方剂。

3. 原方中柴胡和黄芩的用量比例为 8：3，而在临床应用中，可根据实际情况调整药量。若重在开表散邪，柴胡用量大于黄芩；若重在调和枢机，柴胡和黄芩用量相等；若重在升阳举陷，柴胡用量当减少。

4. 方中生半夏有毒，现医家多用法半夏或姜半夏代替。

5. 煎煮小柴胡汤时，当去滓再煎，如此药效能大大提升。

【典型病案】

1. 发热案

患者，女。发热数日。发热不恶寒，体温可达40℃，曾自服成药不效，微头汗出，伴咽干口苦，头痛眼花，微咳，心烦，食欲不振，舌淡红，苔薄微黄，脉弦略数。证属表证治疗不当，外邪内传，致少阳胆火郁滞，枢机不畅。治宜疏解少阳，宣达枢机。方以小柴胡汤加青蒿：柴胡25g，黄芩、党参、法半夏、生姜、大枣各10g，炙甘草6g，青蒿15g（后下）。药后温覆，透汗而解。

2. 过敏性哮喘案

赵某，女，55岁。哮喘反复发作5年余。患过敏性哮喘5年，每年秋末冬初季节交替之时，易发哮喘，虽经中西药治疗也只能缓解症状，常拖延月余哮喘才能自止。此次哮喘复发已半月，经中西药治疗哮喘不能控制。刻诊：体瘦，哮喘夜间尤重，不能平卧，喉中痰鸣辘辘，咳痰微黄，面部轻度浮肿，微恶风，口苦，两胁疼痛，食欲差，苔白腻，脉浮细数。证属外感风寒，引动体内痰饮，邪在少阳。治用和解少阳，降痰平喘法。方用小柴胡汤加味。药用：柴胡、党参、苏子、黄芩各12g，法半夏、杏仁、茯苓、防风各15g，枳壳、旋覆花、代赭石各10g，甘草6g，大枣3枚。每日1剂，水煎服。服药2剂，哮喘减轻，夜间已能入睡。续服3剂，哮喘痊愈，后嘱服金匮肾气丸，以巩固疗效。

3. 乙型病毒性肝炎案

贺某，男，16岁。乙肝病毒标志物阳性13年。近3年转氨酶反复增高，一直坚持治疗，但病情不稳定。刻下症见：疲倦，嘈杂似饥，睡眠欠佳，口无干苦，无胁痛，大便溏，小便黄，舌稍红，苔薄黄，脉细滑。乙型肝炎病毒标志物：HBsAg、HBeAg、HBcAb均阳性，HBsAb、HBeAb阴性。HBVDNA 2.30×10^8copies/mL。肝功能：AST 126U/L，ALT 232U/L，GLB 24.8g/L。B超：肝、胆、脾均无异常。西医诊断：慢性活动性乙型病毒性肝炎。中医辨证：肝郁脾虚，湿热瘀阻。方以小柴胡汤加味。处方：柴胡、黄芩、生姜、法半夏、太子参、大枣各10g，生甘草、防风、五味子各6g，半枝莲30g，白花蛇舌草、夏枯草、赤芍、土茯苓各15g。每10天服7剂，连服2个月。另予易善复2片，每日2次。服上方后，患者诸症略有好转，守前方加减间断用药1年余停止所有药物。复查肝功能正常，HBeAg阴性，HBeAb阳性，一切症状消失。追访至今，肝功能及HBVDNA检查均在正常范围。

4. 失眠案

何某，女，48岁。失眠多梦3年余。夜眠4~5小时，烦热口苦，两胁隐痛，食欲不振，疲倦乏力。近1月来闷闷不乐，沉默少语，不愿与人交谈，神情淡漠，平素胆小怕事，性情忧郁。西医诊断：抑郁性失眠。舌淡红苔薄黄，脉数。处方：柴胡、合欢皮、黄芩各10g，法半夏9g，炒党参20g，干姜6g，大枣、夜交藤各15g，炙甘草5g。7剂后，睡眠、情绪均好转。因见大便干燥，减干姜至

3g，守方续进 8 周，睡眠能达 6 小时左右，情绪恢复正常，自诉身体完全康复。

5. 肾病综合征案

计某，男，11 岁。患者于 1 年前外感咳嗽、咽痛后，突发尿少、全身浮肿，查尿蛋白定性（++++）。经儿科住院检查，诊为肾病综合征。给予泼尼松强化治疗 2 周后尿蛋白消失，后一直以泼尼松 20mg/d 维持治疗。刻诊：面部臃肿如满月，眉毛色浓，口苦而干，腹痞满，神疲乏力，动则易汗，不耐寒热，口腔溃疡。舌苔黄腻，脉弦濡。此由药毒内蕴，扰乱脏腑气血机能，湿聚生热。治宜分利邪毒，调和脏腑。方用小柴胡汤合五苓散：柴胡、白术、法半夏、泽泻各 10g，黄芩、猪苓、茯苓、党参各 15g，薏苡仁、石韦、益母草、玉米须各 30g，生甘草 6g，上方调治 1 个月后，面部臃肿稍退，苔腻化薄，体质增强，续用原方加菟丝子、覆盆子继服，激素逐渐减量，4 个月后停用激素。后多次尿检呈阴性，随访至今，病情未反复。

6. 慢性胃炎案

周某，女，48 岁。主诉：胃脘及胸骨后灼热胀痛多年。有慢性胃炎、食管炎病史。现胃脘及胸骨后灼热胀痛，反酸，纳少，全身关节酸痛，大便 3~4 日一行、干结，小便黄，舌质红，苔白略厚，脉缓。本案痰热中阻，少阳经脉不利，用柴胡陷胸汤加减无疑。处方如下：柴胡、黄芩、法半夏、全瓜蒌、黄连、炒川楝、延胡索、郁金、姜黄片、刘寄奴、徐长卿各 10g，吴茱萸 5g，枳实 20g，乌贼骨 15g。2 周后复诊：全身关节酸痛及反酸基本消失，胃脘及胸骨后灼热胀痛，舌质红，苔中根部白厚，脉缓。上方将枳实用至 25g，另加藿香、佩兰各 10g，加强行气化湿之功。陆续治疗 2 个月，患者前述症状基本消失。

7. 亚急性甲状腺炎

杨某，女，35 岁。颈前疼痛 2 周余。诉 2 周前因感冒后出现早起全身疼痛，颈前耳后痛甚，弥漫性肿大，饮食不能下咽，稍咳嗽，咳嗽时会引起颈部疼痛，无发热、头痛，心慌，怕热，多汗症，口苦，乏力，纳可，睡眠欠佳，二便调。舌质红，苔薄黄，脉弦数。查体：体温 36.7℃，突眼（−），咽红，扁桃体不肿大，甲状腺Ⅱ°肿大，压痛（+），无结节及血管杂音，心率 92 次 / 分，手颤（−）。甲功五项：T3：3.45nmol/L，T4：160.5nmol/L，FT3：5.6pmol/L，FT4：13.25pmol/L，TSH：2.675mIUI/L。外院甲状腺穿刺报告：亚急性甲状腺炎。现服用泼尼松每日 5mg。症状缓解不明显。中医辨证为肝郁化热，选小柴胡汤加减。处方：柴胡 24g，黄芩、党参、法半夏各 12g，生姜、大枣、郁金、桃仁、赤芍各 10g，浙贝母、夏枯草、王不留行、连翘各 15g，甘草 6g。共 7 剂。二诊：患者甲状腺肿大基本消失，守上方，去王不留行 15g，加白芍 10g。共 7 剂。三诊：患者症状基本消失，守上方，续服上方 7 剂后停药。复查甲功全部正常。

8. 急性化脓性中耳炎案

王某，男，28 岁。耳疼 3 天余。3 天前因耳疼，恶寒发热，全身不适，就诊于耳鼻喉科，诊为"急性化脓性中耳炎"，要求中医治疗。刻诊，耳部烘热，头晕，耳鸣耳聋，发冷发热，口苦咽干。查：右耳道、鼓膜正常，左耳道有脓性分泌物且鼓膜已穿孔，舌质红苔薄黄，脉弦数。辨证为热毒内蕴，邪居少阳。治以清热解毒，和解少阳。处方：柴胡、法半夏、桔梗、菊花、甘草各10g，黄芩15g，丹参、泽泻、赤芍各20g，银花、蒲公英各30g，川芎6g，每日1剂，早、晚水煎分2次饭后服。上方服2剂后发冷发热止，其他症状也明显减轻，自觉口干较甚。原方加麦冬、玄参各15g，又服3剂，诸症消失，听力恢复正常。查左耳道已无脓性分泌物，且鼓膜穿孔愈合。

9. 脱发案

陈某，女，17岁。脱发半年余。由于患者上学期末为备考而日夜苦读，致夜睡不安，多梦，月经延后，纳呆，口干苦，便秘，伴见头发脱落，脱发量逐渐增加。其母陪伴来诊，主症如上所述，视患者头发稀疏，发质干脆，头皮无脱屑、无红肿。舌淡红，舌苔薄白，脉弦细。诊断：脱发。辨证：肝气郁滞，气血不和。处方：柴胡、黄芩、法半夏各10g，党参、香附各8g，甘草5g，生姜5片，大枣4枚，茯苓30g。7剂，每日1剂。守上方加减服药6周，临床诸症消失，头皮新发再生。告其服逍遥丸巩固疗效。

10. 经期发热（热入血室）案

孟某，女，11岁。发热5日。体温39.5℃左右，往来寒热，头晕，胸闷，恶心，不欲食，嗜睡，恰月经初潮，小腹痛，血较多，夜则谵语，脉弦数，舌红，苔灰黄，脉弦数。诊为热入血室。治宜清解少阳，佐以凉血活血。方用小柴胡汤加减。处方：柴胡12g，黄芩、法半夏各9g，党参、牡丹皮各10g，生姜5片，炙甘草6g，大枣6枚，青蒿、水牛角各30g，羚羊角3g。日2剂，水煎取汁600mL，分4次服。二诊：药后畅汗，寒热除，尚头昏、胸痞、恶心、不欲食、倦怠，经血已少，腹已不痛，脉弦数已缓，舌红苔黄腻。证属少阳郁结，三焦气化不利，湿热内蕴。治宜疏达枢机，畅利三焦，清热化浊。方用小柴胡汤合甘露消毒饮加减。柴胡、黄芩、法半夏各9g，紫草、滑石各15g，茵陈18g，藿香10g，石菖蒲8g，连翘12g。3剂，水煎取汁300mL，日3次服。三诊：已无不适，经净。脉弦缓，苔退，停药。

大柴胡汤、柴胡加芒硝汤

【原文】

太阳病，过经十余日，反二三下之，后四五日，柴胡证仍在者，先与小柴胡。呕不止，心下急，郁郁微烦者，为未解也，与大柴胡汤，下之则愈。（《伤寒论》第103条）

伤寒发热，汗出不解，心中痞硬，呕吐而下利者，大柴胡汤主之。（《伤寒

大柴胡汤 PPT

大柴胡汤视频

论》第 165 条）

柴胡半斤，黄芩三两，芍药三两，半夏半升（洗），生姜五两（切），枳实四枚（炙），大枣十二枚（擘）。

上七味，以水一斗二升，煮取六升，去滓再煎。温服一升，日三服。一方加大黄二两；若不加，恐不为大柴胡汤。

伤寒十三日不解，胸胁满而呕，日晡所发潮热，已而微利，此本柴胡证，下之以不得利，今反利者，知医以丸药下之，此非其治也。潮热者，实也，先宜服小柴胡汤以解外，后以柴胡加芒硝汤主之。（《伤寒论》第 104 条）

柴胡二两十六铢，黄芩一两，人参一两，甘草一两（炙），生姜一两（切），半夏二十铢，本云五枚（洗），大枣四枚（擘），芒硝二两。

上八味，以水四升，煮取二升，去滓，内芒硝，更煮微沸。分温再服，不解更作。

【方歌】

大柴胡汤方歌：半斤柴四枳五姜，芩芍三两二大黄，半夏半升十二枣，少阳实证下之良。

柴胡加芒硝汤方歌：小柴分量照原方，二两芒硝后入良，误下热来日晡所，补兼荡涤有奇长。

【辨证要点】

证：少阳兼阳明里实证。

病机：少阳胆火内郁，兼阳明燥热里实证。

证候：往来寒热，胸胁苦满，心下满痛，呕吐，便秘，苔黄，脉弦数。

【现代应用】

1. 急性胰腺炎、急性胆囊炎、胆石症等消化系统疾病。

2. 脂肪肝、高脂血症等代谢综合征。

3. 支气管哮喘、胸痹等属少阳阳明合病者。

【经验采撷】

1. 大柴胡汤泻热通腑之力较强，用于正气未虚、里实较甚者。柴胡加芒硝汤泻热通腑之力较弱，多用于大柴胡汤证之体虚者。

2. 常用加减：兼黄疸者，可加茵陈、栀子以清热利湿退黄；胁痛剧烈者，可加川楝子、延胡索以行气活血止痛；胆石症者，可加金钱草、海金沙、郁金、鸡内金以化石；血脂高者，可加生山楂、红曲消膏化浊；体虚者可加人参，或改用柴胡加芒硝汤治疗。

3. 在应用大柴胡汤时可观察其大便，若大便正常者，可不加大黄，若大便难解或便秘者，加大黄。

4. 属于大柴胡汤证者体格多壮实；上腹部充实饱满、胀痛，进食后更甚，按压轻则为抵抗感或不适感，重则上腹部有明显压痛，腹肌紧张；常有情绪抑郁、紧张、睡眠障碍等表现。

5.煎煮本方时，当去滓再煎。

【典型病案】

1. 胆石症案

李某，中年男性。右胁胀痛 3 年余，加重 2 天。3 年前被诊断为"脂肪肝，胆结石"。昨日觉右侧胁肋部胀痛难忍，继而寒战高热，自服消炎利胆片及氧氟沙星胶囊，症状略有缓解，延至晨起，即来就诊。诊时发热，体温 38.9℃，右胁胀痛，时时绞痛难忍，痞硬拒按，痛甚则呕，口苦而渴，口气臭秽，面赤心烦，大便 3 日未行，小便黄赤，舌红苔黄而厚腻，脉弦滑数。方以大柴胡汤化裁：柴胡 25g，黄芩、法半夏、枳实、川楝子、延胡索各 15g，大黄 10g，赤芍、生姜、虎杖各 30g。半日许尽 1 剂（2 次分服），大便初硬后溏，黏如淤泥，其色黑褐，气味臭秽，胁痛随之减轻。更煎 1 剂续服 2 次，大便稀溏，渐转黄褐，臭秽大减，排出渐畅，小便畅而色淡黄，胁痛减其大半，神情转安而欲索食。翌日继以原方 1 剂，服后大便畅行，黄软成形，已无明显臭秽气味，胁痛隐隐，舌苔薄黄而润，脉弦而缓。继以调气和中，略佐甘凉之品，3 日而病若失。

2. 脂肪肝案

某男，47 岁。右胁胀满不适 4 年余。4 年前确诊为中重度脂肪肝、酒精性肝炎。现右胁肋胀满不适，心中烦闷，纳差，乏力，口苦，晨时干呕，面色黧黑，小便黄，大便干，舌暗红，舌底瘀，苔黄厚腻腐，脉弦数。检查：肝功能：谷丙转氨酶（ALT）：102U/L，谷草转氨酶（AST）：78U/L，肾功能正常。血脂：血清总胆固醇（TC）:7.6mmol/L，甘油三酯（TG）:4.2mmol/L，高密度脂蛋白（HDL）1.41mmol/L，低密度脂蛋白（LDL）3.22mmol/L。证属膏浊内蕴，气机郁滞。大柴胡汤加减。柴胡 9g，黄芩、白芍各 15g，法半夏、枳实各 12g，酒大黄、红曲各 6g，炙甘草 9g，郁金、赤芍、生山楂各 30g，藏红花（分冲）2g，生姜 3 片。水煎服，煎取 400mL，1 天 1 剂，分早、晚饭前 2 次服用。嘱患者戒酒，低脂饮食。以上方为基本方加减服用半年，检查肝脏 B 超，脂肪肝消失，肝功正常，血脂仍偏高。为巩固疗效，缓图根治，改上方制水丸，每次 9g，每天 3 次，继续服用。半年后复查血脂正常。

3. 急性胰腺炎案

某男，37 岁。突发性上腹部疼痛伴呕吐 2 天。西医诊断为急性胰腺炎（充血水肿型）。查：血淀粉酶（温氏）128U。该患者神情痛苦，屏气呻吟，上腹部压痛明显，可见反跳痛，腹肌紧张呈板状腹，口气重浊，舌质红，苔黄腻，脉弦滑数。予以疏肝理气、清热利湿、缓急止痛、和胃健脾，大柴胡汤加减：柴胡、黄芩各 12g，法半夏、白芍、郁金、枳实各 10g，连翘 15g，大黄、生姜各 6g，大枣 6 枚。每日 1 剂，水煎服，共 3 剂。并同时嘱其低脂、流质少量饮食，卧床休息。上药已服 3 剂，上述症状大减，自觉腹痛基本消失，偶有间断的腹部刺痛感，并有轻度压痛，复查淀粉酶为温氏 87U。上方加丹参 15g，继服 5 剂后，已无腹痛、腹胀等症状。仅感身体虚弱，按压腹部较为柔软，无压痛、反跳痛。复查淀粉酶为温氏 49U。基本痊愈，后以香砂六君子汤 3 剂以善后，随访 2 年无复发。

4. 支气管哮喘案

李某，女，82 岁。哮喘发作 3 月，加重 2 天。患者有支气管哮喘病史 30 余年，3 个月前受凉后哮喘发作，经常规治疗后症状无明显缓解。近 2 日病情加重，呈哮喘持续状态，现症见：呼吸急促，张口抬肩，呈端坐呼吸，喉中哮鸣有声，咯吐黄痰，烦躁不安；兼有口臭、腹胀、纳差、大便秘结，唇红；舌红、质坚老、苔垢腻，脉弦滑而数。查体：双肺满布喘鸣音。腹诊：心下硬满疼痛。处方：柴胡、大枣各 15g，黄芩、法半夏、生姜各 10g，枳壳、白芍各 20g，生大黄（后下）5g，黄连 3g。患者服药 3 剂，喘息减轻，大便通畅，口臭及腹胀消失，纳食转佳；服至 1 周，哮喘明显缓解；续服 2 周，哮喘症状消失出院。现仍间断服药，以防复发。

柴胡桂枝汤 PPT

柴胡桂枝汤

【原文】

伤寒六七日，发热微恶寒，支节烦疼，微呕，心下支结，外证未去者，柴胡桂枝汤主之。（《伤寒论》第 146 条）

桂枝一两半（去皮），黄芩一两半，人参一两半，甘草一两（炙），半夏二合半（洗），芍药一两半，大枣六枚（擘），生姜一两半（切），柴胡四两。

上九味，以水七升，煮取三升，去滓。温服一升。本云，人参汤作如桂枝法，加半夏、柴胡、黄芩，复如柴胡法。今用人参作半剂。

【方歌】

小柴原方取半煎，桂枝汤入复方全；阳中太少相因病，偏重柴胡作仔肩。

【辨证要点】

证：少阳兼太阳表证。

病机：少阳枢机不利，太阳营卫不和。

证候：发热，恶风，四肢骨节疼痛，微呕，胸胁满闷。

【现代应用】

1. 各种原因引起的反复发热类疾病，如 EB 病毒感染、反复呼吸道感染等。

2. 风寒之邪痹阻太阳、少阳经络引起的各种疼痛，如肩周炎、类风湿性关节炎等。

3. 胆胃不和之消化系统疾病，如慢性胃炎等。

4. 肝气郁结、气血不和之情志类疾病，如更年期综合征等。

【经验采撷】

常用加减：在治疗反复发热类疾病证属少阳枢机不利兼太阳营卫不和者，常直接使用原方，或与银翘散合用。风寒痹阻之疼证常加桑枝、海桐皮祛风通络，威灵仙、豨莶草祛湿止痹；胆郁犯胃之胃脘疼痛，常加陈皮、枳壳行气除滞。

【典型病案】

1. 发热案

万某，男，12岁。高热14日。诊断为EB病毒感染，用抗病毒药物及丙种球蛋白治疗多日，发热不退，寻求中医治疗。先怕冷，后发热，寒轻热偏重，体温达39℃以上，发烧数小时后，汗出热退，第二日复作。口稍渴，饮水不多，伴两侧太阳穴疼痛，骨节酸痛，烦躁，口苦，时而恶心，纳呆，大便软，小便黄，舌质淡舌苔白，脉浮弦数。查体：肝脾不大，无皮疹，未见淋巴组织增生。辨证为少阳兼太阳表证，治当解表散寒、和解少阳。处方：柴胡桂枝汤，柴胡、桂枝、法半夏、党参、黄芩、白芍各10g，甘草5g，生姜3片，大枣3枚。服用3剂后体温逐渐下降至正常值。咽红，扁桃体稍大，脉浮不数，予以银翘散加僵蚕、贝母善后，数日后随访，患儿家属告知服药后未见发热。

2. 肩周炎案

王某，女，56岁。双侧肩关节疼痛不适2年余。西医诊断：肩周炎。双侧肩关节痛不可举，颈项僵硬酸胀，两侧太阳穴处胀痛，两胁稍胀，恶风寒，纳寐可，二便平。舌质淡红，舌苔白腻，脉弦寸浮左关略旺。予柴胡桂枝汤祛风解表、通络止痛。柴胡、法半夏、党参、桂枝、白芍、熟地黄、桑枝、海桐皮各10g，黄芩、炙甘草各6g，生姜2片，大枣1枚。7剂，水煎，早晚饭后温服，日1剂。二诊：双侧肩关节疼痛有所好转，恶风寒减轻，时有腰酸，劳累后尤甚，舌质淡红，苔白腻，脉弦寸微浮。予上方加桑寄生15g，怀牛膝10g，7剂。三诊：诸症均较前减轻，守上方续服30余剂而愈，半年后随访未再发作。

3. 慢性胃炎案

张某，女，27岁。胃脘部隐痛1年余。西医诊断为慢性胃炎。胃脘部时作隐痛，食欲欠佳，饭后脘腹胀满，恶心欲呕，恶风寒，易汗出，近来常感全身酸痛不适，腰酸，经前两乳胀痛，大便偏稀，舌质淡红，苔薄白略腻，脉稍弦寸脉浮。予柴胡桂枝汤，以和解表里、调和胆胃。柴胡、法半夏、党参、桂枝、白芍、熟地黄、厚朴、陈皮各10g，焦三仙15g，黄芩、炙甘草各6g，生姜2片，大枣1枚。7剂，水煎，早晚饭后温服，日1剂。二诊：胃脘胀痛有所好转，全身酸痛及恶风寒大减，大便转干，舌质淡红，苔薄白，脉稍弦，寸微浮。予上方去厚朴，7剂。三诊：仅有轻微饭后脘腹不适，为巩固疗效，续服20余剂，嘱平时可食小米粥以养脾胃，半年后随访未再发作。

4. 类风湿性关节炎案

某女，17岁。关节游走性疼痛半年余。西医诊断为类风湿关节炎。相关检查示：类风湿因子阳性、血沉 35mm/h、C- 反应蛋白 15.0mg/L，曾予塞来昔布胶囊治疗，症状改善不理想。现四肢关节疼痛、重着，痛处游走不定，关节屈伸不利，晨僵，持续时间约 10 分钟，活动后缓解，恶风，纳寐可，二便调。舌暗红苔白腻，脉濡。治以祛风除湿，和解表里，方用柴胡桂枝汤加减：柴胡、丹参、威灵仙、豨莶草各 12g，桂枝、白芍、生姜、大枣各 9g，姜半夏、黄芩、党参、制附片（先煎）各 6g，炙甘草 3g。7 剂，每日 1 剂，水煎分早晚两次饭后温服。二诊：四肢关节不适明显减轻，晨僵改善，查血沉 22mm/h、C- 反应蛋白 10.0mg/L，效不更方，续予柴胡桂枝汤加减 10 余剂善后，半年后随访，患者诉症状控制良好。

5. 更年期综合征案

谢某，女，49 岁。月经不规则 1 年余。近 1 年来，全身时烘热汗出，五心烦热，盗汗，失眠多梦，注意力不集中。自服用逍遥散、左归丸、知柏地黄丸等中成药未见明显好转。就诊时症见：口苦咽干，腹胀满不适，烦躁，纳眠差，小便尚调，大便偏干。舌偏红，苔薄白，脉弦细弱。辨证为营卫不合，邪郁少阳。治疗当以调和营卫，和解少阳为主。治以柴胡桂枝汤加减：柴胡、桂枝、党参、牡蛎、牛膝各 20g，白芍 15g，黄芩、炙甘草、生姜、大枣、法半夏、龙骨、淫羊藿、当归各 10g，共 10 剂，加水 400mL 煎，分早晚两次温服。服药后患者自觉部分症状较前明显缓解，要求继服中药巩固。遂以柴胡桂枝汤加减调服。三月后基本痊愈。

柴胡桂枝干姜汤 PPT

柴胡桂枝干姜汤视频

柴胡桂枝干姜汤

【原文】

伤寒五六日，已发汗而复下之，胸胁满微结，小便不利，渴而不呕，但头汗出，往来寒热，心烦者，此为未解也，柴胡桂枝干姜汤主之。（《伤寒论》第 147 条）

柴胡半斤，桂枝三两（去皮），干姜二两，栝楼根四两，黄芩三两，牡蛎二两（熬），甘草二两（炙）。

上七味，以水一斗二升，煮取六升，去滓，再煎取三升，温服一升，日三服，初服微烦，复服汗出便愈。

【方歌】

半斤柴二草蛎姜，芩桂宜三栝四尝，不呕渴烦头汗出，少阳枢病要精详。

【辨证要点】

证：少阳胆热脾寒兼水饮内结证。

病机：少阳枢机不利，胆热脾寒，兼水饮内结。

证候：腹胀，大便溏泻，小便不利，口渴，心烦，或胁痛胸胁满闷或疼痛，手指发麻，舌淡苔白，脉弦而缓。

【现代应用】

常用于慢性肝炎、肝纤维化、肝硬化、溃疡性结肠炎、高血压病等肝胆郁热伴有太阴脾家虚寒者。

【经验采撷】

1. 常用加减，肝病患者转氨酶持续不降者，常加金钱草、垂盆草、白花蛇舌草。针对肝纤维化、肝硬化者，常加用炙鳖甲、煅牡蛎、川楝子。乙肝病久，湿热毒邪内郁较甚者，加茵陈、土茯苓、凤尾草等。若太阴虚寒较甚者，加茯苓、白术，并加大桂枝、干姜的用量。

2. 煎煮本方时，当去滓再煎。

【典型病案】

1. 乙型肝炎案

肖某，女，34岁。纳差、腹胀、便溏反复3年余。患慢性乙型肝炎3年余，上周化验肝功，麝浊试验（TTT）12U，谷丙转氨酶（GPT）320U，澳抗阳性。便溏每日3~4次，周身乏力，尤以双下肢酸软为甚，两胁痛，右胁明显。手指发麻，月经先后无定期，晨起口苦甚，虽漱口苦味不减，且口干欲饮，望诊舌淡苔白，舌边红，切其脉，左脉沉弦，右脉缓而无力。证属胆热脾寒，治以清肝温脾。方用柴胡桂枝干姜汤：柴胡16g，黄芩6g，桂枝、干姜、炙甘草各10g，天花粉12g，牡蛎30g(先煎)。7剂，每日2次水煎服。服药5剂后便溏消失，胁痛、口苦亦好转，效不更方，继7剂并佐入茵陈、凤尾草各15g，土茯苓12g，先后20余剂，诸症消失，月事定期而至，饮食、精神转佳。1月后复查肝功，GPT、TTT已恢复正常。

2. 溃疡性结肠炎案

齐某，男，42岁。腹痛、腹泻7年余。确诊为溃疡性结肠炎。曾服中西药未奏效。每因过食生冷和精神紧张而加重。刻诊：患者面色萎黄，腹痛，腹泻，日行6~8次，口苦心烦，失眠，口渴欲饮，不思饮食，食后腹胀，午后为甚，手指麻木，下肢肿胀，溺黄而少，舌边尖红苔白而厚，脉弦而缓。综合脉症，证属太阴脾寒而肝胆郁热，肠胃气血不和。治用柴胡、炙甘草各10g，黄芩6g，桂枝、干姜、天花粉各12g，牡蛎20g。7剂，水煎服，忌生冷油腻。二诊：腹痛减，腹泻减，日1~2次，精神好转。继用原方加党参9g连服21剂，诸症痊愈。复查：充血消失，溃疡愈合。随访半年有余，未见发作，体健上班。

3. 胁痛（肝纤维化）案

周某，男，52岁。两胁胀窜疼痛半月余。B超示：肝纤维化。胁痛昼重夜轻，午后尤甚，稍食即胀，伴肠鸣，目涩，近半年来视力下降明显，腿软无力。二便调，舌淡苔水滑，脉滑，沉取无力。证属肝胆有热，脾胃有寒。治以和解枢机，温脾清热。处以柴胡桂枝干姜汤加减，药用：柴胡8g，黄芩、炙甘草、煅牡蛎、桂枝、炒白术、丹参、延胡索各 10g，干姜 6g，天花粉 12g，茯苓 15g，土鳖虫 6g，生晒参 10g，茵陈蒿 20g。7 剂。水煎服。二诊：服药后胁胀明显好转，窜痛减轻。舌淡嫩，边有齿痕，伴纹裂。效不更方，仍遵前法，上方减茵陈剂量而加黄芪 18g，增强补益气机之力量，7 剂。三诊：服药后胁胀、窜痛症状消失，肝区仍有午后隐痛，纳可，二便调，舌质较前明显好转。右脉弦滑左脉沉。复查肝功能指标正常，B 超示：肝纤维化程度较前明显好转。处方仍遵前法而加强疏肝软坚散结之力：加用炙鳖甲 10g，川楝子 6g，生麦芽 15g，煅牡蛎剂量增至 18g。7 剂。

4. 高血压案

张某，男，43 岁。反复头晕、头痛，伴胸闷、心悸 5 年余。患者患高血压病史 5 年余，平时服拜新同、倍他乐克血压控制不理想，最高达 200/110mmHg。反复出现头痛、头晕、胸闷、心悸等症状，活动后加重。胸闷、心悸一般在下午 4~5 时出现，夜间偶作。平素口干多饮，稍有口苦，心烦易怒，耳鸣，眠差，纳可，大便 2~3 次 / 日，质稀，小便量多，舌淡边有齿痕、苔薄白，脉沉弱。证属胆热脾寒，予柴胡桂枝干姜汤加味：柴胡、黄芩、法半夏、干姜、天花粉、丹参各 15g，桂枝、炙甘草、白术各 10g，党参、牡蛎（先煎）、茯苓各 30g。9 剂。二诊：现患者血压波动在 140~150/80~90mmHg，头晕、头痛基本消失，胸闷、心悸明显缓解，睡眠仍较差，二便正常，舌质较前变红、苔薄白，脉濡。更方柴胡加龙骨牡蛎汤化裁治疗。随访自觉症状消失，血压基本稳定。

柴胡加龙骨
牡蛎汤 PPT

柴胡加龙骨牡蛎汤

【原文】

伤寒八九日，下之，胸满烦惊，小便不利，谵语，一身尽重，不可转侧者，柴胡加龙骨牡蛎汤主之。（《伤寒论》第 107 条）

柴胡四两，龙骨、黄芩、生姜（切）、铅丹、人参、桂枝（去皮）、茯苓各一两半，半夏二合半（洗），大黄二两，牡蛎一两半（熬），大枣六枚（擘）。

上十二味，以水八升，煮取四升，内大黄，切如棋子，更煮一两沸，去滓。温服一升。本云，柴胡汤今加龙骨等。

【方歌】

参芩龙牡桂丹铅，苓夏柴黄姜枣全，枣六余皆一两半，大黄二两后同煎。

【辨证要点】

证：少阳邪气弥漫，烦惊谵语证。

病机：病入少阳，邪气弥漫，心神逆乱。

证候：胸胁满闷，心烦，惊惕恐惧，谵语，小便不利，一身尽重，不可转侧。

【现代应用】

1. 癫狂、癫痫、被害妄想症、失眠等精神神志疾病。

2. 甲状腺肿大、月经失调等属少阳胆火内郁，心神不宁者。

【经验采撷】

1. 癫痫、精神分裂症者，常加青礞石、石菖蒲、郁金、竹茹等；久病入络，气血瘀阻者，常配川芎、丹参，或生蒲黄、五灵脂等；夜卧易惊醒者为心胆气虚，常将方中茯苓改为茯神，并加龙齿、远志、柏子仁等。

2. 方中铅丹有毒，现代医家常以生铁落、灵磁石、代赭石等代替。

【典型病案】

1. 被害妄想症案

冯某，男，21 岁。神志异常 3 年余。西医诊断为被害妄想症，服氯硝西泮、利培酮等西药症状反复，且出现自主神经功能紊乱，手足及上下唇不自主抖动，重时嘴不能合拢，终日惶惶不安，大便干结，6~7 日一行，动作较缓慢，口干欲饮冷水，食纳一般，舌淡红苔中白腻，右脉滑数有力，左脉沉稍涩。此乃少阳不和，痰热内阻，上蒙清窍。治以柴胡加龙骨牡蛎汤合温胆汤加减。处方：柴胡、黄芩、法半夏、黑枣、竹茹、胆南星、石菖蒲、生姜各 10g，炙甘草、大黄、枳实、淫羊藿各 15g，党参、龙骨、牡蛎、白芍各 30g，茯苓 20g，7 剂。西药仍按原剂量服用。后以此方出入加减治疗，并逐渐减少西药用量。半年后，暂停所有西药，并间断服中药，随访未见复发。

2. 继发性癫痫案

周某，女，17 岁。主面部肌肉掣跳 2 年余，加重 3 天。患者因左侧颞叶星形细胞瘤手术治疗，术后继发性癫痫。现面部肌肉发作掣跳频繁，发作时无四肢抽搐，也无口吐白沫，神志虽清醒，但难以活动自如，发作持续数分钟自行缓解，每天数次发作。大便日行 3 次，或成形，或不成形，咽痛而痒，微咳，尿时尿道涩痛，舌红，苔白厚，脉沉缓。患者诸症所见，与柴胡加龙骨牡蛎汤证基本相符。治宜和解少阳，化痰活血，祛风通络，重镇安神。处方：柴胡、黄芩、法半夏、桂枝、白芍、磁石、陈皮、石菖蒲、远志、郁金、土鳖虫、丹参、全蝎各 10g，煅龙牡各 15g，茯苓 30g，蜈蚣 2 条。水煎服，每天 1 剂。以上方为基本方，共治疗 2 个月余，癫痫发作完全控制。

3. 闭经案

王某，女，22 岁。闭经 3 个月。自月经初潮以来周期一直紊乱，4 年前开始服性激素调控月经，服药期间月经能来，但周期仍不规则，后发展为经量减少，2009 年 11 月以后月经停止，身体增重 4kg。患者文静寡言，表情较淡漠，平素严格自律，宣泄不足，压力与日俱增。据此认为闭经与情志不畅有关，处以柴胡加龙骨牡蛎汤，柴胡、姜半夏、桂枝、茯苓、枳壳、厚朴、川芎各 12g，黄芩、党参、干姜、大枣各 10g，制大黄 6g，龙骨、牡蛎各 15g（先煎），15 剂。此方服用半月后，先是白带增多，继而月经来潮。原方续服，观察 4 个月后，月经按月来潮，身体变瘦，神情亦活泼许多。

4. 甲状腺肿大案

关某，男，23 岁。发现颈部肿大 1 个月。1 个月前发现其颈部肿大，查甲状腺彩超示：甲状腺多发结节。颈部肿大，情绪波动时加重，伴心悸，咽喉梗阻不适感，心烦易怒，眼干，口干不苦，纳食一般，夜寐欠安，噩梦纷纭，二便调，舌偏红，苔薄白，边见齿痕，脉弦细。诊为瘿病，证属肝郁痰凝，虚热扰神。治以疏肝解郁，清热化痰，宁心安神。方以柴胡加龙骨牡蛎汤加减。处方：柴胡、茯苓、珍珠母、枸杞各 15g，黄芩、法半夏、桂枝、厚朴、竹茹各 10g，龙骨（先煎）、牡蛎（先煎）、夏枯草各 30g，7 剂。后以此方加减治疗 1 月余，1 个月后复诊，结节消失，无咽喉梗阻感，疗效巩固。

达原饮

达原饮 PPT

【原文】

温疫初起，先憎寒而后发热，嗣后但热而无憎寒也。初得之二三日，其脉不浮不沉而数，昼夜发热，日晡益甚，头疼身痛。其时邪在夹脊之前，肠胃之后，虽有头疼身痛，此邪热浮越于经，不可认为伤寒表证，辄用麻黄桂枝之类强发其汗，此邪不在经，汗之徒伤表气，热亦不减。又不可下，此邪不在里，下之徒伤胃气，其渴愈甚。宜达原饮。《温疫论》

槟榔二钱，厚朴一钱，草果仁五分，知母一钱，芍药一钱，黄芩一钱，甘草五分。用水二盏，煎八分，午后温服。

【方歌】

达原草果槟厚朴，知母黄芩芍甘佐，辟秽化浊达膜原，邪伏膜原寒热作。

【辨证要点】

证：邪伏膜原证。

病机：温疫或疟疾，邪伏膜原。

证候：以憎寒壮热，或一日三次，或一日一次，发无定时，舌红，舌苔厚腻如积粉为辨证要点。

【现代应用】

本方常用于流行性感冒、病毒性脑炎、带状疱疹、不明原因发热属温热疫毒伏于膜原者，在抗击 SARS 中，达原饮起到了积极的防治作用。本方应用于艾滋病及其并发症的治疗亦取得较好疗效。

【经验采撷】

1. 若兼少阳证口苦、胁痛、耳聋、寒热、呕恶，此邪热溢于少阳经，本方常与小柴胡汤合用，若兼腹满便秘，则合用大柴胡汤。

2. 若兼口渴热重，此邪热溢于阳明经，本方常合用白虎汤。

3. 新感发热及顽固性发热，本方常与升降散（蝉蜕、姜黄、僵蚕、大黄）合方，两方相合，相辅相成，清热解毒、逐秽祛邪作用明显加强。

【典型病案】

1. 发热案

齐某，男，68 岁。反复发热半年。曾服感冒药、消炎药，并输液治疗后无明显变化。体温每日上午正常，下午升高，体温在 37.3℃以上则伴有肩部紧痛不适，最高达 38℃。曾进行血常规、尿常规、血生化、免疫风湿、CT 等多项检查，血沉 45mm/h，C 反应蛋白 0.873mg/dL（稍高），其余均正常。舌尖红，舌苔淡黄腻，脉弦细滑。西医诊断：发热待查。中医辨证：湿热内蕴，阻遏膜原，外感风邪。治疗：清化湿热，开达膜原，散风通络。方用柴胡达原饮加减。药用：柴胡、黄芩、茯苓、茵陈、连翘各 15g，青蒿、枳壳、秦艽、草果、槟榔、厚朴、丝瓜络各 10g，法半夏 9g。药后体温逐渐下降，4 周后体温恢复正常，巩固 2 个月停药。

2. 病毒性脑膜炎案

艾某，女，59 岁。发热伴头痛 7 天。经检查诊断为病毒性脑膜炎，予抗病毒、止痛治疗后患者症状未见明显好转。现患者表情痛苦，以手抱头，憎寒壮热，不思饮食，恶心欲呕，大便黏腻，小便频数，舌红，苔如积粉，脉弦滑。时值盛夏，空气湿热，湿热之邪蕴蒸膜原所致，治疗以祛湿化痰、清热养阴为法。处方如下：槟榔、厚朴、知母、赤芍、白蔻仁、茯苓、薏苡仁、枳壳各 15g，草果、陈皮各 10g，黄芩 6g，甘草、杏仁各 12g。7 剂后患者为发热、头痛、饮食较前好转，积粉苔渐退。效不更方，继续予上方 5 剂以巩固疗效，复诊患者上述症状俱除。

3. 艾滋病合并带状疱疹案

范某，女，46 岁。左侧胸背、上肢红斑、水疱伴疼痛 3 天。患者于 2008 年 2 月诊断为艾滋病，并接受国家统一规定的鸡尾酒疗法治疗。2008 年 7 月因左侧胸背，上肢起红斑、水疱伴有疼痛 3 天来我院就诊。症见：口苦纳呆，胸胁满闷，呕恶腹胀，大便黏滞，小便短赤，带下黄臭，左侧胸、背、腰、腹部出现针刺样痛，继而出现红斑及群集性水痘，舌红苔黄腻，脉弦滑数。证属肝胆湿热，毒邪内蕴，盘踞膜原。治法：清热利湿，疏利肝胆，辟秽化浊，开达膜原。方剂：达原饮合龙胆泻肝汤加减。方药：槟榔 20g，厚朴、草果、黄芩、龙胆草、栀子、车前子各 10g，知母、茯苓各 15g，柴胡、泽泻、甘草各 5g，黄芪、土茯苓各 50g。每日 1 剂，分 2 次，早、晚水煎服。配合云南白药用香油调和外敷，每日 1 次。2 周后患者带状疱疹消失，继续随诊 1 个月，未见复发，且未见留有肋间神经痛等后遗症。

第七章　白虎汤类方

白虎汤

白虎汤PPT

【原文】

伤寒脉浮滑，此以表有热，里有寒，白虎汤主之。(《伤寒论》第 176 条)

三阳合病，腹满身重，难以转侧，口不仁，面垢，谵语遗尿。发汗则谵语。下之则额上生汗，手足逆冷。若自汗出者，白虎汤主之。(《伤寒论》第 219 条)

伤寒脉滑而厥者，里有热，白虎汤主之。(《伤寒论》第 350 条)

知母六两，石膏一斤（碎），甘草二两（炙），粳米六合。

上四味，以水一斗，煮米熟汤成，去滓，温服一升，日三服。

【方歌】

阳明白虎辨非难，难在阳邪背恶寒，知六膏斤甘二两，米加六合服之安。

【辨证要点】

证：阳明里热炽盛证，或热在气分证。

病机：无形邪热炽盛，充斥内外。

证候：壮热，面赤，大汗出，烦躁，口渴，舌红，苔黄燥，脉洪大或数。

【现代应用】

1. 急性传染性和感染性疾病，如流行性乙型脑炎、流行性脑脊髓膜炎、大叶性肺炎、流行性出血热、麻疹、钩端螺旋体病、流行性感冒、肠伤寒、败血症等。

2. 代谢性疾病及结缔组织疾病，如风湿热、糖尿病等所致的内热等。

3. 五官科疾病，如急性口腔炎、牙龈炎、结膜炎、角膜炎、视神经乳头炎等。

4.过敏性疾病，如皮肤瘙痒症、过敏性皮炎、药疹、过敏性紫癜等。

5.其他疾病，如产后高热、癌性发热、精神神经性多食症、风湿性关节炎、原发性三叉神经痛等。

【经验采撷】

1.常用加减

临床上属于气血两燔，引动肝风，见神昏谵语、抽搐者，加羚羊角、水牛角、钩藤；兼阳明腑实，见谵语、大便秘结、小便短赤者，加大黄、芒硝；气短乏力者，加人参、黄芪、党参；烦渴引饮者，加天花粉、芦根、麦冬。

2.使用注意

表证未解，见无汗、发热、口不渴者；脉见浮细，或沉者；血虚发热，脉洪不胜重按者；真寒假热的阴盛格阳证等，均不可误用。

【典型病案】

1.乙型脑炎案

李某，女，4岁。发热、头痛，伴呃逆呕吐5天。5天前体温高达39.5℃，夜寐不安，精神萎靡，时有呃逆，呕吐两次，呈喷射状，入院诊为乙型脑炎，治疗不效，病势反重。症见壮热无汗，体温持续在39~40.5℃躁动不安，渴喜凉饮，小便黄赤，舌苔薄黄，舌质红赤，脉滑数。证属邪在阳明，气分热盛。治拟清热生津。仿白虎汤加味：生石膏60g，知母、连翘各12g，鲜茅根（后下）、鲜芦根各30g，太子参20g，生地黄15g，香薷6g，牡丹皮10g，荷梗12g，水煎服，白天、夜间连进两剂，热势下降至38℃。次日仍按原方继进两剂，热即下降到37.8℃，神志较为安宁，口已不渴，舌苔退，唯汗出多，遂进益气健脾之剂，兼以饮食调理，月余而愈。

2.左下叶肺炎案

丁某，男，28岁。发热咳嗽，咯吐黄痰伴胸痛5天。两周前出差，淋雨而感冒，自服感冒药病情好转。2天后，突然发热，汗出咳嗽，咯吐黄痰，伴胸痛，心中烦躁，呼吸急促。赴医院检查：体温：39℃，白细胞15×10^9/L，中性88%。胸透示，左下叶大片浓密阴影，诊断：左下叶肺炎。入院治疗，输液加抗生素3日，发热不退，上升至39.5℃，邀余会诊。刻下：急性面容，眉头触手滚烫，汗出如流，不断索水引饮，舌苔薄黄质红，脉浮有力。左下肺呼吸音减弱。证乃风寒入里犯肺，热邪壅遏。治宜清气分之热。方用白虎汤。处方：生石膏60g，知母15g，粳米（东北大米）30g，生甘草12g。服药2剂，发热不退，咳嗽吐铁屑色脓痰，胸痛加剧。上方加粳米50g，喝药前务必搅拌充分，又服2剂，体温退至37.5℃，胸痛大减，上方加三七粉3g冲服，铁锈痰已瘥，诸症亦愈。

3.糖尿病案

黄某，女，55岁。口咽干燥，口渴喜饮2年。近2年来患者口咽干燥，口渴喜饮，多食善饥，小便量多，形体逐渐消瘦，血糖9.8mmol/L，尿糖（+++），在湖南医科大学附一院诊断为糖尿病。长期服用甲苯磺丁脲、优降糖、达美康等效果不显。舌质红，苔黄少津，脉滑实有力。证属上中下三消，以上中消为主，属肺胃热盛，消耗水谷，灼伤津液所致。治宜清胃泻热，养胃生津。方用白虎汤加减：生石膏30g，知母15g，生甘草3g，西洋参6g，石斛10g，天花粉25g，麦冬12g，黄芩10g，玉竹15g。服药15剂后，多饮、多食症状明显减轻，小便次数减少，复查血糖7.8mmol/L，尿糖（＋），舌质淡红苔薄黄少津，原方去黄芩加生地黄15g，连服30剂，诸症消失，体重增加5kg，空腹血糖正常，尿糖阴性，随访2年未复发。

4. 精神神经性多食症案

朱某，女，39岁。饮食明显增多15天。半月前出现饮食明显增多，每餐可食米饭一斤余，夜间饥饿难忍，伴见失眠烦躁。查血糖、尿糖均正常，亦无甲亢。某院诊为精神神经性多食症。刻诊：形体壮实，口干口苦，一日饭量达五斤余，皮肤粗糙干涩，心烦急躁，大便如常，舌质红，苔薄黄，脉滑数。证属胃经有火致消谷善饥。治当清阳明之蕴热，少佐通腑泻下。处方：生石膏100g，知母15g，生甘草10g，粳米3g，生大黄10g（另包，后下）。6剂后，饭量已减为每日食2斤，口苦、失眠、心烦急躁已除。皮肤湿润，常有汗出。遂减轻原方剂量，继服18剂而愈。3月后随访未见复发。

5. 风湿性关节炎案

齐某，男，17岁。双膝关节红肿、灼热疼痛3天。发热3天，双膝关节红肿如棱形，痛不可触，得冷而舒。经西药治疗，发热时作时止，病变进行性加重。伴口渴欲饮，烦躁汗出，恶风，小便黄赤，舌苔黄燥，脉数有力。查T38.8℃，WBC1.25×10⁹/L，红细胞沉降率增快，抗"O"＞500U。西医诊断：风湿性关节炎（活动期）；中医诊断：热痹。治以清热除湿通络。方用白虎汤加味：生石膏45g（先煎），知母、栀子、连翘、防己、黄柏各10g，粳米、秦艽各12g，桂枝、甘草各5g。2剂后热减，关节疼痛缓解，红肿未见加剧。二诊：上方生石膏减为30g（先下），加赤芍、威灵仙各10g，上方加减再服8剂，体温正常，双膝关节红肿尽消。

白虎加人参汤 PPT

白虎加人参汤 1 视频

白虎加人参汤

（又名人参白虎汤）

【原文】

服桂枝汤，大汗出后，大烦渴不解，脉洪大者，白虎加人参汤主之。（《伤寒论》第26条）

伤寒，若吐、下后，七八日不解，热结在里，表里俱热，时时恶风，大渴，舌上干燥而烦，欲饮水数升者，白虎加人参汤主之。（《伤寒论》第168条）

白虎加人参汤 1 视频

伤寒无大热，口燥渴，心烦，背微恶寒者，白虎加人参汤主之。（《伤寒论》第 169 条）

伤寒脉浮，发热无汗，其表不解，不可与白虎汤。渴欲饮水，无表证者，白虎加人参汤主之。（《伤寒论》第 170 条）

若渴欲饮水，口干舌燥者，白虎加人参汤主之。（《伤寒论》第 222 条）

太阳中热者，暍是也。汗出恶寒，身热而渴，白虎加人参汤主之。（《金匮要略·痉湿暍病脉证治第二》第 26 条）

知母六两，石膏一斤（碎），甘草二两（炙），人参三两，粳米六合。

上五味，以水一斗，煮米熟汤成，去滓，温服一升，日三服。

【方歌】

服桂渴烦大汗倾，液亡肌腠涸阳明，膏斤知六参三两，二草六粳米熟成。

【辨证要点】

证：邪热炽盛，津气两伤证。

病机：阳明热盛，津气两伤。

证候：发热、口渴、烦躁、汗出、舌红少津，脉洪大而芤或洪数。

【现代应用】

1. 感染性疾病，如流行性感冒、肺炎、肺脓疡、结核性脑膜炎、病毒性脑炎、脓毒症等。

2. 代谢性疾病及结缔组织疾病，如甲状腺功能亢进症、糖尿病风湿热、红斑狼疮等。

3. 其他疾病，如日射病、小儿夏季热、外阴瘙痒症、产后高热、癌性发热、勃起功能障碍等。

【经验采撷】

1. 常用加减

热盛津伤见口渴者，加麦冬、天花粉、生地黄、玄参；气虚乏力者，加山药、黄精、黄芪；大便秘结者，加火麻仁、郁李仁、生白术。

2. 使用注意

发热恶寒，无汗口渴者；脉浮弦而细或脉沉者；口渴喜热饮不思冷者；腹痛拒按者；口不渴，舌苔白润者，均忌用。

【典型病案】

1. 糖尿病汗症案

王某，男，64 岁。自觉烘热汗出 1 月。有糖尿病、原发性高血压病病史 20 年，现血糖、血压平稳，大渴喜饮，冷热均可，大汗出，口干舌燥，口苦，周身像高热样酸痛，体温正常，双腿无力，无体质量下降，食欲良好，血压正常，大便自调，舌红，苔薄白少津，右脉滑数，左脉细滑。曾静脉滴注抗生素月余无效。证属阳明热盛，阴分耗伤。予白虎加人参汤：生石膏 50g，知母 12g，炙甘草 6g，粳米 1 把，沙参 12g，桂枝 6g。5 剂，水煎米熟汤成温服。复诊诉服第 1 剂后即觉症状明显减轻，5 剂服完，偶有面部烘热，余症消失，继予竹叶石膏汤善后。

2. 甲状腺危象案

杨某，女，26 岁。烦躁、谵妄伴腹泻多次 1 天。患者因患"甲亢"病在我院门诊服药后住院手术治疗。手术顺利。术后 24 小时左右患者突然烦躁不安、谵妄、腹泻水样便数次，且高烧，口渴喜饮，大汗淋漓。舌红而少津、苔黄，脉数而虚大无力。诊断为"甲亢"术后并发甲状腺危象。中医辨证为阳明热盛，气津两伤。治宜清热除烦，益气生津。遂投：生石膏 100g，知母 10g，炙甘草 6g，粳米 15g，人参 10g。速煎 1 剂口服，上症迅速减轻。再投 3 剂善后，诸症消失，治愈出院。

3. 肺脓疡案

陈某，男，51 岁。发热汗出，咳嗽咯痰 5 天。3 天前感受外邪出现恶寒发热，未经治疗。后出现身热炀炀，无汗体痛，自服对乙酰氨基酚 3 天，药后大汗出，汗出热不解，日晡热盛，右侧胸痛，咯吐黄脓腥臭痰，气喘难卧。胸透示：右中肺脓疡。在当地医院西药抗感染治疗 5 天，咯痰见减，但身热不退，大汗，咳嗽较剧，口干渴，言语低弱无力，便干溲黄。舌红苔无，脉大而无力。辨为表解里热炽盛，热迫津泄，肺失清肃。以白虎加人参汤加味：生石膏（先煎）、粳米各 100g，知母 12g，黄芩、南沙参、北沙参各 20g，桃仁 15g，薏苡仁 60g。另采鲜芦根，每日 0.5kg 煎水，频服。第 3 日，患者热解，汗减，胸痛除，原方续服 4 剂。诸症均已大减，后投麦冬汤善后调理，周余痊愈。

4. 类风湿性关节炎案

关某，男，51 岁。两手指关节肿大疼痛、屈伸不利 1 个月。西医诊断为类风湿性关节炎。先后服用西药及结合中药治疗，效不显。诊见：身热口渴，汗出，手指等小关节不能屈伸，疼痛，双侧手指近端指间关节屈曲畸形，关节肿胀，略有压痛，舌质红，黄苔少津，脉浮洪数有力重按无力，尺脉拘急而涩。检查示：RF 阳性，CCP 抗体阳性。中医诊断为筋痹病，热盛气阴两伤证，立法清热生津，缓急止痛。处方：生石膏 15g，知母 12g，生晒参 10g，炙甘草 6g，粳米一小把（自备）。二诊：脉稍洪数，沉取有力，原方继服 4 剂。三诊：手指轻度僵硬，以甘药泻心脉缓筋急，养阴生津。诸症大消，关节拘痛好转，至今未复发。

5. 精神性烦渴多饮综合征案

邹某，女，48 岁。口渴喜饮，小便量多数年。患者家中连遭不幸，日久症见：口干舌燥，渴喜冷饮，饮不解渴，日饮水达 18000mL，小便量多，但明显少于饮水量，胸中灼热，如炉火烘烤，心烦，常欲到野外奔跑，纳食正常，大便调，舌质红苔薄黄而干，脉滑数。尿糖（－），血糖：正常，禁饮试验：有反应。病属上消，证属热盛津伤，治宜清热生津。处方：生石膏 100g，知母、天花粉、粳米各

30g，甘草 10g，党参 15g。每日 1 剂，水煎服。服上方 5 剂，诸症减轻，饮水量减至每日约 6000mL；上方生石膏减至 60g，继用 5 剂，诸症基本消失，饮水量接近正常；改用沙参麦冬汤加生石膏 30g 调理而愈。随访 5 年无复发。

6. 尿崩症案

郑某，男，4 岁。去年患肺结核病，经治疗病情好转，局部病灶硬结。治疗过程中继发尿崩症已半年左右。春节后感冒发热，经治疗发热退，但口渴入饮更甚，终日不断喝水，不断排尿，24 小时尿量多达 4000mL 以上。现形体消瘦，纳食极少，夜寐烦躁，大便干结，3~4 天一次，小便清长，舌尖边红，苔薄黄而干，脉虚数。乃后天精气不足，脾胃火邪刑金。治以清热养阴，固摄精气。以人参白虎汤加减：沙参、百合各 15g，知母、麦冬、竹叶、桑螵蛸、益智仁各 9g，生石膏、粳米、生牡蛎各 24g，甘草 3g。共服 16 剂，口渴减轻，知饥能食，夜寐较佳，大便干，两天一次，小便减少，舌尖边红，苔薄黄，脉虚数，以前方去生石膏、知母，加强清热养阴，加减服用 16 剂，症状大为改善，一日夜饮水减至 1000mL 左右，小便量约 1500mL，胃纳增进，面色转荣，活泼。5 个月后随访已恢复正常。

7. 焦虑症案

李某，女，59 岁。情绪焦躁不安数月。患者数月来情绪焦躁不安，西医诊为焦虑症，并给予多种抗焦虑药物，疗效欠佳。后经中医治疗给予疏肝、清心养心方剂亦未见效。诊见患者烦躁不宁，眠差，口干欲饮，便干，舌质略红，苔薄黄，脉滑略数。细询病史，半年前曾感冒风寒，治疗后虽缓解却添此疾。证属风寒久羁，内郁化热，扰动心神。予白虎加人参汤，处方：生石膏 60g，人参 6g，知母 12g，粳米 15g，甘草 9g，3 剂。日 1 剂，水煎分 3 次饭后服用。二诊：烦躁大减，睡眠安稳，舌中黄苔基本消退，大便日行一次，效不更方，石膏剂量更为 45g，余药不变，续服 3 剂，诸恙悉除，随访半年，未复发。

8. 小儿夏季热案

宁某，男，2 岁。发热口渴尿多月余。入夏起病，曾到省内外检查诊治，诊断为夏季热，延缠月余，治疗无效，7 月初来我处改服中药，因病延日久，患儿已体瘦色萎，食欲不振，烦躁不安，体重较病前减少 5、6 斤，病属伤暑，治宜益气固元，服用人参白虎汤加减。处方：党参（或生晒参）6g，麦冬 5g，竹叶 4g，生石膏 15g，甘草 3g。每天 1 剂，煎两次，混合分 3 次服，每 3 小时 1 次。10 余天后，稽留热由 40℃上下，降为 39℃上下，其他症状也随之好转，食欲大增。守方不变，又服 1 周，体温降至 38℃上下，而不再下降，但口渴、尿多基本痊愈，饮食恢复，体重逐渐增加。继以人参白虎汤加减或生脉散加减（党参、麦冬、甘草，必要时加生石膏）代茶而治愈。

9. 勃起功能障碍案

江某，男，26 岁。阴茎间断不能勃起伴性欲减退，射精时间快 1 年。一年前曾两次患重感冒，此后即间或出现阳痿，并伴有性欲减退和早泄，曾服用补气助阳之药未见好转。刻诊：形体消瘦，午后身热，食欲欠佳，口渴喜凉，动则汗出，大便溏泄不爽，小便短黄，舌边尖红，苔黄腻，脉细数。此为热盛阳明，气阴两伤之证。以人参白虎汤治之。药用：人参 10g（炖服），生石膏 20g，知母 15g，甘草 6g，粳米 30g。服此方 10 剂而痊愈。

竹叶石膏汤

（又名石膏竹叶汤、人参竹叶汤）

竹叶石膏汤 PPT

【原文】

伤寒解后，虚羸少气，气逆欲吐，竹叶石膏汤主之。(《伤寒论》第 397 条)

竹叶二把，石膏一斤，半夏半升（洗），麦门冬一升（去心），人参二两，甘草二两（炙），粳米半升。

上七味，以水一斗，煮取六升，去滓，内粳米，煮米熟，汤成去米。温服一升，日三服。

【方歌】

二参二草一斤膏，病后虚羸呕逆叨，粳夏半升叶二把，麦冬还配一升熬。

【辨证要点】

证：气津两伤，胃失和降证。

病机：热病后期，余热未清，气阴两伤，胃虚气逆。

证候：发热或低热不退，汗出，虚羸少气，气逆欲呕，烦热口渴，舌红少苔，脉虚细数。

【现代应用】

1.感染性疾病，如肺炎、急性黄疸型肝炎、流行性出血热、病毒性心肌炎、流行性感冒、麻疹、败血症等。

2.代谢性疾病，如糖尿病等。

3.其他疾病，如复发性口疮、放射性食道炎等。

【经验采撷】

1.常用加减

临床上热毒炽盛者，加连翘、黄连、金银花、黄芩、板蓝根；热盛神昏者，加羚羊角粉、栀子；长期低热不退者，加知母、鳖甲、青蒿、白薇；津气损伤甚者，加太子参、沙参、天花粉、石斛、玉竹、黄精。

2.使用注意

本方清凉质润，如内有痰湿，或阳虚发热，均应忌用。

【典型病案】

1.糖尿病案

顾某，女，56 岁。多饮、多尿、多食 2 年，曾在某医院诊断为糖尿病。查

血糖 11.6mmol/L、尿糖（++++）。症见口干口渴，每日饮 2~3 暖水瓶，每餐 5
两，小便每日 8~9 次，伴头晕目眩，神疲乏力，心烦，舌质红苔少，脉细弦。证
属阴虚内热、热伤气阴，治以清热养阴、益气生津，方用竹叶石膏汤加减：竹
叶、生晒参、麦冬、法半夏、桃仁 10g，生石膏、花粉各 20g，黄芪 30g，地骨
皮、丹参各 12g。服 10 剂，口干口渴减轻，每日饮水 1 暖水瓶，饮食及尿量均
减少。继服 10 剂，口干、口渴明显改善，纳食、尿量正常，复查血糖 6.1mmol/
L，尿糖（－）。后嘱患者控制饮食，间断服用消渴丸，随访 2 年，血糖稳定在
5.5~6.5mmol/L，尿糖在（－）~（＋）之间。

2. 复发性口疮案

关某，女，35 岁。口疮反复发作 1 年余。时轻时重，日久不愈，进食痛甚。
常服维生素及清热泻火中药均未能痊愈。查口腔黏膜及舌上下均有绿豆大小溃疡
面，边缘清晰，色红，伴口干渴，心烦，大便干，小便黄，舌质红苔黄少津，脉
滑数。证属胃热蕴久，阴津亏损，虚火上炎。治疗以清热养阴为主。方用竹叶石
膏汤加减：竹叶 12g，生石膏 20g，黄芩、黄连各 10g，麦冬 20g，生地黄、玄参
各 15g，知母、花粉、牛膝、黄柏各 10g，甘草 6g。4 剂后复诊，口疮疼痛减轻，
口腔黏膜溃疡面减小，边缘色转淡。继服前方加黄芪 15g，以益气生肌。继调理
半月乃告愈。随访 1 年未复发。

化斑汤

化斑汤 PPT

【原文】

太阴温病，不可发汗，发汗而汗不出者，必发斑疹；汗出过多者，必神昏谵
语。发斑者，化斑汤主之。（《温病条辨》）

阳明斑者，化斑汤主之。（《温病条辨》）

生石膏一两（捣细），知母四钱，生甘草三钱，玄参三钱，犀角二钱，白粳
米一合。

水八杯，煮取三杯，日三服。滓再煮一盅，夜一服。

【方歌】

化斑汤用石膏元，粳米甘犀知母存。或入银丹大青地，温邪斑毒治神昏。

【辨证要点】

证：气血两燔证。

病机：气分邪热未解，热邪深入血分。

证候：壮热，口渴，躁扰不安，甚或神昏谵狂，发斑吐衄，舌质深绛，苔
黄燥。

【现代应用】

皮肤病，如过敏性紫癜、荨麻疹、油漆皮炎、银屑病等。

【经验采撷】

1. 常用加减

临床为加强清热凉血效果，常可加牡丹皮、赤芍、大青叶；肌肤发斑者，加竹茹、蝉蜕清热化斑解毒。

2. 使用注意

本方原方中用犀角，现在多用水牛角代替，并需重用。

【典型病案】

1. 过敏性紫癜案

唐某，女，16岁。双大腿、小腿出现鲜红色皮疹3天。3天前患者双大腿、小腿密布黄豆大鲜红色皮疹，化验血常规、白细胞数正常，中性及嗜酸性粒细胞正常，血小板、出凝血时间检查均正常。尿检查：无蛋白尿、管型尿。近日口渴咽干，食欲尚可，小便色黄，大便略干，舌质红脉滑有力。诊断：过敏性紫癜（单纯型）。辨证：血热壅盛，兼感表邪，热灼血络，瘀滞于皮下而发。治则：清热解毒，凉血滋阴。处方：生石膏30g（打碎先煎），知母12g，生甘草10g，玄参10g，水牛角30g，银花15g，大青叶15g，牡丹皮10g，生地黄20g，水煎服，日1剂。二诊：服药5剂后大便正常，小便不黄，紫癜开始消退，上方去生石膏，加赤芍10g，又服5剂。三诊：皮损消退，无新疹出现，但觉乏力，加党参15g，黄芪20g，又服3剂，紫癜全消，3个月后随访未复发。

2. 荨麻疹案

周某，男，13岁。荨麻疹再发数日。曾患荨麻疹3次均需住院治疗。近日来荨麻疹复发，周身痒极，烦躁不安，伴有发烧，口苦纳少，大便2日未行，尿少色黄，前来求治中医。刻诊：面肤红赤，周身满布大块疹片，肤色红赤，唇红，舌较干苔深黄，脉洪数，体温38.5℃。此为外邪侵袭，客于肌肤，由表及里，气血二燔，迫疹而出。治当清热凉血。方选化斑汤：生石膏30g，玄参、知母、金银花各10g，大青叶15g，牡丹皮10g，生地黄15g，甘草5g。嘱进2剂。药后周身不痒，疹团消失，热已退尽，继原方增损3剂善后，至今多年未发。

3. 银屑病案

刘某，男，62岁。患牛皮癣20余年，周身皮损融合成片。皮损占全身面积75%以上，基底潮红，上覆层层皮屑，局部瘙痒，舌红少苔，脉细数。证为热入营血，生风化燥。治宜清营凉血，解毒消风。处方：生石膏30g，知母12g，菝葜30g，白鲜皮30g，生地黄30g，土茯苓12g，犀角6g（冲服），黄芩10g，牡丹皮10g，玄参9g，生甘草9g，粳米15g。外用药组成：雄黄15g，斑蝥6g，血竭10g，土槿皮10g，番木鳖10g，蜈蚣10g，没药10g。用水约1000mL，浸6~8日后使用。用药前先将鳞屑刮去，用米醋调涂，每日1次或隔日1次，不能间断。内外合治13天，瘙痒减轻，守方治疗77天，全身皮损恢复正常，达临床治愈。

4. 重症剥脱性皮炎案

任某，女，40岁。全身青紫斑块，瘙痒难忍14天，且头面红肿灼痛及咽喉糜烂，吞咽困难。经某医院皮肤科检查，诊断为重症剥脱性皮炎。刻诊见患者头面部红肿，焮热掣痛，口舌咽喉糜烂，吞咽困难，全身皮肤均可见青紫斑块，多处破溃，瘙痒难忍，语言謇涩，口渴引饮，心烦不寐，小便短赤，大便秘结，舌体肿大，苔薄黄，脉弦数。辨证为胃中积热，伤及血分。治以清热解毒，凉血化斑，佐以养阴生津。处方：犀角1g，玄参20g，生石膏60g，知母10g，粳米30g，牡丹皮10g，生地黄10g，赤芍10g，花粉25g，紫草3g，甘草3g。二诊明显好转，上方去犀角加谷芽20g。

5. 交感性眼炎案

罗某，男，30岁。右眼突然畏光、红痛、视力下降1月。患者左眼在幼小时因患角膜溃疡穿孔而失明，以后反复红痛。眼科诊断为左眼球痨，交感性眼炎。西药治疗1月余，病情时轻时重。刻诊面如满月，腹部变大，饮食正常，口微渴，大便干，小便微黄，舌质红，苔黄，脉弦数。证属肝火上攻头目，气血俱热。治宜平肝明目，清热凉血。处方：生石膏50~100g，石决明20g，知母10g，生甘草10g，山药10g，玄参10g，生地黄10g，紫草10g，牡丹皮10g，青黛6g，羚羊角1g，每日1剂，27剂。用中药20天后，右眼视力1.5，眼底炎症全部消退。继续观察1周无变化，停药出院。随访4年无复发。

清营汤

清营汤 PPT

【原文】

太阴温病，寸脉大，舌绛而干，法当渴，今反不渴者，热在营中也，清营汤去黄连主之。（《温病条辨》）

脉虚夜寐不安，烦渴舌赤，时有谵语，目常开不闭，或喜闭不开，暑入手厥阴也。手厥阴暑温，清营汤主之；舌白滑者，不可与也。（《温病条辨》）

阳明温病，舌黄燥，肉色绛，不渴者，邪在血分，清营汤主之。若滑者，不可与也，当于湿温中求之。（《温病条辨》）

小儿暑温，身热，卒然痉厥，名曰暑痫，清营汤主之，亦可少与紫雪丹。（《温病条辨》）

大人暑痫，亦同上法。热初入营，肝风内动，手足瘛疭，可于清营汤中，加钩藤、牡丹皮、羚羊角。（《温病条辨》）

犀角三钱，生地黄五钱，玄参三钱，竹叶心一钱，麦冬三钱，丹参二钱，黄连一钱五分，银花三钱，连翘（连心用）二钱。

水八杯，煮取三杯，日三服。

【方歌】

清营汤治热传营，脉数舌绛辨分明，犀地银翘玄连竹，丹麦清热更护阴。

【辨证要点】

证：热灼营分证。

病机：营热阴伤，扰神窜络。

证候：身热夜甚，心烦不寐，时谵语，或斑点隐隐，舌红绛。

【现代应用】

1.感染性疾病所致发热，如乙型脑炎、流行性脑脊髓膜炎、病毒性脑炎、败血症、肠伤寒等。

2.皮肤病，如药物性皮炎、银屑病、过敏性紫癜等。

【经验采撷】

1. 常用加减

临床若见神昏谵语，舌蹇肢厥者，可加用安宫牛黄丸或紫雪丹；痉厥者，可加用羚羊角、钩藤，或再兼用紫雪丹；斑疹显现，吐衄便血者，可去金银花、连翘、竹叶心，加牡丹皮、赤芍；若兼有表证者，可加淡豆豉、牛蒡子、薄荷；兼气分热炽者，可加生石膏、知母。

2. 使用注意

使用本方，应注意观察舌象，舌绛苔白滑者，禁用本方；须舌绛而干，无苔或仅有少许薄而乏津之苔，方可用之。此外，方中犀角现多用水牛角代替，并需重用。

【典型病案】

药物性皮炎案

徐某，男，58 岁。全身出现大片潮红皮疹 3 日。患者素有老年性皮肤瘙痒症，因痒甚难以入睡，服用安眠酮 2 片，次日即发现全身皮肤潮红，体温增高，瘙痒加剧，口干唇燥，小便短赤。查体：体温 38.5℃，全身皮肤见散在、弥漫性潮红，如猩红热样皮疹，部分融合成片压之褪色，明显灼热感，肌肤粗糙，伴少许抓痕、糠状鳞屑。舌质红绛，脉细数。诊断：药物性皮炎（猩红热样红斑型）。证属素体阴亏，内中药毒，邪热入营。治拟清营解毒，凉血养阴法。方选清营汤合增液汤化裁：水牛角（布包先煎）、生石膏（先煎）各 30g，生地黄、天花粉、玄参各 15g，麦冬、大青叶、金银花、牡丹皮、赤芍各 10g，黄连 2g，连翘心 3g，3 剂。二诊：药后红斑基本消退，体温 37.5℃。去膏、连、翘、青，水牛角改为 15g。继进原方 5 剂，诸症悉除。嗣后因服用类似安眠药又发作 1 次，遵前法服本方再次取效。

第八章　葛根汤类方

葛根汤

葛根汤 PPT

葛根汤视频

【原文】

太阳病，颈背强几几，无汗恶风，葛根汤主之。(《伤寒论》第 31 条)

太阳与阳明合病者，必自下利，葛根汤主之。(《伤寒论》第 32 条)

太阳病，无汗而小便反少，气上冲胸，口噤不得语，欲做刚痉，葛根汤主之。(《金匮要略·痉湿暍病脉证治第二》第 4 条)

葛根四两，麻黄三两（去节），桂枝三两（去皮），芍药二两，甘草二两（炙），生姜三两，大枣十二枚。

上七味，㕮咀，以水七升，先煮葛根、麻黄，减二升，去沫，纳诸药，煮取三升，去滓。温服一升，覆取微似汗，不须啜粥。余如桂枝法将息及禁忌。

【方歌】

四两葛根麻桂三，枣枚十二效堪嘉，甘芍二两姜三两，无汗憎风项背夸。

【辨证要点】

1. 太阳刚痉证

证：太阳刚痉证。

病机：风寒客于太阳营卫筋脉。

证候：发热恶寒，头痛，无汗，咽干口渴，颈背强，小便不利，气上冲胸，口噤不语，舌淡，苔薄白，脉浮紧。

2. 下利证

证：下利证。

病机：外邪不解，内迫于阳明。

证候：无汗，恶风，项背强，咽干口渴，大便浓稠或稀散，味臭，舌淡，苔薄黄或黄腻，脉浮。

【现代应用】

1. 呼吸系统疾病，如流行性感冒、急性上呼吸道感染、急性支气管炎、肺炎、过敏性鼻炎、慢性副鼻窦炎等，有上述表寒病机者，均可酌情选用本方治疗。

2. 神经运动系统疾病，如周围面神经麻痹、颈椎病、落枕、肩周炎、痉挛性倾斜、自发性寰椎半脱位、流行性肌张力障碍综合征、各类神经性疼痛、各类病证所致的运动功能障碍等。

3. 消化系统疾病，如痢疾、肠炎、胃肠型感冒等。

4. 其他疾病，如痤疮、痛经、早发型重度子痫前期、糖尿病合并高血压危象、膝关节外侧肿胀、突发性耳聋等。

【经验采撷】

1. 常用加减

对寒邪凝滞经脉偏重者，可加附子、细辛、独活；对有外伤史夹有瘀血体征者，可加以鸡血藤、土鳖虫、当归；对于腰腿疼痛明显者，可加黄芪、狗脊、牛膝、地龙、乳香、没药；全身皮肤瘙痒，周围有红晕者，可加赤芍、牡丹皮、荆芥、当归；治疗鼻炎、鼻窦炎，可加桔梗、薏苡仁、辛夷。

2. 使用注意

葛根汤治疗太阳病和太阳阳明合病。若病已传入阳明，而见"烦热""渴饮""胃家实"等症，则不可用。

【典型病案】

1. 急性上呼吸道感染案

李某，女，21岁。发热、恶寒、鼻塞、流涕6天。6天前患者不慎感冒，出现发热、怕冷、鼻塞、流涕等，在某诊所输液（具体药物不详）4天，第1次输液后体温下降，但第2天体温又升，再输液3天未效。后转至我校附院，给予维C银翘片、阿莫西林等治疗2天，仍未好转而来求治。刻下证：发热，怕冷，无明显汗出，鼻塞，流清涕，头痛，口不渴，咽不红，舌脉均正常。余无不适。处以葛根汤：葛根30g，麻黄15g，桂枝10g，肉桂5g，白芍10g，干姜10g，大枣20g，炙甘草6g。4剂，机器煎服，每服1袋，每日2次。嘱服药后覆被取汗，汗后病解，余药弃之。2日后，患者来述，诊后当晚服药1袋，出汗较多，汗后诸症若失，病遂痊愈。

2. 过敏性鼻炎案

王某，女，41岁。反复鼻塞、流涕3年余。先后服用氯雷他定等西药，并配合滴鼻制剂，病情稍有好转。半个月前因受凉上述症状再发，服用抗过敏药及速效感冒胶囊，症状无好转。刻诊：阵发性干咳、胸闷，身重疼痛，口渴欲饮，纳可，夜眠可，二便正常，舌胖，苔腻略黄，脉浮紧。西医诊断：过敏性鼻炎；中医诊断：鼻鼽（外寒内热证），治宜解肌清热。处方：葛根 25g，麻黄 10g，桂枝 10g，白芍 10g，辛夷 10g，苍耳子 10g，生石膏 15g，黄芩 10g，牛蒡子 10g，生甘草 12g。服药 6 剂后患者遍身微汗出，即身重疼痛缓解，鼻塞减轻。上方去牛蒡子、黄芩，继服 6 剂，患者症状明显好转，喷嚏、清涕明显减少。上方去生石膏，加白芷 10g，再服 6 剂，又随症加减治疗半个月，诸症消失。

3. 颈椎病案

王某，女，42 岁。反复头晕 6 年。患者 6 年前无明显诱因出现头晕目眩、浑身无力，在当地对症治疗后缓解，此后眩晕反复发作。刻下：头晕头昏，转头则头晕加重，乏力，颈项酸楚，得风寒则加重，纳食欠香，夜寐不实，二便正常。舌质淡红苔薄白，脉弦细。辨证属营血不足、风寒痹阻，治宜以散风寒、补营血、升清阳为法，拟葛根汤加减。处方：葛根 20g，升麻 5g，桂枝 15g，生白芍 20g，当归 15g，川芎 10g，蔓荆子 10g，生姜 15g，大枣 15g，炙甘草 10g。服药 7 剂后感觉头脑清爽，周身轻松，颈项舒适，纳寐均佳。6 个月后患者因劳倦后头晕乏力再发，症状同前，电话中嘱在上方中加入黄芪 20g，服用 7 剂，药后病情痊愈，随访 1 年未见复发。

4. 周围性面瘫案

谢某，女，32 岁。左侧面部麻木伴味觉减退 2 天，加重 1 天。患者受寒后感味觉减退，左侧面部稍感麻木，未做任何处理，今日感以上症状加重，遂来就诊。刻下证：左侧额纹消失、眼睑闭合不全、鼻唇沟变浅，口角向右歪斜，不能闭嘴鼓腮，左侧面部感觉减退。舌淡白苔白厚腻，脉浮弦。西医诊断：周围性面瘫。中医诊断：口僻（寒湿痰阻）。药用：葛根 30g，麻黄 12g，桂枝 15g，芍药 15g，制白附子 15g，全蝎 6g，僵蚕 6g，羌活 15g，苍术 15g，石菖蒲 15g，川芎 15g，防风 15g，红花 10g，生姜 6g，炙甘草 10g。5 日后复诊，面部冷麻感明显好转，味觉稍改善。原方将全蝎加至 9g，增加当归 15g，继服 5 剂。三诊，左侧面部感觉恢复正常，味觉恢复，口角歪斜不显，左侧眼睑能完全闭合，闭嘴鼓腮稍漏风。随症加减，治疗半月余，诸症消失。

5. 风湿性脊柱炎案

冯某，男，36 岁。反复腰背部脊柱疼痛 10 余年。10 余年前无明显诱因出现腰背部疼痛，在当地医院诊断为风湿性脊柱炎，予以相关治疗后，症状缓解，平常症状控制较好。1 个月前因在店铺夜间看门而卧睡地上数夜，脊柱疼痛加重，影响转侧和仰俯活动。刻下证：端坐体位，脊柱活动受限，T7~T10 压痛，无放射痛，局部怕冷，皮色正常。诊为太阳经伤寒，方用葛根汤加细辛 3g，制白附子 10g，独活 15g，蜈蚣 2 条，水煎服，每日 1 剂。服药 1 个月后症状消失，又嘱患者继服 2 个月，以巩固疗效。1 年后随访，一直未再复发。

6. 腕关节僵硬案

林某，男，41 岁。左腕关节僵硬肿痛，活动不利反复发作 6 年。患者 6 年前桡骨远端骨折后因伤肢制动过久，6 年来左腕关节反复僵硬肿痛，活动不利。刻下：左腕关节僵硬，轻度肿胀疼痛，活动不利，恶风，无汗，小便清长，大便稍黏，舌淡暗苔白滑，脉浮紧。西医诊断：创伤后腕关节僵硬；中医诊断：筋痹（风寒夹湿）。治以解肌舒筋，调和营卫。方用葛根汤加减。组方：葛根 30g，桂枝、芍药、姜黄各 15g，麻黄、炙甘草、生姜、大枣各 10g。共 10 剂，初诊时即实施针刀松解术 1 次。二诊：施术并服 10 剂后，患者自觉症状明显好转，左腕关节活动度可，无肿胀疼痛。为防关节僵硬复发，守原方再服 10 剂以巩固疗效，另指导患者功能锻炼。后随访一年半未见复发。

7. 急性胃肠炎

田某，男，52 岁。发热、恶寒、腹泻水样便 1 天。既往确诊为乙型肝炎肝硬化（失代偿期）10 年。刻下：发热，体温 39℃，无汗，恶寒，头痛，身疼，口干不欲饮水，腹泻水样便。身体轻微的抽搐，牙齿上下撞击作响。舌质淡红苔薄白，两脉浮弦。中医诊断：太阳伤寒病；痉病（刚痉）。西医诊断：上呼吸道感染；急性胃肠炎。处方：双手少商、商阳、中冲、少冲针刺放血，大椎穴、双侧曲尺、合谷进行透天凉以降温。葛根汤原方进行治疗。葛根 32g（先煎，去上沫），麻黄 24g（先煎，去上沫），桂枝 16g，生姜 24g，甘草 16g，白芍 16g，大枣 30g。3 剂，服药两剂后，汗出、腹泻、周身疼痛等症状消失，测体温 37℃。3 剂后外感病治愈。

8. 痤疮

范某，男，25 岁。痤疮 10 年余，加重 1 个月。2002 年开始出现口唇四周及头部痤疮，服用西药及清热解毒类中药，配合外用药物，略能控制，但停药后旋即复发。1 个月前因汗出受风，症状明显加重，遂前来就诊。患者平素易受凉，刻下：面色晦暗，皮肤干燥粗糙，面颊、额头大量粉刺、结节，色暗红，高出皮肤，触之压痛，鼻干，口唇干，口渴欲饮，口苦，二便正常，舌暗胖，苔白腻，脉浮有力。西医诊断：痤疮。中医诊断：肺风粉刺（外寒内热）。治宜发汗解肌，清热化瘀。处方：葛根 25g，麻黄 12g，桂枝 12g，白芍 10g，赤芍 10g，生石膏 15g，生大黄 6g，生甘草 12g。服药 4 剂后上述症状好转，丘疹、结节减小，舌苔转薄。上方去大黄，减麻黄、桂枝至 10g，服药 4 剂，面色由晦暗为润泽，痤疮色转淡红。仍以葛根汤为主，随症加减，治疗 1 个月余，患者丘疹、结节基本消失，体质较治疗前好转，平素易感冒的症状亦随之消失。

9. 原发性痛经案

唐某，女，20 岁。经行腹痛 5 年，进行性加重 6 个月。2003 年开始经行腹痛，近半年来经行第 1 天腹痛难忍，经行不畅，量少色黑，伴腰腹部冷感，疼痛剧烈时伴有腹泻、呕吐。曾在当地医院诊断为原发性痛经，拒绝服用西药治疗，遂来求诊。刻下：小腹冷痛，局部热敷后疼痛可减轻，卧床休息能忍受，大便易秘结，纳眠可。唇舌淡暗，苔薄白，脉沉缓。中医诊断：痛经（寒湿凝滞型）。治以散寒除湿止痛。用药：葛根 20g，生麻黄 5g，桂枝 15g，炒白芍 15g，生姜 10g，红枣 20g，炙甘草 10g。连服 7 剂后月经来潮，疼痛明显减轻，不影响正常生活，第 1 天经行通畅，经量增加，经色转红，5 天干净。为巩固疗效，于下次经前又连续服用原方 7 剂，次月疼痛完全缓解，小腹无不适，色、量正常，5 天干净。随访至今痛经未再复发。

葛根芩连汤

葛根芩连汤 PPT

葛根芩连汤视频

【原文】

太阳病，桂枝证，医反下之，利遂不止，脉促者，表未解也；喘而汗出者，葛根黄芩黄连汤主之。（《伤寒论》第 34 条）

葛根半斤，甘草二两（炙），黄芩三两，黄连三两。

上四味，以水八升，先煮葛根，减二升，纳诸药，煮取二升，去滓，分温再服。

【方歌】

三两芩连二两甘，葛根半斤论中谈，喘而汗出脉兼促，误下风邪利不堪。

【辨证要点】

证：表证未解，邪热入里之邪热下利证。

病机：表邪未解，里热已炽，表里俱热，热迫阳明。

证候：发热有汗，下利，大便黏腻不爽，肛门灼热，胸脘烦热，喘而汗出，口干鼻燥，但欲漱水不欲咽，舌红苔黄，脉数或促。

【现代应用】

1. 消化系统疾病，如细菌性痢疾、病毒性肠炎、慢性结肠炎、放射性结肠炎、上消化道出血、伪膜性肠炎、肠易激综合征、消化道肿瘤所致腹泻、溃疡性结肠炎、急性出血性坏死性小肠炎、大肠癌、急性非感染性腹泻、急性胃肠炎、糖尿病性腹泻、脱肛等。

2. 呼吸系统疾病，如传染性非典型性肺炎、支气管哮喘、肺炎等。

3. 心血管系统疾病，如肺源性心脏病、颈动脉粥样硬化、冠心病等。

4. 神经系统疾病，如颈源性头痛、偏头痛、三叉神经痛、枕神经痛等。

5. 内分泌疾病，如糖尿病等。

6. 儿科疾病，如小儿厌食症、疱疹性咽峡炎、麻疹、流行性腮腺炎、手足口病、猩红热等。

7. 妇科疾病，如妊娠泄泻、带下病、阴道炎、更年期综合征等。

8. 其他疾病，如前列腺炎、颈椎病、白塞综合征、过敏性紫癜、慢性鼻窦炎、萎缩性鼻炎、急性扁桃体炎、慢性牙周炎、慢性唇炎、神经性舌炎、舌痿等。

【经验采撷】

1. 常用加减与合方：便秘或大便黏臭者，可加大黄；糖尿病导致腰腿无力、下肢皮肤变色者，或性功能障碍者，可加怀牛膝。该方治下利可与经方合用，如理中汤、白头翁汤、黄芩汤等；当阳明湿热下注合病太阴脾虚，常见于病情反复不愈，迁延日久的患者，可与理中汤合方；当湿热下注与中气下陷合而致病，证属虚实错杂的患者，可与补中益气汤合方。

2. 使用注意：舌淡，脉弱者，以及精神倦怠而脉沉缓者慎用。

【典型病案】

1. 直肠炎案

梁某，男性，19岁。腹痛、腹泻1个月。患者1个月前无明显诱因出现腹痛腹泻，伴有脓血便。外院查肠镜示：直肠出血、炎症。诊断为直肠炎，给予消炎药治疗，服用14天，诸症未缓解，求诊中医。刻下：腹痛欲便、腹泻，里急后重，大便10余次/日，脓血便，伴有大量黏液，腰骶部疼痛，纳食可，小便正常。苔黄厚腻，脉弦滑数。中医诊断：痢疾（肠道湿热证）。西医诊断：直肠炎。处方：葛根30g，黄芩60g，黄连60g，炙甘草30g，炒白术30g，白芍60g，黄芪30g，白头翁30g，生姜3片。14剂，水煎服，每日1剂。二诊，腹痛消失，脓血便消失，大便一日3~4次。处方：上方加木香15g。水煎服，每日1剂，继续服用14剂。三诊，腹痛、腹泻已愈，大便一日1~2次，便常规查均为阴性。

2. 糖尿病案

段某，男，56岁。Ⅱ型糖尿病病史7年余，现在采用胰岛素治疗。目前空腹血糖约为9mmol/L，餐后2小时血糖18mmol/L，尿蛋白阳性。刻下：口干不欲饮，心中烦热，倦怠疲乏，体重减轻，睡眠不佳，大便尚可，双足发麻，舌淡苔少，脉沉滑而弱。中医诊断为消渴。治以清热益气养阴，兼以活血化瘀。方用葛根芩连汤合用六味地黄丸加减。处方：葛根30g，川黄连15g，炒黄芩15g，黄柏20g，生甘草20g，生黄芪20g，茯苓20g，泽泻15g，白芍15g，法半夏20g，山萸肉15g，三七粉5g，丹参15g，夏枯草20g，蝉衣10g，炒酸枣仁20g。10剂，水煎服，日1剂。复诊时，诉气力增，心中烦热大减，空腹血糖7.8mmol/L，餐后2小时血糖17mmol/L，口干、睡眠改善，但双足仍有麻木，偶有视物模糊、头晕。考虑患者血瘀较重，故将原方丹参加至30g，同时加用菊花10g，蔓荆子10g，服用14剂。其后患者体重稳定，血糖稳中有降，症状基本消失。

3. 脑血栓案

张某，男，50岁。反复头晕、头胀2年余。患者2年前做CT检查，提示脑血栓。时常头晕头胀，血压正常，当地中医给予羚羊角片，症状能够暂时缓解，头热时，服用解热止痛片能够缓解。刻下：头晕头胀，烘热，汗易出，面色暗红，面部血丝明显，眠多无梦，饮多（患者喜饮茶，可能与其习惯有关），纳可，大便易稀。舌质红，脉弦。患者因脑血栓而心事颇重，担心半身不遂。嘱患者不必过分担心。中医诊断为眩晕，予葛根黄芩黄连汤加味。处方：葛根 30g，黄芩 10g，黄连 5g，甘草 5g，干姜 20g，大枣 20g，川牛膝 15g。10 剂，水煎服，每日 1 剂，分 2 次服。服药期间，忌茶。复诊反馈，诸症消失。

4. 阴道炎案

宗某，女，34 岁。带下量多、色黄、味臭伴瘙痒 10 年余。刻下：带下绵绵，色黄质稠，秽臭而阴痒，伴少腹疼痛，肢软乏力，口苦而腻，食纳不香，心烦少寐，小便短赤，大便溏泄。舌红苔黄腻，脉滑数。病起饮食不节，劳逸失常，损伤脾胃，致使脾胃运化失职，水谷精微不能上输于肺，反聚为湿，湿郁化热，流注下焦，伤及任脉则为带下，注入肠道则为溏泄。中医诊断为带下，治宜清热燥湿、升阳止带为法。方用：葛根 30g，黄芩 10g，黄连 5g，甘草 5g，车前子 10g，茯苓 20g，黄柏 10g，蛇床子 15g。3 剂后患者溏泻止，黄带减，食纳增进。迭进 2 剂，黄带止，诸症皆愈。

5. 萎缩性鼻炎案

洪某，男，45 岁。反复鼻中流脓浊涕半年余。患者外院诊断为萎缩性鼻炎，以青霉素治疗，但未见明显好转。刻下：鼻中流脓浊涕，患者经常鼻塞不闻香臭，自觉和他觉均发现鼻中有臭味，头痛头昏。舌质红，苔薄黄，脉弦右寸浮。中医诊断为鼻渊，治当清解阳明热邪，排腐利脓。用葛根芩连汤加味。处方：葛根 10g，黄芩 10g，黄连 10g，生甘草 6g，白芷 6g，鱼腥草 10g，金荞麦 15g，六神曲 10g。服 7 剂，头昏头痛减轻，鼻塞味臭亦见好转。继服 20 剂，鼻臭鼻塞、鼻中流脓水痊愈，诸症消失。随访 3 年，至今未发。

6. 神经性舌炎案

孙某，女，38 岁。舌中部溃疡，疼痛难忍，剧烈如刀割 1 天。患者外院诊断为神经性舌炎，先以抗生素治疗，并外吹中药冰硼散止痛，未见明显疗效，仍然疼痛剧烈，甚则夜不能寐，遂来就诊。刻下：满舌生疮，中间尤甚，环唇裂纹，不能吮饮，舌痛如麻，正午加重。身微热，常烦躁不安，口渴不得饮，大便溏而臭，小便黄，脉洪而数。中医诊断为舌疮，治当清解阳明热邪、生津止痛，拟葛根芩连汤加味：葛根 10g，黄芩 10g，黄连 6g，生甘草 6g，芦根 10g，神曲 10g。5 剂，水煎服，每日 1 剂。复诊，舌痛已止，仍有溃疡，再进 5 剂，溃疡已消。

7. 运动神经元疾病案

李某，男，52 岁。言语不利 1 年余，双下肢乏力 1 周余。患者 1 年前因咽痛引起全身不适，继则语言不利。曾至外院神经内科治疗，CT、MRI 均示头颅无异常病变。诊断为运动神经元疾病，以补阳还五汤、地黄饮子治疗，疗效不显。转至西医院神经内科，给予抗生素、激素、维生素等治疗 1 月余无明显效果。患者病情加剧，遂来就诊。刻下：双下肢痿软无力，肌肉酸痛，走路前倾，手颤抖不止，舌体转动不灵活，舌痿不能伸出，发声困难，纳食尚可，但吞咽困难，伴胸闷，神志清，口干口渴，自汗盗汗，怕热烦躁，夜不安寐，大便溏，每日2次，小便黄而量多。舌红苔黄稍厚，脉浮弦数。中医诊断：痿证，证属太阳未解，邪陷阳明经脉。方用银翘马勃散合葛根芩连汤加味：银花12g，连翘12g，马勃10g（布包），射干10g，牛蒡子6g，葛根10g，黄芩10g，黄连6g，生甘草6g，姜黄10g，海桐皮10g，夜交藤15g。7剂，水煎服。药后明显好转，继服7剂后改善明显，要求带中药30剂出院。1月后复诊，病情已控制，诸症皆减轻，未见进一步发展，生活可自理。

葛根加半夏汤 PPT

葛根加半夏汤

【原文】

太阳与阳明合病，不下利但呕者，葛根加半夏汤主之。（《伤寒论》第33条）

葛根四两，麻黄三两（去节），生姜二两（切），甘草二两（炙），芍药二两，桂枝二两（去皮），大枣十二枚（擘），半夏半升（洗）。

上八味，以水一斗，先煮葛根、麻黄，减二升，去白沫，内诸药，煮取三升，去滓，温服一升，复取微似汗。

【方歌】

二阳下利葛根夸，不利旋看呕逆嗟，需取原方照分两，半夏半升洗来加。

【辨证要点】

证：太阳与阳明伤寒证。

病机：外感风寒，寒邪客于阳明，胃气上逆。

证候：恶寒发热，无汗，项背强直拘急，头身痛，胃脘疼痛，呕吐或吐清水，舌淡苔白，脉浮或紧。

【现代应用】

1. 呼吸系统疾病，如上呼吸道感染、哮喘等。

2. 消化系统疾病，如痢疾、消化性溃疡、慢性胃炎等。

3. 其他疾病，如麻疹、荨麻疹、痛风、颈椎病、眶上神经痛、急性肾小球肾炎等。

【经验采撷】

1. 常用加减

呕吐症状重者，可加用姜竹茹、枳实、陈皮、苍术；胃脘疼痛甚者，可加用香附、砂仁；大便干结者，可加用大黄、厚朴、枳实。

2. 使用注意

阳明里实证呕吐者，不宜用。

【典型病案】

1. 高热案

李某，女，27 岁。发热 5 天。5 天前开始发热，自行服药（具体用药不详），当时热退，但次日又发热。后在某市中心医院治疗，输液后热退，之后连续反复发热，最高温度 39.5℃，西医诊断为高热。刻下：头痛，畏寒，双侧太阳穴、前额拘痛。傍晚时发热，输液后热退，之后又发热，凌晨 1 点左右出汗后热退，次日傍晚再发热，发热时全身痛。伴呕吐，口渴，小便少，大便 3 日一行，呈羊粪状干硬。舌色瘀紫，有齿痕，苔薄白。右脉浮弦紧数，左脉浮弦细紧数。中医诊断：发热，太阳阳明合病。方选葛根加半夏汤。处方：葛根 18g，麻黄 9g，炙甘草 6g，白芍 6g，桂枝 6g，生姜 10g，姜半夏 10g，大枣 5 枚。4 剂，水煎服，日 1 剂。随后回访：服药 1 剂后热退，2 剂后痊愈。

2. 颈椎病案

李某，女，34 岁。颈椎病 10 年余，反复头晕，加重 1 周。刻下：头晕，天旋地转，恶心欲吐，上肢麻木，又逢月经来潮，腹痛隐隐，经色偏暗，经量可，纳可，睡眠差，大便溏。舌暗红苔薄白，脉弦细。中医诊断为眩晕，考虑其颈项不利，乃太阳经气不利，恶心、欲吐，腹痛、大便溏，乃阳明脾胃受损。以求营卫和调、气血顺畅、太阳阳明表里双解之功。处以葛根加半夏汤加减：葛根 15g，麻黄 10g，桂枝 10g，生姜 10g，白芍 10g，大枣 4 枚，炙甘草 6g，半夏 12g，羌活 10g，元胡 10g，当归 10g，香附 6g。服 7 剂后症状明显缓解。

3. 妊娠期荨麻疹案

周某，女，25 岁。全身起红斑、风团伴瘙痒半月余。就诊时妊娠 41 天，刻下：皮疹红斑、风团，以躯体、四肢为主，时隐时现，瘙痒难受，伴恶心，呕吐，舌淡红，苔薄白，脉细滑。中医诊断：瘾疹。治法为疏风解肌，和营降逆。方用葛根汤加半夏汤。药用：葛根 12g，炙麻黄、桂枝、炙甘草、蝉蜕各 5g，炒芍药 6g，大枣 10 个，生姜 4 片，白蒺藜、防风各 10g。7 剂，水煎服，日 1 剂。复诊荨麻疹已经完全消退，仍恶心，口淡，多唾，舌脉如前。治法疏风和胃降逆，方用香苏散加味，药用：香附、佛手、防风各 6g，苏梗、陈皮、半夏各 10g，炙甘草、砂仁（冲）各 5g。服 5 剂后痊愈。

奔豚汤

奔豚汤 PPT

【原文】

师曰：病有奔豚，有吐脓，有惊怖，有火邪，此四部病，皆从惊发得之。（《金匮要略·奔豚气病脉证治第八》第 1 条）

师曰：奔豚病，从少腹起，上冲咽喉，发作欲死，复还止，皆从惊恐得之。（《金匮要略·奔豚气病脉证治第八》第 2 条）

奔豚气上冲胸，腹痛，往来寒热，奔豚汤主之。(《金匮要略·奔豚气病脉证治第八》第3条)

甘草、川芎、当归各二两，半夏四两，黄芩二两，生葛根五两，芍药二两，生姜四两，甘李根白皮一升。

上九味，以水二斗，煮取五升，温服一升，日三夜一服。

【方歌】

气冲腹痛号奔豚，四两夏姜五葛根，归芍芎芩甘二两，李皮须到一升论。

【辨证要点】

证：奔豚证。

病机：惊恐恼怒，肝气郁结化热，随冲气上逆，少阳胆气不和。

证候：气从少腹上冲胸或至咽喉，胸膈胀闷，噫逆呕呃，时作时止，腹痛，或往来寒热，口苦咽干，或心烦易怒，舌红苔白微黄，脉弦或数。

【现代应用】

1. 消化系统疾病，如慢性胃炎、顽固性呃逆、慢性肝炎、肠炎、肠易激综合征等。

2. 神经系统疾病，如自主神经功能紊乱、胃肠功能紊乱、抑郁性神经症、失眠症等。

3. 心血管系统疾病，如冠心病等。

4. 小儿疾病，如小儿发热、扁桃体炎、惊厥、疝气等。

5. 其他疾病，感冒、头痛、肋间神经痛、更年期综合征、急性角膜炎等。

【经验采撷】

1. 常用加减

该方治疗冠心病。胸痹心痛者，配合通阳宽胸之品；心慌者，加枣仁、龙齿、牡蛎；气虚甚者，加用人参、白术、黄芪；阳虚甚而汗出肢冷，脉结或代者，可加附片、桂枝、煅龙骨、煅牡蛎；心阴亏虚者，可加天冬、枣仁、远志、五味子。治疗更年期综合征。肝气郁结者，可加柴胡、枳壳、木香；肝郁化火者，可加牡丹皮、栀子；痰气郁结者，可加陈皮、厚朴、茯苓。

2. 使用注意

奔豚汤方中李根白皮为主药，临床如无此药，可以用川楝子、山茱萸代替。

【典型病案】

1. 慢性胃炎案

梁某，男，61岁。连续性打嗝4年余。打嗝从晨起开始，直至凌晨一两点钟方休，自感痛苦异常。呃逆一次连打四五个，言有气从胃中上冲，气急甚则难以喘息。刻下：来诊片刻，只言片语间已呃逆频频。自觉胸部来回窜痛，服吗丁啉无效。平素脾气急躁，易口干，纳差，二便调，舌暗苔白，脉左弦右沉。中医诊断为呃逆。此为肝气上冲，肝胃不和。治以养血疏肝，平冲降逆。方用奔豚汤化裁。处方：川芎 10g，黄芩 15g，半夏 15g，葛根 25g（先煎），当归 10g，白芍 20g，山萸肉 30g，代赭石 30g，甘草 10g，生姜 3 片，大枣 5 枚。7 剂，水煎服，每日 1 剂。次日患者来电，1 剂药下，4 年呃逆已停。速效之神，始料未及。

2. 冠心病案

李某，女，58 岁。阵发性气上冲 3 个月。患者平素性情急躁，每遇困难常悲伤啼泣，3 个月前发作性气上冲胸，轻则左少腹作胀，严重时气上冲至颠顶而头晕，顷刻神识模糊，不省人事。心电图提示：广泛心肌供血不足。西医诊断为冠心病，治疗无效遂来就诊。刻下：脐下悸动作胀，气上冲。患者悲伤欲哭，失眠，头晕，乏力，纳差，烧心，时便秘难解，时溏泻不止，口苦尿赤。舌瘦薄，舌质红苔薄白，脉弦细无力。中医诊断为奔豚。治以养血平冲，宁心安神。方以奔豚汤合甘麦大枣汤加减。药用：川芎 6g，当归 15g，白芍 18g，黄芩 6g，生葛根 15g，清半夏 6g，生百合 20g，生甘草 9g，小麦 30g，大枣 6 个，炒枣仁 18g，丹参 9g，石菖蒲 4g，茯苓 12g，炒鸡内金 6g。7 剂，水煎服，每日 1 剂。7 剂后气上冲已平，遂以甘麦大枣汤安神补中。随访 2 个月奔豚未再发。

3. 高血压案

李某，女，53 岁。头痛眩晕 1 周。1 周前因情志不畅渐感头痛，眩晕。既往有高血压病史 2 年。刻下：面部潮热出汗，两胁闷胀不适，恶心欲吐，嗳气纳差，口苦。舌红苔薄黄，脉弦细数。中医诊断为头痛，方用奔豚汤加减：黄芩 15g，白芍 15g，川芎 15g，当归 15g，菊花 15g，钩藤 15g，天麻 15g，杜仲 15g，半夏 12g，竹茹 12g，葛根 20g，炒麦芽 20g，甘草 6g。服 2 剂后，自觉头痛、眩晕减轻。服 5 剂后诸症消失。后以此方服用 3 个多月，多次查血压均正常。

4. 急性角膜炎案

沈某，男，50 岁。患者因"左眼红肿、疼痛及视物模糊 2 天"到外院就诊，西医诊断为急性角膜炎。不日患者自觉腹胀，气从少腹上窜心胸及咽喉，胸闷憋气，痛苦异常。每日发作 3~4 次。至我院救治。刻下：神情焦虑，呼吸急促，表情痛苦，左眼目睛红赤，舌红苔黄，脉弦数。中医诊断为奔豚气；西医诊断：急性角膜炎。入院给予静脉输液，以青霉素抗炎，双黄连粉针清热解毒，能量合剂加维生素 C 以对症支持治疗，利福平眼药水外用点眼。中药处方以奔豚汤加味，药用：当归 9g，川芎 9g，半夏 9g，黄芩 9g，生葛根 15g，白芍 12g，炒酸枣仁 10g，李根白皮 9g，天花粉 10g，甘草 5g。5 剂，水煎服，每日 1 剂，住院治疗 5 天后，诸症消失，眼疾好转而出院。

麦门冬汤 PPT

麦门冬汤

麦门冬汤视频

【原文】

大逆上气，咽喉不利，止逆下气者，麦门冬汤主之。(《金匮要略·肺痿肺痈

咳嗽上气病脉证治第七》第10条）

麦门冬七升，半夏一升，人参、甘草各二两，粳米三合，大枣十二枚。

上六味，以水一斗二升，煮取六升，温服一升，日三夜一服。

【方歌】

火逆原来气上冲，一升半夏七升冬，参甘二两粳三合，枣十二枚是正宗。

【辨证要点】

证候：虚热肺痿证。

病机：肺胃津伤，虚火上炎于咽，咽喉不利，气逆于肺。

辨证要点：咳嗽而痰不甚多，甚则伴有口干咽痒，舌红少苔，脉细数。

【现代应用】

1. 治疗慢性咽炎、慢性支气管炎等表现为肺阴亏虚、虚火上炎者。

2. 治疗符合本证之干燥综合征者。

【经验采撷】

1. 常用加减：若见津伤而有实热者，可加石膏知母；若见咽喉红肿疼痛，可加桔梗。

2. 此肺胃之阴同补方，见得肺阴不足或胃阴不足之证均可使用，故在用方时不仅可在咳嗽而少痰时使用，亦可用于饥而不欲食的胃阴虚之证，故当在临证时注意。

3. 使用注意：本方为养阴清热之方，若见痰涎壅盛者，断不可妄投之。

【典型病案】

1. 喉源性咳嗽案

赵某，女，26岁。咳嗽2月余。2个月前咽痛发热，伴有咳嗽黄痰，鼻塞流涕，后自服西药而愈，然至今仍有咳嗽频作，夜甚，少痰，咽干，咽痒，时有燥热，口干，饮水稍解，小便正常，大便结，舌尖边红，舌苔薄黄，脉弦细。专科检查见咽峡暗红，咽喉壁滤泡增生。肺炎支原体检查与胸片检查未见明显异常。证属肺胃阴伤，虚火上炎。方用麦门冬汤加减。药用：麦冬60g，半夏10g，党参9g，甘草6g，怀山药10g，大枣4枚，桔梗10g，地骨皮10g，桑叶10g，蝉蜕6g，杏仁6g。服药7剂后诸症改善，大便已通，燥热已无。二诊按上方去地骨皮、杏仁。继服7剂而愈。

2. 慢性支气管炎案

张某，男，68岁。患者反复咳嗽10年余，复发加重1周。1周前感冒后出现咳嗽、咳痰，发热，体温达38.3℃，自服抗感染药后热退，但咳嗽咳痰未见明显好转，家人怀疑为肺结核，经X线透视，心肺正常。听诊：两肺未闻及干湿性啰音。现咳嗽，口干咽燥，饮食尚可，大便干燥，舌红无苔，脉虚而数。证属肺胃阴液不足，虚火上炎。予麦门冬汤加味：麦冬12g，沙参15g，甘草6g，大枣3枚，粳米10g，加桑叶10g，石斛12g，枇杷叶10g，冰糖30g。梨汁1杯。服5

剂，其咳遂止。

3. 干燥综合征案

赵某，女，66岁。眼干、口干2年。经西医诊断为干燥综合征，曾使用转移因子等治疗效果不佳。就诊时症见：眼干涩无泪，鼻干无涕，口腔干痛，咽痒而干咳无痰，饥不欲食，小便短赤，大便干结，七八日一行，皮肤干燥皲裂，舌光红无苔，脉细弱。此乃肺胃津亏而致皮毛、官窍失润，治当滋养肺胃、生津润表，选麦门冬汤合增液汤加减，药用：麦冬45g，清半夏6g，党参15g，炙甘草6g，玄参15g，生地黄12g，生白术15g，葛根15g，麻黄6g，杏仁12g，粳米15g，大枣6枚。12剂，每日1剂，水煎2次，分3次温服。另用黑芝麻、黑豆、黑米、葡萄干、百合、怀山药、荸荠、枸杞子、糯米、桂花、蜂蜜各适量煮粥服用。服后纳食增加，小便清，大便转润，每日1次。二诊在前方基础上更加炒山楂12g，炒麦芽21g。服12剂后消化明显好转，食欲与食量大增，眼泪与鼻涕增多，遍身肌肤转润。三诊之后基本守方，随症略有加减，继服90余剂后诸症俱除，遂停药调养。

第九章　半夏汤类方

小半夏加茯苓汤 PPT

小半夏加茯苓汤

【原文】

卒呕吐，心下痞，膈间有水，眩悸者，小半夏加茯苓汤主之。(《金匮要略·痰饮咳嗽病脉证并治第十二》第 30 条)

半夏一升，生姜半斤，茯苓三两（一法二两）。

上三味，以水七升，煮取一升五合，分温再服。

【方歌】

呕吐悸眩痞又呈，三苓升夏半斤姜，膈间有水金针度，淡渗而辛得病情。

【辨证要点】

证：饮停心下证。

病机：饮停胸满，心下有水气，泛逆上溢，水上凌心。

证候：呕吐，心下痞，眩悸。

【现代应用】

1. 治疗胃脘痛及各种水饮停聚之病证。

2. 治疗各种呕吐。

【经验采撷】

1. 常用加减：若见久久不欲食者，可倍用生姜。

2. 如见呕吐、头眩和心悸者，可问其胃中是否有不适，甚至可问其欲不欲饮水而辨其膈间是否有水气。若不欲饮水，且见水滑之苔者，不管渴与不渴，均可用此方。

3. 使用注意：本方为散寒饮之方，无寒饮之邪者慎用；若见水热结于膈间之证，慎不可用之。

【典型病案】

1. 胃脘部疾患案

刘某，女，42岁。1年来不明原因而见恶心、嗳气、心下痞闷、纳食不馨，曾服用舒肝和胃丸等中成药，药后稍缓。其后病情如故，伴口苦咽干、胸闷心悸头晕，月经2~3月一行，月水量少色暗，呈酱油色，观舌淡苔白腻，脉沉弦，证属水饮停于胃脘。治当行水散痞，引水下行。处方：茯苓30g，半夏18g，生姜16片，7剂。二诊：述服药后第2天，恶心、嗳气、心下痞闷均明显好转，胸膈间有豁然开朗之感，头晕心悸若失值月经来潮，月水颜色转红，量亦增多，苔腻已减，治疗有效继宗上法：茯苓30g，半夏18g，生姜16片，泽泻15g，白术6g，7剂。三诊：脘痞、嗳气、恶心、心悸头晕均好转若失，要求巩固疗效。茯苓30g，半夏14g，天麻10g，猪苓20g，泽泻16g，白术10g，桂枝10g，7剂。

2. 恶性淋巴瘤化疗术后恶心呕吐案

李某，女性，58岁。因恶性淋巴瘤化疗后就诊，现患者出现顽固性恶心呕吐，每日吐8~10次，呕吐物初为食物残渣，后多为胃液、痰涎，午后尤甚，精神极差，全身乏力，稍动则头晕、心悸，纳差痞满，睡眠尚可，畏寒肢冷，小便可，大便溏，舌体胖大有齿痕、苔水滑，脉沉弦。西医诊断：CINV（化疗相关恶心呕吐）。中医诊断：呕吐，脾虚水停证。治疗当宜健脾和胃，行水散痞。法半夏15g，生姜20g，茯苓30g，炒白术15g。水煎取汁300mL，每日1剂，早晚分服，共7剂。

复诊：患者述初服2天后恶心呕吐次数便明显减少，胃脘痞满之感亦有开解之征，偶有头晕，舌上水滑之象已稍退，效不更方：法半夏15g，生姜20g，茯苓30g，桂枝15g，炒白术15g，砂仁15g，厚朴10g，天麻10g，煎煮服用同前法。7剂后诸症皆除，后用参苓白术散加减善后。

3. 水饮内停之水入则吐案

周某，女，58岁。胃脘不适，恶心呕吐1月余。既往患有低血钾、甲亢、肝损害、慢性胃炎伴胆汁反流等病史。每于食纳后恶心呕吐，吐出大量白色黏痰，伴反酸，头晕乏力，自感脐上悸动，纳差，大便1~2日一行，质干，解之费力。舌红苔薄白，脉弦滑数。此为水饮内停、胃气上逆所致，方以小半夏加茯苓汤主之。处方：半夏曲、茯苓、柴胡各15g，黄芩、党参、炙甘草、熟大黄、枳实各10g，生白术30g（后下），生姜8片，大枣5枚。7剂，每日1剂，水煎服。二诊：药后恶心呕吐明显缓解，唯胃脘偶有不适，反流减轻，头晕缓，口苦消，纳渐增。仍不敢多饮水，水入即吐，脐上跳动缓解。依仲景原旨："渴欲饮水，水入则吐者，名曰水逆，五苓散主之。"前方合用五苓散：加泽泻25g，猪苓15g，桂枝10g。续服7剂，恶心及水入即吐遂止，余症均消。后以五苓散合半夏厚朴汤

小半夏汤 PPT

大半夏汤 word

加减调理而愈。

小半夏汤

【原文】

呕家本渴，渴者为欲解，今反不渴，心下有支饮故也，小半夏汤主之。(《金匮要略·痰饮咳嗽病脉证并治第十二》第 28 条)

诸呕吐，谷不得下者，小半夏汤主之。(《金匮要略·呕吐哕下利病脉证治第十七》第 12 条)

半夏一升，生姜半斤。

上二味，以水七升，煮取一升半，分温再服。

【方歌】

呕家见渴饮当除，不渴应知支饮居，半夏一升姜半斤，源头探得病根除。

【辨证要点】

证：支饮停心证。

病机：饮邪蓄胃，水气上逆。

证候：呕家不渴。

【现代应用】

1. 治疗各种呕吐及各种痰饮上逆而出现口吐涎沫之症。

2. 治疗眩晕症、胃炎、胆囊炎等符合本方证者。

【经验采撷】

1. 常用加减：若见水邪甚而不易化者，可加茯苓。

2. 本证当与五苓散进行鉴别。此为心下有水饮之邪，而五苓散之水饮之邪在于膀胱，二者虽有饮水则吐之表现，而其病位不同，故可问其胃脘部是否有胀感及小腹是否有胀感进行区别。如见小腹胀或痛，或见小便不利者，大多为五苓散之水邪结于膀胱之证；若闻胃脘胀或痛，或见饮食不纳者，多为小半夏汤之饮停心下之证。

3. 使用注意：本方为散饮邪之方，无饮邪者慎用，若见水热结于膈间之证，慎不可用之。

【典型病案】

1. 水饮之停于胃而致呕吐案

孙某，男，15 岁。进食则呕半月余。患者自诉半月前大量饮酒，昏迷，经抢救后苏醒。后纳差，进食则呕，近日稍可饮水，口微渴，烧心，腹泻，大便黏，里急后重，苔腻，脉弱，经输液治疗多日无效前来就诊。处方：生姜 3g，姜半夏 6g，紫苏梗 10g，陈皮 6g，砂仁 3g，甘草 3g，竹茹 10g，大枣 10g，炒神曲 10g，炒麦芽 10g，炒鸡内金 10g，煅瓦楞子 15g，山药 10g，芦根 10g，西洋参 5g。2

剂，混匀开水冲服，每日 1 剂。并嘱咐此药为颗粒冲剂，午饭前后分别用 50mL 开水冲服 1/4，睡前，用 150mL 开水冲服余下 1/2。第二日，早饭前晚饭后服用，以面食为主，饮食清淡，少食多餐，七分饱即可。二诊：按照医嘱服上方后呕吐减轻，口不渴自觉饥饿，可以进食，苔白，脉弱，欲求进一步治疗巩固。处方：生姜 3g，姜半夏 6g，紫苏梗 10g，陈皮 12g，砂仁 3g，甘草 3g，炒神曲 10g，炒麦芽 10g，炒鸡内金 10g，煅瓦楞子 15g，山药 10g，西洋参 5g，白术 12g，茯苓 12g，炒薏苡仁 10g。7 剂，水煎服，每日 1 剂，早晚服用。并嘱咐忌食寒凉食物，以温热易消化食物为主。

2. 胃大部切除术后呕吐案

陈某，男，53 岁。4 年前因胃溃疡穿孔行胃大部切除手术，术后饮食无味或进食后腹胀，嗳气，恶心，泛吐清水，身体消瘦。前 2 天因吃生黄瓜后呕吐，每天 10 余次，呕吐清水或胆汁。胃镜检查示，慢性胆汁反流性胃炎。诊断为慢性胃炎急性期。给予抗炎、保护胃黏膜、补充水电解质、肌注甲氧氯普胺等对症治疗，3 天后呕吐症状无明显好转，遂用小半夏汤加味治疗。生半夏 9g，生姜 9g，陈皮 6g，竹茹 9g。每日 1 剂，浓煎 50mL，分 2 次服。服药后呕吐次数明显减少。再服 5 剂未再呕吐，住院 10 天出院。

3. 眩晕吐涎案

何某，男，33 岁。头晕 10 天伴呕吐。自述 10 天前高温下作业脱水而中暑，出现头痛头晕、胸闷、恶心、呕吐、乏力症状，后自行降温，及时补充水分并服用藿香正气水后，头痛、胸闷、恶心较前缓解，仍头晕、乏力、呕吐清水状物，继服药物不缓解。3 天前就诊于当地医院查血压、心电图、颈椎 X 片、头颅 CT 均未发现异常，胃镜报告示慢性胃炎。给予甲氧氯普胺、安定药物治疗 3 天，未见明显好转。现症头晕较前加重，不能正常行走，自觉眼前景物晃动，伴呕吐，呕吐发作与进食无明显相关性，呕吐物为清水状物。既往未曾有过相似病史。曾有 5 年秋冬季挖藕工作史，天凉则周身关节酸痛，双膝及双手关节尤甚，三伏天仍不敢吹空调，现因天气炎热，无明显症状。患者闭目不睁，面容憔悴，面色晦暗，口不渴，小便调，大便质黏不爽，有便不净感，舌胖大苔黄白夹杂且厚腻，脉沉滑。此为眩晕。为脾虚痰盛，饮停中焦，浊邪上蒙清窍，中焦气机逆乱。治以化饮和胃。处以小半夏汤：半夏 15g，生姜 10g，共 3 剂，日 1 剂，水煎服。3 剂后头晕、呕吐均缓，加茯苓 10g，继服 6 剂愈。

生姜半夏汤

生姜半夏汤 PPT

【原文】

病人胸中似喘不喘，似呕不呕，似哕不哕，彻心中愦愦然无奈者，生姜半夏汤主之。(《金匮要略·呕吐哕下利病脉证治第十七》第 21 条)

半夏半升，生姜汁一升。

上二味，以水三升。煮半夏，取二升，纳生姜汁，煮取一升半，小冷，分四服，日三夜一服。止，停后服。

【方歌】

呕哕都非喘又非，彻心愦愦莫从违，一升姜汁半升夏，分煮同煎妙入微。

【辨证要点】

证：寒饮结胸证。

病机：寒饮结胸，气机受阻，胃失和降，上凌胸阳。

证候：似喘不喘，似呕不呕，似哕不哕，心中愦愦然无奈。

【现代应用】

1. 可用于治疗胃炎等消化道疾病见于本证者。

2. 治疗眉棱骨痛。

【经验采撷】

1. 常用加减：若见痰热壅滞者，可加竹沥。

2. 本证之特点在于"似喘不喘，似呕不呕，似哕不哕，彻心中愦愦然无奈"，因胸中之阳气不得伸展，想喘又喘不出来，想呕也呕不出来，甚至连干呕也无法做到，以至于心中有种不适之感，因而出现一种无奈之情，而其根本原因在于寒饮之邪搏结于胸中，而胸中之阳气不得伸。故临床上还可见得患者来就诊时即言"胸口堵得慌"之症，若此胸中不适可辨证为寒饮搏结胸中而胸阳不展，即可应用此方。

3. 使用注意：本方为散寒饮之方，无寒饮之邪者慎用；若见水热结于膈间之证，慎不可用之。

【典型病案】

1. 急性胃炎案

李某，男，19岁。突发胃胀恶心一日。嗜饮啤酒，四季皆如。一日，饮冷啤过量，又食水果甚多，出现胃胀恶心，但无痛感，口吐清水，胃酸上溢，心中荡漾难忍，舌苔无变化，脉现沉滑。证属寒饮积胃，胃失和降。方用生姜半夏汤加干姜，2剂而安。嘱其饭时可食生姜丝少许，永保胃安。

2. 眶上神经痛案

刘某，男，38岁。眉棱角痛已7年。眉棱角痛，多系脾不运湿，风痰为患。予以生姜半夏汤治之。药用：生半夏30g，生姜20g，用沸水泡之，当茶频服。方中生姜散寒解表，化痰解毒；半夏燥湿化痰为治。服1剂痛减，2剂痛止。嘱再服两剂以巩固疗效，至今未发。《脾胃论》云："足太阴痰厥头痛，非半夏不能疗。"临床上凡顽痰怪疾用生半夏为佳。但半夏生用有毒，医多惧用，若用生姜沸水泡服，就能减轻或消除其毒性。

半夏厚朴汤PPT

半夏厚朴汤

【原文】

妇人咽中如有炙脔，半夏厚朴汤主之。(《金匮要略·妇人杂病脉证并治第二十二》第5条)

半夏一升，厚朴三两，茯苓四两，生姜五两，干苏叶二两。

上五味，以水七升，煮取四升，分温四服，日三夜一服。

【方歌】

状如炙脔贴咽中，却是痰凝气不通，半夏一升茯四两，五姜三朴二苏攻。

【辨证要点】

证：痰气郁结证。

病机：气机不畅，痰气郁结，上壅于咽。

证候：咽中如有炙脔。

【现代应用】

1.治疗妇人气滞痰凝之梅核气。

2.治疗气滞痰凝所致的精神病、慢性咽炎、胃神经官能症等。

【经验采撷】

1.常用加减：若见气郁甚则可加香附，咽喉不适较重者可加苏梗，痰多者可加浙贝母。

2.应用本方最大的特点是咽喉中有异物感，咯之不出，咽之不下，而其中最耐人寻味之处为：该症状会随情绪变化而变化，且越注意咽喉，越会感觉咽喉不适。故见得此症状，即可直接拟本方治疗。

3.使用注意：阴虚血燥者、肝血不足者当慎用此方。

【典型病案】

1.精神病案

张某，女，48岁。咽中异物感1年余。屡经治疗未果，既往有中度抑郁症病史，服抗抑郁药。3天前无明显诱因下自觉咽中如有异物、吞吐不爽、进食不受影响，心情抑郁，痰少，咽干，声音嘶哑，眠差多梦，头昏沉，记忆力减退，舌红苔薄，脉弦细。遂来本院就诊，诊断为梅核气（肝气郁结证）。治宜行气散结，降逆化痰。方药组成：姜半夏15g，厚朴15g，茯苓25g，生姜10g，干苏叶10g。5剂，每日1剂，水煎，2次分服。复诊：服上药后咽中异物感程度减轻，睡眠质量改善，主症缓解，要求继续服药。效不更方，再进5剂，疗效确切，共服药20余剂，咽中异物感、头昏、咽干、声音嘶哑均消失，睡眠质量明显改善，随访未见明显不适。

2.慢性咽炎案

李某，女，35岁。咽部隐痛不适反复发作1年，加重月余。现病史：病情因工作压力或情志不畅时加重，常伴有咽痒干咳，有时咽部有异物感，口干，痰多，纳可，便调，寐欠宁。经专科检查诊为慢性咽炎。间断口服阿莫西林、含服草珊瑚等，时轻时重。现神清，息平，舌质淡红，苔薄白，脉弦细。西医诊断：慢性咽炎。中医诊断：梅核气，证属气郁津凝。治以行气解郁，健脾生津。予以半夏厚朴汤化裁，处方：姜半夏 10g，厚朴 15g，党参 15g，茯苓 20g，白术 10g，陈皮 15g，紫苏叶 15g（后下），连翘 15g，百合 20g，郁金 15g，生甘草 10g。7 剂，1 日 1 剂，服后诸症明显减轻，此后随症加减继服 1 个月，诸症悉除。嘱平素可用麦冬、百合、胖大海代茶饮，两个月后经专科检查慢性咽炎已愈。

3. 胃神经官能症案

周某，女，49 岁。胃痛间作 5 年余，辗转就诊多家医院，诊断为"胃神经官能症"，中西医治疗后无明显改善，故来我院脾胃科门诊就诊。现患者胃脘胀痛，恶心呕吐，进食后症状加重，情绪抑郁亦加重，并伴有嗳气、反酸，胁肋胀痛，偶有心悸，大便干，小便短少，苔白腻，脉弦缓。证属寒凝内阻，肝气犯胃。治以半夏厚朴汤加减，药用：厚朴 10g，姜半夏 10g，紫苏梗 10g，枳壳 10g，茯苓 20g，薏苡仁 20g，白芍 10g，生姜 10g，吴茱萸 6g，砂仁 6g，黄连 6g。7 剂，日 1 剂，煎取 300mL，早晚温服。二诊：患者诉服药期间矢气多，胀痛明显减轻，遂减吴茱萸、砂仁用量为 3g，继服 7 剂，诸症明显减轻。

第十章 理中汤类方

理中汤（丸）

理中汤（丸）PPT

【原文】

霍乱，头痛发热，身疼痛，热多欲饮水者，五苓散主之；寒多不用水者，理中丸主之。(《伤寒论》第386条)

人参三两，甘草三两（炙），白术三两，干姜三两。

上四味，捣筛。蜜和为丸，如鸡子黄许大。以白汤数合和一丸，研碎，温服之。日三四，夜二服。腹中未热，益至三四丸，然不及汤。

汤法：以四物依两数切，用水八升，煮取三升，去滓，温服一升，日三服。若脐上筑者，肾气动也，去术加桂四两；吐多者，去术加生姜三两；下多者，还用术；悸者，加茯苓二两；渴欲得水者，加术足前成四两半；腹中痛者，加人参足前成四两半；寒者，加干姜足前成四两半；腹满者，去术加附子一枚。服汤后如食顷，饮热粥一升许。微自温，勿发揭衣被。

【方歌】

吐利腹疼用理中，丸汤分两各三同，术姜参草刚柔济，服后还余啜粥功。

【辨证要点】

证：太阴病里虚寒证。

病机：中焦阳虚，寒湿内阻，清气不升，浊气上逆。

证候：吐利频繁，腹中冷痛，喜温喜按，不欲饮水，舌淡苔白，脉缓弱。

【现代应用】

1.胃炎、消化性溃疡、慢性腹泻等消化系统疾病。

2.其他疾病属中焦阳虚、寒湿内阻、清气不升、浊气上逆者。

【经验采撷】

1. 常用加减

自利腹痛者，加木香；蜷卧沉重，利不止，加附子；呕吐，去白术，加半夏、姜汁；脐下动气，去白术，加桂枝；悸，加茯苓；阴黄，加茵陈；不痛利多者，倍白术；渴者，倍白术；腹满，去甘草。

2. 使用注意

药后保持温度，饮热粥后，要保持一定温度，不能过早揭去衣被。

【典型病案】

1. 胃炎案

王某，男，52岁。长期胃中嘈杂、反酸、发热、大便干结。西医诊断为慢性浅表性胃炎，西药治疗效果不佳。曾用中医调治，或泻下，或疏肝理气效果均不理想。经仔细问诊，患者胃中嘈杂、反酸，进食生冷时胃中痛，大便不利，但干结不甚，服用滋补类药腹胀明显，服用泻下类药虽一时大便得利，但胃中疼痛、反酸加重，伴乏力，纳差，脉象细滑，舌瘦小，色淡红，苔白厚。给予理中汤加味：红参9g，白术15g，干姜10g，炙甘草10g，槟榔15g，木香9g，青皮9g。服用3剂即自觉胃中舒适，效不更方，在原方基础上加当归15g，麦冬15g。继续服用10余剂后，大便正常，因工作原因未继续治疗。

2. 口腔溃疡案

陈某，男，4岁。反复口腔溃烂1年。患儿近1年来口腔溃烂反复发作，疼痛，流涎。症见：上唇、上腭、舌边、右颊内侧黏膜各见一处黄白色溃疡点，如绿豆大小，咀嚼、进食、说话时灼痛，此起彼伏，平素易疲倦、纳欠佳、消瘦、易汗出、面色萎黄、怕冷、口臭明显，大便干。舌质淡胖，苔白滑，脉沉迟。诊断：口疮（脾胃虚寒，虚火上浮证）。治宜温阳散寒，补益脾胃。处方：太子参15g，茯苓10g，炮姜5g，炙甘草10g，熟地黄10g，陈皮5g，制附片3g（先煎），肉桂3g。5剂，水煎服，日1剂，分次温服。服药后溃疡面开始收敛，疼痛减轻，未见新发溃疡点，守方再服用5剂，溃疡面愈合，未见新生溃疡点，胃纳渐佳，口臭基本消失。随访半年，无再复发口腔溃疡。

3. 腹泻案

戴某，女，56岁。五更泻20日余。患者近20日每日凌晨4~5点腹痛后欲便，大便溏泄。现症：大便溏泄、每日4~5次，乏力，纳呆，口淡无味，眠可，小便清长，腰腹发冷，四肢不温，舌质淡，苔白腻，脉沉细无力。给予理中汤加减，处方：干姜10g，党参15g，炒白术15g，甘草6g，制附片10g（先煎），砂仁10g，茯苓30g。7剂，1日1剂，水煎服。二诊，患者虽仍有五更时腹痛欲便，但腹痛较前减轻，大便每日2~3次，腰腹得温，四肢已不凉，纳可，眠可，舌质淡红，苔薄白，脉沉细，上方去砂仁，加吴茱萸6g，肉豆蔻10g，五味子10g，补骨脂10g，继服7剂。三诊，患者五更泻愈，大便成形，每日1次，效不更方，再服 7 剂，以善其后。

4. 冠心病案

戴某，女，70 岁。左胸部憋闷、疼痛数月余。诊断为冠心病，口服丹参滴丸及其他西药，症状无明显好转。患者面黑无华，形体消瘦，神疲纳差，嗳嗝不畅，胸痛发作时心痛彻背，疼痛难忍，舌质淡，苔薄白而腻，脉沉弦而无力。证属中阳不振，痰浊内阻。治宜温中助阳，化痰理气。方用栝楼薤白半夏汤加减：全瓜蒌 15g，薤白 9g，清半夏 9g，黄酒 1 两半。水煎服，日 1 剂。患者服药后，症状稍有减轻，但胸痛仍时有发作，且嗳嗝减轻不明显，精神略有好转。遂以理中汤为基础方：党参 20g，炒白术 15g，干姜 10g，木香 9g，陈皮 9g，炙甘草 9g。水煎服，日 1 剂。先予以 4 剂，患者服后症状明显好转，食欲增强，嗳嗝次数也减少。效不更方，又连服 6 剂，胸痛消失。

大建中汤

大建中汤 PPT

【原文】

心胸中大寒痛，呕不能饮食，腹中寒，上冲皮起，出见有头足，上下痛而不可触近，大建中汤主之。(《金匮要略·腹满寒疝宿食病脉证治第十》第 14 条)

蜀椒二合（炒，去汗），干姜四两，人参二两。

上三味，以水四升，煮取二升，去滓，内胶饴一升，微火煮取二升。分温再服。如一炊顷可饮粥二升。后更服，当一日食糜。温覆之。

【方歌】

痛呕食难属大寒，腹冲头足触之难，干姜四两椒二合，参二饴升食粥安。

【辨证要点】

证：脾虚寒盛证。

病机：脾胃阳虚，阴寒内盛。

证候：腹满上冲皮起，出见有头足，痛而不可触近，呕不能饮食。

【现代应用】

1. 虚寒性的胃炎、消化性溃疡等。

2. 消化系统梗阻性疾病，如肠梗阻。

【经验采撷】

1. 常用加减

咳嗽者，加款冬花；咳血者，加阿胶；便、精遗泄者，加龙骨；怔忡者，加茯神。

2. 使用注意

本方辛温大热，凡热性腹痛，或阴虚火旺，湿热内蕴者，均应忌用。

【典型病案】

1. 十二指肠球部溃疡案

刘某，男，48 岁。胃脘部疼痛反复发作 20 余年，加重 3 个月。患者于 1985年患慢性浅表性胃炎，时泛吐酸水，多年来每因进食生冷黏硬之物而反复发作。近 3 个月以来，病情骤然加重，胃脘部疼痛，嘈杂泛酸，饥时痛增，得食得温痛减，神疲乏力，身体瘦弱，气短言微，舌质暗淡，苔薄而腻，脉沉微弱。电子胃镜检查：浅表性胃炎；十二指肠球部溃疡（活动期）。证属中焦虚寒，阴寒凝结。治宜益气温中健脾，药用党参 35g，川椒 15g，甘草 50g，炮姜 15g，黄芪 20g，海螵蛸 20g，配合西咪替丁 800mg 每晚睡前口服，3 剂痛减，继用原方加苍术15g，吴茱萸 10g，蒲黄 20g，五灵脂 15g。10 剂痊愈。嘱平素注意饮食定时，忌辛辣刺激之品。

2. 肾结石案

金某，男，38 岁。中上腹部阵发性绞痛 2 天。毛巾热敷后症状略有改善。恶心呕吐，呕吐物初为胃内容物，后为单纯清液合并胆汁。既往有类似发作史，检查为双肾结石。神倦乏力，精神萎靡，苔淡脉沉细。证属中焦虚寒，阴寒凝滞，气凝不畅。方用大建中汤：花椒 10g，炮姜 10g，党参 30g，饴糖 30g，黄芪 30g，乌药 15g，川芎 15g，甘草 10g。浓煎至 300mL，温服 2 剂后腹痛明显改善，无恶心呕吐。后加强排石治疗，住院第 10 天排出结石数颗，B 超复查未见结石。

3. 肠梗阻案

吴某，女，34 岁。患者突发阵发性腹痛伴呕吐送当地医院急诊。入院检查：腹胀明显，可见肠型和蠕动波，肠鸣音亢进，叩诊呈鼓音，不排便，不矢气，体温 36.8℃。X 线腹平片示：肠管充气，扩张，并见多个液平面。诊断：急性肠梗阻。建议手术治疗。因病家慑于手术，转中医诊治。症见急性病容，面青白，腹胀大，腹部有包块或条状物突起，出没于上下左右攻冲作痛，手不可近。脉沉迟紧，舌淡苔白滑。此乃腹中大寒，中阳失其健运，阴寒凝聚，肠道阻塞。拟大建中汤：川椒、红参各 10g，干姜 15g，饴糖 30g。服 1 剂后，腹中雷鸣，泻下清稀便，腹痛大减。连进 3 剂，竟获痊愈。

吴茱萸汤 PPT

吴茱萸汤视频

吴茱萸汤

【原文】

食谷欲呕，属阳明也，吴茱萸汤主之。得汤反剧者，属上焦也。（《伤寒论》第 243 条）

少阴病，吐利，手足逆冷，烦躁欲死者，吴茱萸汤主之。（《伤寒论》第 309 条）

干呕吐涎沫，头痛者，吴茱萸汤主之。（《伤寒论》第 378 条）

呕而胸满者，茱萸汤主之。（《金匮要略·呕吐哕下利病脉证治第十七》第 8 条）

吴茱萸一升（洗），人参三两，生姜六两（切），大枣十二枚（擘）。

上四味，以水七升，煮取二升，去滓，温服七合。日三服。

【方歌】

升许吴萸三两参，生姜六两救寒侵，枣投十二中宫主，吐利头疼烦躁寻。

【辨证要点】

证：阳明中寒饮邪上逆证，少阴阳虚阴盛、浊阴犯胃证，肝胃虚寒证。

病机：胃中虚寒，浊阴上逆；肾阳虚衰，寒邪上干于胃，浊阴上逆；肝胃气寒，胃寒气逆。

证候：不能食，食谷欲呕，或泛吐清水，或伴胃脘冷痛；吐，利，手足逆冷，烦躁欲死；呕吐涎沫，或干呕，巅顶痛，或伴胸满、脘痞喜温，脉弦迟。

【现代应用】

1. 用于呕吐、慢性胃炎等属胃虚寒之消化系统疾病。

2. 眩晕症、血管神经性头痛、偏头痛等属肝胃虚寒者。

【经验采撷】

1. 常用加减

血虚者，加当归、川芎；呕吐痰涎明显者，加旋覆花、代赭石、姜半夏；头痛剧者，可适当加细辛、白芷。

2. 使用注意

中上焦有热，忌服吴茱萸汤。

【典型病案】

1. 腹痛案

戴某，男，50岁。腹痛间断发作3个月。3个月来间断发作4次腹痛，无明显诱因，受凉后加重，腹痛游走阵发，持续1~2日，呈绞痛，蹲位可略缓解，腰酸明显，痛止如常人，曾以芬必得、654-2、吗啡止痛治疗，症状无缓解，口苦，大便偏稀，小便尚可。就诊当日腹痛发作，舌质淡，苔白润，脉滑。中医诊断：腹痛病。证属肝寒犯胃。治以暖肝散寒止痛。予吴茱萸汤加减，方药：吴茱萸10g，生姜15g，党参15g，槟榔10g，姜半夏15g，前胡10g，枳壳10g，桔梗10g，鳖甲10g，炙甘草10g，木香10g。4剂，每日1剂，水煎服。服1剂取效，疼痛若失。二诊前方吴茱萸改为15g，服用数剂巩固效果。随访1年，患者若觉腹部不适，服用前方乃解，未再发作剧烈持续腹痛。

2. 眩晕症案

熊某，男，28岁。其母代诉：儿子夜间12点出现眩晕、呕吐，清晨时分则出现视物旋转、如坐舟船、动则呕吐，故其母急到中医门诊求治。其母告知：儿子平素喜爱吃热食，忌生冷。当天中午朋友聚餐，喝了1瓶可口可乐，致当晚胃部胀痛未能进食，夜间即出现此症状。分析病情证属胃气虚寒、浊阴上逆、清阳不升。治则：散胃寒，降逆阴，升清阳。处方：吴茱萸6g，党参15g，白术10g，陈皮 10g，姜半夏 8g，生姜 15g，大枣 12 枚，天麻 8g。2 剂。嘱第 1 剂煎好后徐徐口服，每隔半小时口服 100mL。1 剂后症状大减，2 剂后诸症则除。半年后随访，未再复发。

3. 呕吐案

田某，男，48 岁。间断性呕吐伴头痛 2 年，加重 3 天。头痛以巅顶为甚，心烦易怒，重则呕吐食物，轻则呕吐涎沫，常常因生气诱发，伴胁肋胀满，舌淡苔白薄，脉沉而弦。CT、脑电图检查未见异常。西医诊断为精神性呕吐。中医诊断为呕吐，证属肝胃不和。头痛以巅顶为甚，吐涎沫，舌苔滑润。根据证情，此乃胃虚肝乘，肝胃不和，肝气夹阴寒之邪上冲。证属肝胃虚寒、浊阴上逆。法当温中补虚，疏肝降逆。予吴茱萸汤加减：吴茱萸 9g，别直参 3g（另煎冲），生姜 9g，半夏 9g，茯苓 12g，大枣 4 枚，香附 9g，柴胡 3g，白芍 6g。3 剂，每日 1 剂，水煎服。服 3 剂后恶心呕吐、胁肋胀满消失，头痛减轻。上方减柴胡、白芍，加川芎 6g，白芷 9g。再服 3 剂后诸症消失而痊愈。戒烟酒，忌生冷饮食。半年后随访病未复发。

桂枝人参汤

桂枝人参汤 PPT

【原文】

太阳病，外证未除，而数下之，遂协热而利，利下不止，心下痞硬，表里不解者，桂枝人参汤主之。（《伤寒论》第 163 条）

桂枝四两（另切），甘草四两（炙），白术三两，人参三两，干姜三两。

上五味，以水九升，先煮四味，取五升；内桂，更煮取三升，去滓。温服一升，日再夜一服。

【方歌】

人参汤即理中汤，加桂后煎痞利尝，桂草方中皆四两，同行三两术参姜。

【辨证要点】

证：太阳病误下伤脾，脾虚下利，表邪不解证。

病机：脾阳不足，兼有表邪。

证候：下利不止，心下痞硬，兼发热恶寒。

【现代应用】

1. 流行性感冒、肺炎等具有表寒不解、脾气虚寒特征者。

2. 消化系统疾病，如肠炎、结肠炎、慢性胃炎等。

【经验采撷】

1. 常用加减：寒盛者，加附子、吴茱萸；气虚明显者，加山药、黄芪；大便溏泄者，加茯苓、益智仁；呕吐者，加半夏、生姜；腹胀者，加陈皮、厚朴。

2. 头痛发热，汗出恶风，肢体倦怠，心下支撑，水泻如倾者，多于夏秋间有之，宜此方。按人参汤主温里，此方下利有表证者。

3.使用注意：从本方方后注看，煎煮时间较长，且桂枝后下。

【典型病案】

1.流行性感冒案

周某，男，50岁。发热伴恶风10日。患者10日前因受风寒而发热，当地西医诊所诊断为病毒性感冒，予以静滴阿昔洛韦及头孢类、阿尼利定1支退热，当晚身热见退，经1周治疗后，症状未见好转，发热又现，体温38.9℃，伴恶风，无汗，无咳嗽及咽部不适感，伴身体倦怠，腹泻，每日泻3~4次，成水样便，色黄或青色，伴有腥味，胃脘胀满，喜温喜按，纳差，夜寐一般。舌质淡红，苔白底浮黄而厚。四诊合参，脉浮右弦左弱。拟桂枝人参汤加味，处方：桂枝10g，干姜10g，党参12g，炙甘草6g，制附片8g（先煎）。初诊服4剂，水煎服。复诊：身热、恶风寒均除，略感剑突下痞满，较前有减轻，食欲好转，大便转为每日1次，色黄，成软条。无口渴等伤津液的表现。予上方并将干姜改为12g，党参改为15g，再进5剂，诸症消失，随访半年未见复发。

2.慢性肠胃炎案

夏某，女，45岁。脘腹疼痛反复发作6年，加重3天。近因脘腹疼痛加重。经胃镜、肠镜检查，诊断为慢性肠胃炎。刻诊：口腔黏腻，咽喉不利，脘腹胀痛，食凉加剧，胸中烦闷，肠鸣腹泻，头晕头痛，肛门坠胀，气短乏力，口干不欲饮水，且易感冒，舌淡，苔薄腻略黄，脉沉弱。证属脾胃虚寒证，予桂枝人参汤加味：桂枝12g，炙甘草12g，白术10g，红参10g，干姜10g，制附片6g（先煎），苍术10g，厚朴10g，黄连6g。6剂，1日1剂，水煎2次合并分3服。二诊：诸症均有好转，又以前方治疗30余剂，病证悉除。后经胃镜、肠镜复查，一切正常。

3.十二指肠溃疡案

某男，29岁。胃脘部疼痛反复发作已2年，加重2日。刻诊：右上腹隐隐作痛，以饥饿和晚上为甚，轻度压痛，喜温，嗳气，泛吐清水，倦怠无力，四肢冰冷，大便溏薄，2次/日。舌质淡，苔薄白，脉沉缓。X线检查确诊为"十二指肠溃疡"。证属脾胃虚寒，胃气上逆。治宜温中散寒，和胃降逆。方用桂枝人参汤合丁香柿蒂汤化裁：桂枝、干姜、白术、柿蒂、半夏、延胡索、田七、枳壳各9g，党参15g，炙甘草、公丁香各5g。水煎服。3剂后，右上腹疼痛已缓解。续以前方加减调理1个月而愈。

附子汤 PPT

附　子　汤

【原文】

少阴病，得之一二日，口中和，其背恶寒者，当灸之，附子汤主之。（《伤寒

附子汤视频

甘草附子汤 word

论》第304条）

少阴病，身体痛，手足寒，骨节痛，脉沉者，附子汤主之。（《伤寒论》第305条）

附子二枚（炮，去皮，破八片），茯苓三两，人参二两，白术四两，芍药三两。

上五味，以水八升。煮取三升，去滓，温服一升，日三服。

【方歌】

生附二枚附子汤，术宜四两主斯方，芍苓三两人参二，背冷脉沉身痛祥。

【辨证要点】

证：少阴病阳虚寒湿证。

病机：肾阳虚衰，寒湿内盛。

证候：背恶寒，口中和，身体痛，骨节痛，手足寒，脉沉。

【现代应用】

1. 治疗风湿性、类风湿性关节炎是属虚寒性痹证者。

2. 治疗阳虚寒盛之心血管疾病及胃肠道疾病等。

【经验采撷】

1. 常用加减

附子汤治湿痹缓风，身体疼痛如欲折，肉如锥刺刀割，于本方加桂心、甘草；加减重用炮附子，可以起到温和经脉、壮阳的功效；配威灵仙、木瓜可疏通筋络，排除湿气；配茯苓、白术、熟地黄、山药、菟丝子、枸杞子可健胃消食、祛除湿寒；配人参、党参，可补充元气，滋补身体。

2. 使用注意

附子汤为温阳补虚之剂，所主病候，多系慢性久病，体质虚弱，故服药必须坚持，以久服取效为原则。

【典型病案】

1. 腰椎结核案

某男，28岁。腰椎及尾骨处酸楚，逐渐加重。近来又在尾椎处生一肿疮渐欲破溃。医院诊断为腰椎结核，需手术治疗，因畏惧手术而求中药治疗。舌质淡，苔薄白，脉沉细。证属肾气虚损，阴毒内结。用附子汤加减治疗：炙甘草10g，白芍、炮附子、白术、茯苓、黄芪、当归、杜仲、狗脊、续断、川牛膝各15g，薏苡仁20g。加减治疗月余肿疮消，食欲、体力均好转，腰腿仍有酸楚感。后以肾气丸调理一个月而康复。

2. 风湿性关节炎案

于某，女，45岁。全身酸痛半年。患者于睡前双下肢酸痛，右足跟凉痛，睡中或醒后全身酸痛，左侧腰背痛，乏力，眠差多梦，腕踝关节酸痛，遇冷加重，头晕，头胀，后脑部痛，牙周痛，少腹偶痛，月经量多，有块，经前腹痛，小便黄，大便每日 1~2 次，舌淡质暗，苔白腻，脉沉无力。西医诊断：风湿性关节炎。中医诊断：痹症。证属湿瘀互结，肝肾亏虚。治宜祛湿活血通络，补益肝肾。方用加味附子汤加减：制附片 10g（先煎），党参 20g，白芍 15g，白术 10g，桂枝 9g，熟地黄 12g，柴胡 10g，当归 12g，茯苓 12g，川芎 6g，山药 20g，合欢皮 10g，酸枣仁 10g，枸杞子 10g，菟丝子 10g，木瓜 10g，威灵仙 10g，薏米仁 10g，甘草 6g。7 剂，水煎服，每日 1 剂。二诊，服药 7 日后，患者诉下肢及腰部疼痛症状明显改善。

3. 产后风湿病案

杨某，女，55 岁。全身肌肉畏冷畏风，有凉风吹拂感 20 年余。患者孕 6 产 3 流 3，产后失于护摄，用冷水洗衣，夏天炎热卧于地面凉席之上，不久四肢大小关节疼痛。时值 8 月，患者仍着棉衣、围巾，渐渐恶风，手足不温，腹满时胀，夜尿 2~3 次，纳食一般，小便清长，大便尚可，舌淡红苔白脉沉细。辨为脾肾阳虚，寒湿阻于筋骨肌肉，兼受风邪。治以温补元阳，培补精血，健脾祛风除湿。处方用：制附片 12g（先煎），红参 12g，白术 20g，茯苓 20g，白芍 15g，厚朴 10g，生姜 15g，桂枝 12g，防风 12g，当归 12g，鹿角胶 6g，巴戟天、淫羊藿、补骨脂各 15g。服 15 剂，恶寒肢冷及关节痛皆好转，巩固治疗半年，每晚加服我院制剂"风湿痹痛丸"6g。现穿衣接近常人，关节痛也基本消失。

芍药甘草附子汤

芍药甘草附子汤PPT

【原文】

发汗，病不解，反恶寒者，虚故也，芍药甘草附子汤主之。（《伤寒论》第 68 条）

芍药、甘草（炙）各三两，附子一枚（炮，去皮，破八片）。

上三味，以水五升，煮取一升五合，去滓，分温三服。

【方歌】

一枚附子胜灵丹，甘芍平行三两看，汗后恶寒虚故也，经方秘旨孰能攒。

【辨证要点】

证：汗后阴阳两虚证。

病机：阴阳两伤，肌肤失温，筋脉失养。

证候：恶寒，脚挛急，脉微细。

【现代应用】

1. 主要用于阳虚外感汗多恶寒、风寒湿痹阳气虚之关节疼痛、周身恶寒汗出者。

2. 亦可用于汗后亡阳、腰痛、偏头痛、痛经、肠痉挛、腓肠肌痉挛等见本方证者。

【经验采撷】

1. 常用加减

治痛证，白芍、甘草分量要重，成年人白芍可用25~30g，甘草10~15g。附子可用10~15g（常先煎30分钟左右）。小儿用量均应酌减。

2. 使用注意

本方偏温，热证、阴虚证，皆在所禁。若痛证阳虚至极或阳衰阴邪至盛时，本方亦不宜。

【典型病案】

1. 坐骨神经痛案

李某，男，64岁。腰部受凉出现右下肢痉挛性疼痛1月余。服用芬必得和卡马西平20日疼痛未缓解反逐渐加重，现难以忍受，右下肢怕冷，遇凉疼痛加剧。患者表情痛苦，双足不温，二便正常，脉微细，舌淡苔白。CT检查：L3~4、L4~5椎间盘突出压迫右侧脊神经根。证属阴阳两虚。治则：扶阳益阴。给予芍药甘草附子汤口服，药物组成：芍药30g，炙甘草15g，制附片15g（先煎）。服药1剂疼痛缓解，3剂疼痛止，又服5剂巩固。随访2年未复发。

2. 风湿性关节炎案

张某，男，56岁。一年前因防震露宿，右腿关节疼痛，遇冷加剧，得热可减，诊为"风湿性关节炎"，转诊四川、甘肃等地，中西医多方治疗效果不佳，病情逐渐加重。现右腿强直冷痛，运动障碍，弯腰跛行，形寒肢冷，疲乏无力，面色㿠白，口淡无味，食欲不佳，舌苔白腻，六脉濡弱。证属寒痹。处方：赤白芍、甘草各30g，制附片15g（先煎），3剂，水煎服。服后诸症减轻，服药期间曾自觉右腿肌肉跳动掣痛，后自行缓解，原方附子量渐增加，又服药10剂，病愈八九。

3. 痤疮案

杨某，女，23岁。面部红色丘疹1年余，加重1周。患者诉1年前无明显诱因面部起数十个红色丘疹，无瘙痒，偶有触痛，曾自用软膏外涂，未予重视。近1周因工作压力较大，经常加班熬夜，遇事急躁易怒使上述症状加重。刻诊：纳差，喜热饮，多食胃胀，平素腰背部畏寒，头恶风，行经伴乳房胀痛，经期腹泻，入睡困难，大便溏结不调，小便平，舌红苔白，左脉寸关弦数尺弱，右脉寸冲鱼际关尺弱。查体：面颊及唇周数个红色丘疹，顶端可见针头大小可挤出白色碎米样粉汁，可见散在色素沉着斑。西医诊断：痤疮；中医诊断：粉刺（肝郁脾虚型）。处方：芍药10g，甘草9g，制附片3g（先煎），白术15g。水煎服14剂。诸症减，无恶寒。

第十一章　芎归类方

芎归胶艾汤

芎归胶艾汤 PPT

当归生姜羊肉汤 word

【原文】

妇人有漏下者，有半产后因续下血都不绝者，有妊娠下血者。假令妊娠腹中痛，为胞阻者，胶艾汤主之。（《金匮要略·妇人妊娠病脉证并治第二十》第 4 条）

川芎、阿胶、甘草各二两，艾叶、当归各三两，芍药四两，生地黄四两。

上七味，以水五升，清酒三升，合煮，取三升，去滓，纳胶，令消尽，温服一升，日三服。不差，更作。

【方歌】

妊娠腹满阻胎胞，二两芎劳草与胶，归艾各三芍四两，地黄四两去枝梢。

【辨证要点】

证：胞脉阻滞证。

病机：冲任损伤，肾气不固。

证候：漏下，半产后因续下血都不绝，妊娠下血，妊娠腹中痛。

【现代应用】

用于治疗妇科多种出血病，如功能性子宫出血、宫外孕、先兆流产、习惯性流产等疾病。

【经验采撷】

1.常用加减：若见虚寒甚者，可加少量肉桂，如兼见气虚者，可加山药、菟丝子。

2.此方虽为治疗冲任虚寒之胞阻之方，然在各类妇科疾病中常大显身手，故但见虚寒之象之妇科疾病如痛经、月经不调者，均可使用。

3. 使用注意：本方为温补冲任之方，若见血热者，断不可妄用。

【典型病案】

1. 功能性子宫出血案

高某，女，29 岁。阴道反复出血 10 日。患者月经周期紊乱，10 天前因月经量大行清宫术，清宫后仍淋漓出血，给予三合激素肌注 2 天血止，经净 3 天复又出血而来诊。现症：阴道出血如注，色鲜红有血块，质黏稠，小腹坠痛，舌淡红苔微黄，脉弦细数。B 超示：子宫附件无异常。证属气阴两亏，阴虚血热。治以凉血止血，补血调经。方药胶艾汤：艾叶炒炭，加地骨皮、炒杜仲、红藤、熟军、黑地榆、菟丝子，服药 2 剂，出血量减少，腹痛消失；又服 5 剂血止，诸症消失。

2. 先兆流产案

张某，女，26 岁。停经 3 个月。昨日劳动后，出现少腹阵痛且有下坠感，阴道出血量多。去年曾有流产史。现症：面色苍白，慢性病容，自觉头晕眼花，四肢困倦，胎动不安，少腹坠痛如临盆状。阴道内有较多褐色血液，宫颈着色，宫底在耻骨上 3cm，轻压痛。苔薄白，脉微弱。尿妊娠试验（＋）。诊断：先兆流产（胎漏下血气虚型），拟芍归胶艾汤加减治之。处方：当归 10g，白芍 10g，川芎 6g，生地黄 10g，阿胶 12g（烊化），艾叶炭 10g，党参 12g，黄芪 15g，血余炭 12g，侧柏炭 12g，桑寄生 12g，苎麻根 6g，菟丝子 12g。水煎服，日 1 剂。共服 3 剂而愈。

3. 不完全性流产出血案

黄某，女，31 岁。阴道大出血 1 日。计划外怀孕，胎孕 4 个月余，欲做人流，但惧怕手术，自愿服药打胎，医生告诫不安全，恐致大出血，患者依然自行其是，结果出血不止，急诊入院。面白贫血貌，经血大下，腹痛阵作，腰酸下坠，有欲"临盆"之感。经查：胎盘滞留，为不完全性流产引起的出血。西医急救，并配合中医治疗。当下患者气虚自汗，唇淡口干，腹痛下坠，经血淋漓，夹有血块，小腹疼痛拒按。诊脉微弱，重按弦细。证属虚中夹实，血瘀胞宫。治法补气养血，化瘀止血。方药芎归胶艾汤加味。药物组成：川芎 12g，当归 18g，阿胶 18g（烊化），艾叶 15g，干地黄 15g，白芍 30g，甘草 15g，黄芪 40g，茜草 30g，生蒲黄 20g（绢布包煎），益母草 40g，三七 10g（分冲），仙鹤草 40g，大枣 15 枚。每日 1 剂，水煎 500mL，分早、午、晚 3 次温服，夜加 1 服。复诊服药 3 天，出血量减少，下瘀血块较多，腹痛下坠减轻，患者情绪平稳，气血虚弱之象依然，继以上方连服 7 剂，配服当归生姜羊肉汤，峻补气血，诸症安然。

当归芍药散

当归芍药散 PPT

【原文】

妇人怀娠，腹中疗痛，当归芍药散主之。（《金匮要略·妇人妊娠病脉证并治

第二十》第5条）

当归三两，芍药一斤，茯苓、白术各四两，泽泻半斤，川芎半斤（一作三两）。

上六味，杵为散，取方寸匕，酒和，日三服。

【方歌】

妊娠疗痛势绵绵，三两归芎润且宣，芍药一斤泽减半，术苓四两妙盘旋。

【辨证要点】

证：肝脾郁滞，妊娠腹痛证。

病机：肝郁脾虚，胞宫失养。

证候：怀妊腹中疗痛。

【现代应用】

本方常用于妊娠腹痛、痛经、先兆流产、不孕症、妊娠贫血、功能性子宫出血、子宫内膜炎、盆腔炎、子宫肌瘤、更年期综合征等属肝脾失调，气血郁滞湿阻所致者。

【经验采撷】

1. 常用加减：若见血虚甚者，可稍加熟地黄；若见寒甚者，可加少量肉桂；若见饮食不纳腹胀者，可加山楂。

2. 本病基本病机为肝血不足、脾失健运以致血液凝滞、水湿内生。此方应用甚广，可针对多种肝脾失调之证的患者，若能抓住四个点，即可掌握此方之用，而此四点，即：肝血不足、脾失健运、血液凝滞、水湿内生，虽表现多端，然而辨好病位及病理性质即可判断其血液凝滞于何处，水湿走于何处，综合问诊可辨明肝血之足与不足，脾气之健与不健，若能理解这四个基本点，即可灵活运用此方。

3. 使用注意：本方为利湿之方，阴虚津亏者当慎用此方。

【典型病案】

1. 先兆流产案

沈某，26岁。停经52天，左下腹胀痛1月余。早孕反应明显，妊娠试验（＋），B超检查，见宫内2.9cm×1.3cm妊娠囊和胎心管搏动，无阴道出血。舌淡红苔薄白，脉细。治法：和血健脾，益肾安胎。方剂：当归芍药散合寿胎丸加减：当归5g，白芍、桑寄生各15g，白术、苏梗、茯苓、泽泻各10g，菟丝子、杜仲、续断各12g，砂仁（冲）、川芎各4g，葱白4条，4剂。二诊：偶有两侧少腹疼痛，腰酸，带下。舌脉如上。守上方去苏梗、葱白，加山药15g，5剂而愈。

2. 经行前后诸症案

张某，38岁。经行红疹伴头痛半年。月经周期30天，经量、色正常，伴痛经可忍受，近半年来每次于经前5天开始全身出现皮疹样团块，色淡红，无瘙痒，曾在皮肤科就诊无对策。且经前1天开始头部胀痛，严重时需服用止痛药，经净后逐渐消失，苦不堪言，夜寐欠佳，二便正常，舌质淡苔薄白，脉细滑。生育史：1-0-0-1。妇检：外阴阴道未见异常，见中等量淡黄色分泌物，宫颈：中度炎症，宫体：前位常大，有压痛，附件阴性。诊为经行前后诸症。处以当归芍药散合金铃子散加减：当归、川芎、炒白术、泽泻、延胡索、川楝子各10g，白芍、茯苓、丹参、枸杞子、酸枣仁、夜交藤、忍冬藤各15g，红藤20g。6剂。二诊：诉月经来潮，经行皮疹基本未发，仅前臂2处皮疹，经行头痛已消，痛经减大半。再拟前方6剂巩固疗效。

3. 痛经案

张某，19岁，未婚。经期腹痛3年余。13岁月经初潮，月经周期27~33天，经期7天，经行小腹痛，得热缓解，量可，色暗红，伴有少量血块，现正值月经期第2天，小腹胀痛伴下坠感，经前乳房胀，舌质紫暗，苔白腻，脉弦细。治以调肝补脾、活血止痛为主。药用：当归15g，白芍30g，川芎10g，茯苓13g，白术20g，泽泻15g，延胡索30g，艾叶15g，益母草15g，炮姜6g。6剂。复诊，诉煎服上方后腹痛已明显缓解，遂嘱其按上方每于经潮前7天开始服用至经净，续服3个月经周期以巩固疗效。

第十二章　消导类方

厚朴三物汤

厚朴三物汤 PPT

【原文】

痛而闭者，厚朴三物汤主之。（《金匮要略·腹满寒疝宿食病脉证治第十》第11 条）

厚朴八两，大黄四两，枳实五枚。

上三味，以水一斗二升，先煮二味，取五升，内大黄，煮取三升，温服一升。以利为度。

【方歌】

痛而便闭下无疑，四两大黄朴倍之，枳用五枚先后煮，小承变法更神奇。

【辨证要点】

证：里实胀重于积证。

病机：胃肠实热内结，腑气不通，气滞重于积滞。

证候：腹部胀痛，拒按，大便秘结，苔黄燥，脉滑数有力。

【现代应用】

1. 用于治疗不完全性肠梗阻、幽门梗阻、麻痹性肠梗阻、气结肠梗阻等。

2. 用于治疗癃闭、输尿管结石导致的便秘、十二指肠壅积症、急性肠炎、胃扭转、胆汁反流性胃炎等。

3. 用于治疗消化道术后腹胀、输卵管结扎术后腹胀、胸腰段脊柱骨折内固定术后顽固性腹胀等。

【经验采撷】

1. 常用加减：胀痛明显者，加川楝子、延胡索；恶心呕吐者，加半夏、竹茹；反酸者，加煅瓦楞、海螵蛸；脾胃虚弱者，加党参、白术；气滞血瘀者，加丹参、桃仁、赤芍；热结阳明者，加芒硝；饮食积滞者，加炒谷麦芽、山楂、神曲；蛔虫梗阻肠道，加槟榔、川楝子、花椒。

2. 本方与小承气汤的药物组成相同，但药量不同，故二方功效、主治有差异。本方重用厚朴，功专行气，主治肠胃间胀重于积之证。

3. 临证时应根据用药后的反应决定疗程的长短。条文方后曰"以利为度"，说明攻下之后，腑气得通，中病即止。

【典型病案】

1. 完全性单纯性肠梗阻案

袁某，男，57。反复胃痛 20 余年。胃痛间歇性发作，伴烧心，泛酸，有时大便呈黑色。4 天前突然发热恶寒，头身疼痛，2 天后寒热渐平，但腹痛胀满，呈阵发性加剧，呕吐频作，每因进食或饮水而诱发，呕吐物初为食物和黏液，后为黄绿色液体。服中西药物效果不显，经 X 线腹部透视，发现肠腔内有大量气体和液平面。诊断：完全性单纯性肠梗阻。建议立即手术治疗，患者惧怕手术，邀吾师赵广安诊治。症见：患者烦躁不安，腹胀，腹痛，自觉有气体在腹内冲动，达右上腹时疼痛剧烈，大便 2 天未行，亦无矢气，小便量少色赤。切诊腹痛拒按，听诊肠蠕动音高亢。舌质略赤，苔黄燥，脉沉滑。处方：厚朴 100g，枳实 30g，大黄 15g（后入），水煎分 2 次服。1 剂后腹中矢气频频，随后泻下燥屎及黏液。3 剂后诸症消失，再予健脾和胃药 3 剂调理而愈。

2. 胃扭转案

张某，男，36 岁。胃痛一周。患者因中午帮助家庭收麦，喝冷水吃凉馒头，当天夜间上腹部疼痛，恶心呕吐，当地医院拟诊为急性胃炎，经补液及服阿托品、溴丙胺太林等药治疗，空腹疼痛虽稍缓，但得食则重。后因乘凉饮冷受寒，胃痛加重，前往某医院放射科摄片报告为胃扭转（纵轴型）。患者胃脘胀痛畏冷，食后尤甚，时干呕。舌质淡，苔薄白，脉弦有力。此属气滞寒积。治宜理气散寒导滞。药用厚朴 18g，大黄 9g，枳实、桂枝、生姜各 12g。水煎服，日 2 次。服药 3 剂，疼痛明显减轻，饮食增加，气短易汗，空腹痛，稍食则减，多食加重，胃脘得温则舒，脉转沉细。拟方：厚朴 12g，枳壳、党参、白术各 9g，大黄、干姜各 6g。续服 6 剂，痛除纳增，精神倍增，X 线片复查，胃已复位，形态正常。

3. 胆汁反流性胃炎案

王某，男，42 岁。胃脘胀满不适一年。素有嗜食辛辣及饮酒史多年。一年前因酒后呕吐，遂感胃脘不舒，日渐加重，曾在某医学院附院做胃镜检查，诊断为萎缩性胃炎伴胆汁反流，治疗半年未效。刻诊：胃脘胀满热痛，嗳气频作，胃纳差，时有恶心，呕吐苦水，大便干，舌质红，苔中根部黄腻，脉滑。辨证为胃胆蕴热，气机不畅。治拟清胃利胆，理气降逆。处方：大黄 10g，厚朴 15g，枳实 12g，陈皮 15g。水煎，日 3 次服。嘱服药期间忌辛辣及饮酒。服药 3 剂，胀痛减，大便通畅，原方改大黄 5g，厚朴、枳实各 6g，陈皮 10g，每日 1 剂，服药月余，自觉症状消失，复查胃镜，胃黏膜基本正常。

厚朴大黄汤

厚朴大黄汤 PPT

【原文】
支饮胸满者，厚朴大黄汤主之。（《金匮要略·痰饮咳嗽病脉证并治第十二》第 26 条）

厚朴一尺，大黄六两，枳实四枚。

上三味，以水五升，煮取二升，分温再服。

【方歌】
胸为阳位似天空，支饮填胸满不通，尺朴为君调气分，四枚枳实六黄攻。

【辨证要点】
证：支饮胸满兼腑实证。

病机：饮邪壅肺，肺气不宣，致腑气不通。

证候：胸满，咳喘，痰多，便秘，腹满，苔腻，脉弦滑有力。

【现代应用】
1. 用于急性支气管炎、慢性支气管炎合并感染、胸膜炎、心包炎、肺痈等疾病。

2. 用于实热胃脘痛、便秘等疾病。

【经验采撷】
1. 常用加减。支饮兼胸满甚者，加瓜蒌、葶苈子；实热脘痛者，加莱菔子、川楝子、延胡索；渗出性胸膜炎者，可与柴胡陷胸汤同用。

2. 本方与厚朴三物汤、小承气汤药物组成完全相同，但药量不同，故功效各有侧重，主治有别。本方重用厚朴、大黄，枳实稍轻，主治痰饮病支饮胸满兼腑实证。

【典型病案】
1. 慢性支气管炎案

何某，男，71 岁。反复咳喘 27 年。因逢气候变冷而受凉，初起咳嗽，吐痰清稀量多，继则气喘，胸部满闷如窒，不能平卧，全身浮肿，心悸，小便短少，纳差乏力，在当地卫生院经中西药物治疗罔效。诊见：端坐呼吸，张口抬肩，喘息气粗，精神疲惫，面目浮肿，面色青紫，口唇发绀，颈脉怒张，虚里搏动应手急促，双下肢按之没指，舌淡红舌苔白，脉弦数。投厚朴大黄汤：厚朴 30g，生大黄 16g，枳实 4 枚。1 剂。次日复诊，诉昨日服中药 1 次，前半夜胸满渐止，喘促大减，并解水样大便 5 次，量约 3 痰盂，余症减轻，后半夜能平卧入睡。此饮去大半，肺气已通，已非原方所宜，乃转住院部改服六君子汤加减以健脾和胃，杜绝痰饮之源，调治 2 周，症状消失出院。

2. 便秘案

黄某，男，25 岁。大便 3 日未行。因日前与朋友暴食后，腹胀痛，拒按，烦躁，发热，口渴喜饮，纳差，大便 3 日未行。刻诊：体温 38.3℃，腹部按之硬满，痛甚，脉弦紧，苔黄腻，证属阳明腑实积滞证。治宜通腑泄热，消食导滞。方拟厚朴大黄汤：厚朴 17g，枳实 8g，大黄 10g（后下）。服 1 剂而肠鸣，2 剂而泻下秽物甚多，便即通。诸症减轻，后予四君子汤调理脾胃而痊愈。

3. 慢性支气管炎合并感染案

韩某，女，60 岁。咳喘反复发作 20 年，加重 10 天。咳喘每年冬季加重，10天前因家务劳累汗出受冷，咳喘加重，终日咳吐稀痰量多。近两天来痰量增加，胸满憋闷加重，兼见腹胀，大便三日未行，不能进食，难以平卧。见患者面部似有浮肿，但按之并无压痕，呈咳喘面容，舌苔薄黄，脉象弦滑有力。两肺布满干啰音，两下肺有少许湿啰音。肝脾未触及，下肢无凹陷性水肿。诊为"慢性支气管炎合并感染"。证属痰饮腑实。遂处以厚朴大黄汤合苓甘五味姜辛夏仁汤：厚朴 18g，大黄 10g，枳实 10g，茯苓 14g，甘草 6g，五味子 10g，干姜 6g，细辛5g，半夏 12g，杏仁 10g。上方服 1 剂后，大便得通，腹胀、胸闷、咳喘症状明显减轻。服用 4 剂后，胸憋腹胀消失，咳喘已减大半，且可平卧，舌苔转为薄白，脉象仍滑，遂改用二陈汤加减治其痰。

大承气汤 PPT

大承气汤视频

大承气汤

【原文】

阳明病，下之，心中懊憹而烦，胃中有燥屎者，可攻。腹微满，初头硬，后必溏，不可攻之。若有燥屎者，宜大承气汤。（《伤寒论》第 238 条）

阳明病，谵语有潮热，反不能食者，胃中必有燥屎五六枚也；若能食者，但硬耳。宜大承气汤下之。（《伤寒论》第 215 条）

痉为病，胸满口噤，卧不着席，脚挛急，必齘齿，可与大承气汤。（《金匮要略·痉湿暍病脉证治第二》第 13 条）

腹满不减，减不足言，当须下之，宜大承气汤。（《伤寒论》第 255 条）

下利不欲食者，有宿食也，当下之，宜大承气汤。（《金匮要略·腹满寒疝宿食病脉证治第十》第 23 条）

下利脉反滑者，当有所去，下乃愈，宜大承气汤。（《金匮要略·呕吐哕下利病脉证治第十七》第 39 条）

病解能食，七八日更发热者，此为胃实，大承气汤主之。（《金匮要略·妇人产后病脉证治第二十一》第 3 条）

产后七八日，无太阳证，少腹坚痛，此恶露不尽，不大便，烦躁发热，切脉微实，再倍发热，日晡时烦躁者，不食，食则谵语，至夜即愈，宜大承气汤主之。热在里，结在膀胱也。(《金匮要略·妇人产后病脉证治第二十一》第7条)

大黄四两(酒洗)，厚朴半斤(炙，去皮)，枳实五枚(炙)，芒硝三合。

上四味，以水一斗，先煮二物，取五升，去滓，内大黄，煮取二升，去滓，内芒硝，更上火微一二沸，分温再服，得下止服。

【方歌】

大黄四两朴半斤，枳五硝三急下云，朴枳先熬黄后入，去滓硝入火微熏。

【辨证要点】

证：燥结内实证。

病机：燥屎内结，阳明热实。

证候：大便硬结，或热结旁流，潮热，谵语，烦躁，腹胀满疼痛，手足汗出，脉沉实有力。

【现代应用】

1. 用于各类肠梗阻、急性胰腺炎、急性胆囊炎、胆石症、胆道蛔虫症、急性黄疸型肝炎、肝硬化腹水、急性阑尾炎、急性腹膜炎、急性坏死性肠炎等。

2. 用于肺炎咳喘、急性咽喉炎、扁桃体炎等。

3. 用于脑血管意外、精神病、流行性乙型脑炎等。

4. 用于急慢性肾炎、尿毒症、泌尿系结石症等。

5. 用于急性结膜炎、角膜炎等。

【经验采撷】

1. 常用加减。脾胃湿热加黄连、栀子、黄柏；脾胃气虚加党参、白术；脾胃气阴两虚加麦冬、人参、粳米；心热加栀子、豆豉；肝胆湿热加龙胆草、栀子、黄芩；胃热灼盛加生石膏、知母；肥胖合并高脂血症可加蚕沙。

2. 大承气汤的病机特点为燥热结聚与腑气壅滞较甚，痞满燥实坚俱盛，故本方泻热与通腑之力俱重。

3. 下利用大承气汤临床应掌握："按之心下坚"，即脘腹硬满、疼痛、拒按；虽是下利，但脉滑实有力；利下之物臭如败卵，泻后痛减。

【典型病案】

1. 便秘案

苟某，男，25岁。大便不通3日。患者素体壮实，病前因饮酒后，出现脐腹部胀痛，2天未进食，面赤目黄，舌红苔黄燥，脉滑有力。方用：大黄、芒硝(冲服)各12g，厚朴、枳实各6g。1剂服完，大便仍不解。脐腹胀痛加剧，面赤目黄，溺赤，舌脉同上。仍用原方加肉桂1.5g(淡盐水炒)，服1次便通、腹满痛大减，1剂尽后痊愈。

2. 头痛案

王某，男，45岁。不明原因反复头痛1年余。近1个月头痛发作更频，前医曾检查未发现异常，给予西药治疗，但病情反复，后予中医治疗，以平肝潜阳法，先后予天麻钩藤饮、通窍活血汤效果不佳，遂求治。刻诊：患者头部胀痛，尤以前额为甚，心烦易怒，面红口微苦，脘腹痞满，纳食欠佳，睡眠差，排便不畅，时常几日一行，且便味较臭，小便正常，舌红，苔微黄腻，脉弦数。其身热，体温测得37.7℃。辨为胃肠积热，浊气上犯。治以峻下热结，荡涤热实。方用大承气汤：芒硝5g（溶服），生大黄12g（后下），厚朴15g，枳壳10g。水煎服，上午服用1剂后，患者自述无便意，但频放矢气，症状无好转。下午仍用大承气汤，并加大用量下之。处方：生大黄12g（后下），芒硝10g（溶服），厚朴24g，枳壳15g。服药后患者述说有便意，大便2次，臭秽至极，泻下黑粪。其顿感一身轻松，头痛诸症有明显好转。后以中成药上清丸治疗3日，诸症消失，前来告知头痛不再复发。

3. 流行性乙型脑炎案

李某，女，7岁。患流行性乙型脑炎，其症高热汗出，口噤龂齿，项背反张，手脚痉挛，大便7日未解。曾经灌肠，排出粪便不多。指纹青紫，脉涩弦数。方用大承气汤：枳实3g，厚朴3g，大黄6g，玄明粉6g。1剂后大便即通，高热稍退，后用羚角钩藤汤加减而愈。

4. 腹泻案

韩某，男性，28岁。患者自诉昨晚与朋友聚会，饱餐后入睡，今晨醒来即觉腹部胀满不适，肠鸣，腹痛，大便臭秽且夹有不消化食物，泻而不爽。刻下：腹泻不止，脘腹胀满，按之心下坚，腹痛，肠鸣，泻下粪便臭如败卵，夹有不消化食物，泻而不爽，恶心呕吐，嗳腐酸臭，舌苔淡黄厚腻，脉滑。西医诊断：急性胃肠炎。中医诊断：泄泻（食滞肠胃）。治以通腑泄热，消食导滞。方剂：大承气汤加味：大黄9g（后下），枳实9g，厚朴9g，芒硝6g（烊化），焦山楂9g，神曲9g，炒莱菔子10g，陈皮6g，茯苓6g，清半夏6g。每日1剂，水煎分2次温服。服药1剂，泻止痛消，诸症悉除。

小承气汤

小承气汤PPT

小承气汤视频

【原文】

阳明病，其人多汗，以津液外出，胃中燥，大便必硬，硬则谵语，小承气汤主之。若一服谵语止者，更莫复服。（《伤寒论》第213条）

下利谵语者，有燥屎也，小承气汤主之。（《金匮要略·呕吐哕下利病脉证治第十七》第41条）

大黄四两，厚朴二两（炙），枳实大者三枚（炙）。

上三味，以水四升，先煮一升二合，去滓，分温二服。得利则止。

【方歌】

朴二枳三四两黄，小承微结好商量，长沙下法分轻重，妙在同煎切勿忘。

【辨证要点】

证：阳明腑实轻证。

病机：热实内结，腑气不通，燥热不甚。

证候：大便硬，腹大满，心烦，潮热或谵语，脉滑而疾。

【现代应用】

1.用于急性单纯性肠梗阻、粘连性肠梗阻、蛔虫性肠梗阻、急性胆囊炎、急性阑尾炎、急性胰腺炎、急性胃炎、急性痢疾等疾病。

2.用于痘疹、时疫胃热等疾病。

3.用于流行性乙型脑炎等疾病。

【经验采撷】

1.常用加减。宿食内停，加神曲、山楂、麦芽；气喘，加杏仁；头痛，加川芎；肠腑传导失职导致的眩晕，加半夏；气滞血瘀，加桃仁、红花。

2.本方治疗下利应是实热或积滞内停所致，下利特点为利下不畅，臭秽难闻，伴有脘腹硬满拒按。

3.本方虽通下之力较缓，然毕竟为攻下之剂，应中病即止，不可过剂伤正。

【典型病案】

1.流行性乙脑案

梁某，男，28岁。因流行性乙脑住院。病已6日，曾连服中药清热、解毒、养阴之剂，病势有增无减。会诊时，体温40.3℃，脉象沉数有力，腹满微硬，哕声连续，目赤不闭，无汗，手足妄动，烦躁不宁，有欲狂之势，神昏谵语，四肢微厥，昨日下利纯清黑水。此虽病邪羁踞阳明，热结旁流之象，但未至大实满，而且舌苔秽腻，色不老黄，未可与大承气汤，乃用小承气汤法微和之。服药后，哕止便通，汗出厥回，神清热退，诸症豁然，再以养阴和胃之剂调理而愈。

2.便秘案

严某，1岁。两天前低热，乳食稍减，渐至二便不通，哭闹不安，胸腹胀满，似欲大便，舌苔黄燥而厚，指纹青紫粗大直透命关。证属食积生热，热极生风，上扰神明。治以通腑泄热，凉血息风。用小承气汤加甘草。药用大黄10g，厚朴5g，枳实5g，甘草3g。沸水浸泡1次顿服。服药后1小时左右大便解、小便通，继而高热渐退，诸症悉减。后服和中清热、镇惊安神中药2剂而愈。

3.痢疾案

倪某，男，30岁。便下赤垢日余。患者身热口渴烦躁，面赤目红，小腹急迫，疼痛拒按，里急后重，便下赤垢，日夜登厕数十次，舌绛边紫，苔色黄燥，脉象实数。余拟通利涤热。投以小承气汤：大黄15g，川朴、枳壳各9g，莱菔子12g。1剂病减，3剂痢除痛止获愈。

大陷胸汤 PPT

大黄甘遂汤 word

大陷胸汤

【原文】

太阳病，脉浮而动数，浮则为风，数则为热，动则为痛，数则为虚。头痛发热，微盗汗出，而反恶寒者，表未解也。医反下之，动数变迟，膈内拒痛，胃中空虚，客气动膈，短气躁烦，心中懊侬，阳气内陷，心下因硬，则为结胸，大陷胸汤主之。若不结胸，但头汗出，余处无汗，剂颈而还，小便不利，身必发黄。（《伤寒论》第 134 条）

伤寒六七日，结胸热实，脉沉而紧，心下痛，按之石硬者，大陷胸汤主之。（《伤寒论》第 135 条）

伤寒十余日，热结在里，复往来寒热者，与大柴胡汤；但结胸，无大热者，此为水结在胸胁也。但头微汗出者，大陷胸汤主之。（《伤寒论》第 136 条）

太阳病，重发汗而复下之，不大便五六日，舌上燥而渴，日晡所小有潮热，从心下至少腹硬满而痛不可近者，大陷胸汤主之。（《伤寒论》第 137 条）

大黄六两（去皮），芒硝一升，甘遂一钱匕。

上三味，以水六升，先煮大黄取二升，去滓，内芒硝，煮一两沸，内甘遂末，温服一升，得快利，止后服。

【方歌】

一钱甘遂一升硝，六两大黄力颇饶，日晡潮热腹痛满，胸前结聚此方消。

【辨证要点】

证：热实结胸证。

病机：水热互结于心下胸胁。

证候：心下硬痛拒按，甚从心下至少腹部硬满而痛不可近手，可伴有心烦、口渴、潮热、头汗出、便秘，脉沉紧。

【现代应用】

1. 可用于急性腹膜炎、急性胰腺炎、急性胆囊炎、急性胆管炎、继发性胰腺炎、渗出性胸膜炎等。

2. 可用于急性肠梗阻、粘连性肠梗阻、蛔虫性肠梗阻、化脓性阑尾炎、肠扭转、溃疡病穿孔等。

【经验采撷】

1. 常用加减。腹部气滞，加厚朴、枳实；肝胆湿热，加茵陈、郁金、柴胡、虎杖；热盛成脓，加败酱草、皂角刺；肝气郁结，加柴胡。

2. 临证时注意腹诊的特点："心下因硬""心下痛按之石硬""从心下至少腹硬满而痛不可触近"。

【典型病案】

1. 水热结于心下案

唐某，女，62岁。腹硬满疼痛，不大便1日。症见心下至少腹硬满疼痛拒按，口渴烦躁，心中懊恼，舌苔黄厚，脉沉而弦。患者素有带下，痰湿内盛，近因暑夏贪凉饮冷又感暑热，遂至热与水饮结于心下而为病。治宜清热荡实逐水，拟大陷胸汤化裁：大黄12g，芒硝9g，厚朴9g，甘遂1.5g（研末冲服），水煎分2次温服。第1次药服下约1时许，即觉腹中转气，随即泻下稀便约500mL，心下至少腹硬满疼痛顿减，3小时后再将第2次药服下，又连泻下稀便2次。次日复诊，心下至少腹部硬满疼痛消失，口渴，心烦懊恼已轻。原方去芒硝、甘遂，加枳实、黄柏、车前子、泽泻、猪苓各9g，连服4剂而愈。

2. 急性腹膜炎案

李某，女，15岁。大便7日未解。发热头痛，周身不适，五六日后，突发上腹部疼痛，下午则发热更甚，遂到医院诊视，诊断为急性腹膜炎，留其住院。其父因考虑经济负担，乃转请中医治疗。大便已七日未解，小便色黄而少，不欲饮食，时发谵语，周身亢热，腹肌板硬拒按，舌苔黄厚，脉紧而有力。大黄二钱，芒硝二钱，冬瓜子五钱，生苡仁五钱，甘遂末三分（另包）。令先煮大黄，汤成去滓，纳入芒硝，火上一沸，再下甘遂末和匀，嘱分两次服。初服约一时许，大便泻下，但不甚快，又将第二服分其半与之。服后不久，大便通畅，水与大便齐下，约半痰盂多，患女身热腹痛顿消，腹肌变软，胃纳亦开，乃令米粥自养。

3. 单纯性肠梗阻案

许某，男，24岁。全腹胀痛伴阵发性绞痛4天。刻诊：痛苦病容，上腹部膨隆，听诊肠鸣音亢进，有金属撞击声，问得3年前曾有阑尾手术史，近5日不大便、不排气，4日未能进食，舌红苍老，苔黄而干，脉弦紧而沉。经X线腹透，诊为"小肠完全性高位梗阻"。针刺内关、足三里后，口服大陷胸汤150mL，后排下少量算珠状及水样夹黏液便，秽臭难闻，痛胀大减，再服前药150mL，并带药一剂回家，每隔6小时服药1次，暂禁一切饮食。次日上午8时三诊，谓回家后如法进药两次，又腹泻3次水样夹黏液便，自后夜起，除有精神疲倦和强烈的饥饿感外，他症皆除。X线复查，梗阻完全缓解。给自拟养胃汤二剂，嘱少量流质饮食3日。随访两年无复发。

大陷胸丸

大陷胸丸PPT

【原文】

结胸者，项亦强，如柔痉状，下之则和，宜大陷胸丸。（《伤寒论》第131条下）

大黄半斤，葶苈子半升（熬），芒硝半升，杏仁半升（去皮尖，熬黑）。

上四味，捣筛二味，内杏仁、芒硝，合研如脂，和散，取如弹丸一枚，别捣甘遂末一钱匕，白蜜二合，水二升，煮取一升，温顿服之，一宿乃下，如不下，更服，取下为效。禁如药法。

【方歌】

大陷胸丸法最超，半升葶苈杏硝调，项强如痉君须记，半斤大黄取急消。

【辨证要点】

证：热实结胸病位偏上证。

病机：水热互结，病位偏上，颈部经气运行受阻，津液凝聚不布。

证候：胸膈心下硬满疼痛，颈项强，头汗出，发热，短气，脉沉紧。

【现代应用】

1. 用于治疗小儿喘息型支气管炎、渗出性胸膜炎、支气管炎、心衰、肺水肿、急性呼吸窘迫综合征等。

2. 用于治疗绞窄性膈疝、流行性出血热、各类急腹症等。

【经验采撷】

1. 常用加减

痰热凝结于胸甚者，加瓜蒌、半夏；水热互结夹瘀，加丹参、赤芍；脾胃气虚，加党参、白术；气滞，加柴胡、枳壳。

2. 注意要点

病位偏上，邪结位高，可兼见项强等症状。

【典型病案】

1. 胸膜炎案

罗某，天津人。素有茶癖，每日把壶长饮，习以为常。身体硕胖，面目光亮，每以身健而自豪。冬季感受风寒后，自服青宁丸与救苦丸，病不效而胸中更痛，呼吸不利，项背拘急，俯仰为难。经人介绍，乃请余诊。其脉弦而有力，舌苔白厚而腻。辨为伏饮踞于胸膈，而风寒之邪又化热入里，热与水结于上，乃大陷胸丸证。处方：大黄6g，芒硝6g，葶苈子9g，杏仁9g。水二碗、蜜半碗，煎成半碗，后下甘遂末1g。服1剂，大便泻下2次，而胸中顿爽。又服1剂，泻下4次。从此病告愈。而饮茶之嗜亦淡。

2. 支气管炎案

杨某，男，28岁。阵发性气短月余。迭进中药栝楼薤白半夏汤、半夏厚朴汤、血府逐瘀汤之类，西药抗生素、扩张血管之类药皆无效，求余诊治。症见急性病容，阵发性呼吸短促，气急，胸疼胸闷气短，观其症，呼之难出，吸之难入，张口难闭，懊憹不安，痛苦难忍，舌淡红苔白腻，拟针刺膻中穴，予大陷胸丸加味。大黄30g，芒硝15g，杏仁15g，葶苈子15g，醋甘遂末1g（冲服），桔梗30g，檀香12g，丹参30g，水煎服。1剂药后泻下稀黏粪1000mL，病情大减。原方减半续服2剂而愈。后以香砂六君子汤调理巩固，一年未复发。

大黄甘草汤

大黄甘草汤 PPT

【原文】

食已即吐者，大黄甘草汤主之。（《金匮要略·呕吐哕下利病脉证治第十七》第 17 条）

大黄四两，甘草一两。

上二味，以水三升，煮取一升，分温再服。

【方歌】

食方未久吐相随，两热冲来自不支，四两大黄一两草，上从下取法神奇。

【辨证要点】

证：胃肠实热证。

病机：实热壅阻胃肠，腑气不通。

证候：食已即吐，胃脘灼热，疼痛拒按，口苦口臭，大便不通，小便黄赤，舌红苔黄，脉滑数有力。

【现代应用】

1. 用于急性胃炎、急性阑尾炎、急性胰腺炎、肠梗阻等病出现实热壅阻胃肠的呕吐。

2. 可用于肠功能障碍、抗精神病药等引起的便秘。

3. 可用于儿科疾病，如小儿厌食症、小儿化脓性扁桃体炎、脐疮、鹅口疮、胎黄、便秘等。

4. 可用于胆道疾病，如胆石症、胆道蛔虫症、胆囊积液、胆囊炎等。

5. 对疔疮发背、泌尿系感染等亦有良效。

【经验采撷】

1. 常用加减。呕甚者，加竹茹、瓦楞子、芦根等；热甚者，可加山栀、黄连、黄芩；便秘者，可加芒硝；呕吐物酸苦者，可合用左金丸；气滞肝郁，加柴胡、黄芩；胁痛，加郁金、木香；胃阴虚，加石斛、玉竹、沙参。

2. 条文中"食已即吐"，强调的不仅是呕吐与进食的时间关系，还包括呕吐有来势急、冲逆而出的特点。

3. 本方主治实热壅阻胃肠的呕吐，但未用止呕药，体现了"审因论治"的基本原则。

【典型病案】

1. 呕吐案

王某，女，25 岁。呕吐 2 天。2 天前干农活时，气候炎热，自觉口苦，口臭，头昏头痛，胃脘热胀，不发热，食已即吐（不食不吐），吐出原食物，全身酸软无力，精神尚可，大便不畅，小便短黄，舌红苔薄黄少津，脉滑有力。此系胃肠积热，胃失和降，胃热气逆之吐证，拟以荡热和胃。用大黄 12g，甘草 3g。1 剂。入院观察治疗。次日复诊：复上方浓煎服 2 次，4 小时 1 次，服后大便畅通，胃脘热胀消失，当晚进食热粥 2 碗，食已不吐，饮食正常，头晕头痛亦大减，唯口干，舌红无苔乏津，脉细数。此胃中积热已去，胃阴不足之象，拟用甘寒养胃之益胃汤加减，2 剂，以善其后。

2. 新生儿便秘案

刘某，女，初生 3 天。患儿足月顺产，体重 4kg，发育正常，出生后不饮不乳，强喂点滴即吐出，体温 38℃，烦躁哭闹，腹胀如鼓，小便短赤，大便未行，舌质红苔黄，指纹紫滞。此乃胎粪壅滞肠腑，胃气不降所致。治宜通腑活瘀。处方：酒大黄 5g，桃仁 5g，甘草 3g，水煎频频灌服。1 剂尽，下黑色胶黏样便甚多，饮乳正常，诸症若失。

3. 妊娠呕吐案

季某，女，25 岁。呕吐频作 1 周。妊娠两月余，近 1 周来呕吐频作，不能进食，食入即吐，用奥美拉唑、葡萄糖、维生素等静滴，症状无改善，并日渐消瘦，体重 1 周内下降 5kg。方用大黄甘草汤。药用生大黄 4g，炙甘草 1g。煎茶代饮，少量频服。服 1 剂后呕吐减轻，能进少量米汤，服 3 天后食欲大振，能正常进食而无任何不适。

大黄䗪虫丸

大黄䗪虫丸 PPT

【原文】

五劳虚极羸瘦，腹满不能饮食，食伤、忧伤、饮伤、房室伤、饥伤、劳伤、经络营卫气伤，内有干血，肌肤甲错，两目暗黑。缓中补虚，大黄䗪虫丸主之。（《金匮要略·血痹虚劳病脉证并治第六》第18条）

大黄十分（蒸），黄芩二两，甘草三两，桃仁一升，杏仁一升，芍药四两，干地黄十两，干漆一两，虻虫一升，水蛭百枚，蛴螬一升，䗪虫半升。

上十二味，末之，炼蜜和丸小豆大，酒饮服五丸，日三服。

【方歌】

干血致劳穷源委，缓中补虚治大旨，水蛭百个䗪半升，桃杏虻蛴一升止，
一两干漆十地黄，更用大黄十分已，三甘四芍二黄芩，五劳要证须用此，
此方世医勿惊疑，起死回生大可恃。

【辨证要点】

证：虚劳内有干血证。
病机：五劳虚极所致正虚兼血瘀证。
证候：形体羸瘦，腹满不能饮食，肌肤甲错，两目暗黑，腹中有块，或胁下癥瘕刺痛，舌有瘀斑，脉沉涩。

【现代应用】

1.用于肝癌、胃癌、肺痨、肺癌、前列腺癌、宫颈癌、乳腺癌、脑垂体癌后期出现的慢性虚损性病证。

2.用于治疗闭经、卵巢囊肿、子宫肌瘤、盆腔炎性包块及结核性盆腔炎、盆腔腹膜炎等症。

3.用于治疗银屑病、血小板减少性紫癜、颜面色素沉着、急慢性胆囊炎、老年便秘等。

【经验采撷】

1.常用加减：结合临床若气郁者，加枳实、柴胡，以疏肝解郁；若血虚明显者，加当归、阿胶，以补血养血；若痰饮者，加贝母、半夏，以燥湿化痰等。

2.本方证的"干血"是深入经络营卫之中，且病程较久，需要缓消才行。就使用虫类药数量而言，本方在经方中也是很突出的。另外，方中大黄用量为十分，一分约为3.9g，十分约39g。经方的命名常常以方中剂量大者为方名，突出大剂量的特色。但相比之下，本方大黄用量却如此之小，令人不解。因此，莫枚士说，本方大黄最轻，不应专方名。

3.使用注意：孕妇忌用；有出血倾向者慎用；初服时少数患者可能会出现轻度腹泻，一周左右即可消失；皮肤过敏者停服。方中破血祛瘀之品较多，补虚扶正则不足，虽有"去病即所以补虚"之意，但在干血去后，还应施以补益之剂以收全功。

【典型病案】

1.继发性闭经案

周某，女，22岁。闭经19个月。患者月经量少，色暗，有时有瘀血块，有痛经史，1995年春天无明显诱因出现闭经，至今一年又七个月未来潮，现周身乏力，面色红赤，口燥不欲饮水，胸腹胀满，少腹隐痛，痛连腰背，日渐消瘦，纳少，久治未效而来诊。患者面色暗红，皮肤干燥，少腹胀痛拒按，双下肢如鱼鳞状，大便燥结，舌质暗红有瘀斑，舌苔薄黄，脉沉涩。临床诊断：继发性闭经；中医辨证：血瘀证。本证经闭已达半年之久，患者面色暗红，腹痛诸症，确属虚劳夹瘀的久瘀蓄积证，故以大黄䗪虫丸投之，每日3次，每次2丸。患者服药4日后月经来潮，经行6日，血色暗红有块量中等。经后继服逍遥汤，以调经血，经后22余天，又以上法服大黄䗪虫丸一周，经血复来如故，次月经行届时而下，终获痊愈。

2.黄褐斑案

杨某，女，34岁。面部黄褐色斑反复发作1年余。患者于1987年2月间，始在颧颊部发现淡褐色色素沉着，半年后色素加深，范围扩大到前额、鼻梁，每在月经前褐色斑加深，月经后褐色斑色素变浅。曾外敷祛斑膏，口服维生素类药物、中药逍遥丸效果不显而就诊。刻下：面色灰暗，前额、两侧颧颊部、鼻梁呈蝶状黄褐色斑，舌质暗淡，脉沉涩。嘱其口服大黄䗪虫丸，每次 1 丸，每日 2 次，月经期停服。服药后黄褐色斑变浅变小，连服 3 个月后面部蝶状色素斑全部消退，肤色正常。随访 1 年无复发。

3. 银屑病案

常某，女，33 岁。全身白色皮损反复发作 5 年。诊为银屑病，冬重夏轻。就诊时皮损全身皆有，色紫伴瘙痒，寐不安，精神差。曾经用多种中西药治疗无效。诊查：头部发根覆盖银白色鳞屑，胸背部及下肢可见大片状皮损呈肥厚浸润性斑块，色暗红，皮肤增厚，有散在抓痕血痂，舌质紫暗，苔白厚，脉沉弦。辨证属毒邪入络，瘀血内停。治宜解毒通络，祛瘀生新。处方：紫草、露蜂房、土茯苓、薏苡仁、丹参、夜交藤、酸枣仁各 30g，黄芩、川芎、赤芍、红花、乌梢蛇各 10g，每日 1 剂，水煎 2 次分服。大黄䗪虫丸 6g，每日 2 次，服上方 1 个月后，皮损变薄，斑块减轻，瘙痒消失，后停服中药汤剂，继服大黄䗪虫丸 3 个月，诸症全消。以后间断服用大黄䗪虫丸 3~5 个月，随访至今未见复发。

4. 子宫肌瘤案

方某，女，47 岁。痛经伴习惯性便秘 5 年余。患者每次月经来潮时，少腹部疼痛难忍，不能坚持正常工作。2003 年底曾看妇科并 B 超检查，发现有子宫肌瘤 0.6cm×0.8cm，未做治疗。2008 年因痛经看中医，服中药近半年（处方不详），开始有效，后无效而自动停药。2009 年 6 月妇科 B 超检查，发现子宫肌瘤已长至 3.0cm×3.5cm，某医院劝其做手术切除，本人顾虑重重而未做。月经先后无定期，经量或多或少，色暗红，夹有小瘀块。大便长期秘结，2~3 天 1 次，干硬难解。形体消瘦，面色少华，饮食尚可，尿黄，舌质红带紫，舌苔薄黄，脉细带数。患者自 7 月 20 日开始服药至 8 月 31 日，共服汤药 21 剂，大黄䗪虫丸 9 瓶，病情大为好转。大便每天 1~2 次，稀溏，后转每天 1 次，成形。月经来潮时已完全不痛，能正常上班工作。复诊时，原方未改动。经治疗 3 月余，痛经痊愈，大便畅通，心情舒畅。2010 年 1 月 3 日 B 超复查，子宫肌瘤已缩小至 0.8cm×1.0cm。目前患者仍坚持每天服 1 次大黄䗪虫丸。

大黄牡丹汤

大黄牡丹汤 PPT

【原文】

肠痈者，少腹肿痞，按之即痛如淋，小便自调，时时发热，自汗出，复恶寒。其脉迟紧者，脓未成，可下之，当有血。脉洪数者，脓已成，不可下也。大黄牡丹汤主之。（《金匮要略·疮痈肠痈浸淫病脉证并治第十八》第 4 条）

大黄四两，牡丹一两，桃仁五十个，瓜子半升，芒硝三合。

上五味，以水六升，煮取一升，去滓，内芒硝，再煎沸，顿服之，有脓当下；如无脓，当下血。

【方歌】

肿居少腹大肠痈，黄四牡丹一两从，瓜子半升桃五十，芒硝三合泄肠脓。

【辨证要点】

证：肠痈脓未成证。

病机：湿热郁滞之肠痈初起。

证候：右下腹疼痛拒按，甚或局部肿痞，或右侧腿足屈而不伸，伸则痛剧，或时时发热、恶寒、自汗出，舌苔黄腻，脉滑数。

【现代应用】

1. 急性阑尾炎、肠粘连、急性盆腔炎、肛周脓肿等属于湿热郁蒸，气血凝聚者。

2. 输精管炎性阻塞、痛经、闭经、子宫附件炎等属于湿热瘀滞者。

【经验采撷】

1. 常用加减

若热毒较重者，加蒲公英、金银花、紫花地丁、败酱草以加强清热解毒之力；血瘀较重者，加赤芍、乳香、没药以活血化瘀。

2. 使用注意

肠痈属寒湿瘀滞者，重型急性化脓性肠痈或坏疽性阑尾炎等不宜使用。老人、孕妇、体质虚弱者，慎用。

【典型病案】

1. 急性阑尾炎案

薛某，男，30 岁。右下腹疼痛 2 天。患者发热，体温 39℃，胸闷，呕吐，右下腹疼痛拒按，有明显反跳痛，食欲不振，小便短赤，大便 2 天未下。舌苔黄腻，脉滑数。此乃湿热郁结大肠，气滞血瘀所致。治以泄热祛瘀。方药：大黄10g（后下），芒硝 10g（冲），牡丹皮、桃仁、野菊花、川楝子各 10g，蒲公英、薏苡仁、冬瓜仁各 15g。水煎 1 剂。二诊：体温 37.5℃，呕止，腹痛减，大便日行 3 次。照上方去大黄、芒硝，加枳实、元胡各 10g，连服 2 剂告愈。

2. 肠粘连案

卢某，女，28 岁。突发腹痛 1 日。急性阑尾炎手术后 3 月余，突然腹痛，便秘，呕吐，经 X 线摄片诊断为"肠粘连，不完全性肠梗阻"，外科疑"绞窄性肠粘连"，劝其再行手术，患者不愿手术而来中医门诊。症见脘腹阵阵胀痛，拒按，不能进食，纳呆，呕吐，口干口苦，便秘，无矢气，消瘦形萎，舌质红，苔黄燥无津，脉弦。方用大黄牡丹汤加减。生大黄 5g（后入），牡丹皮 9g，桃仁 10g，芒硝 3g（冲），枳壳、枳实各 9g。服药二剂，矢气多，腑气通，脘腹胀痛已松，呕吐止。

3. 急性盆腔炎案

张某，女，34 岁。小腹疼痛伴发热 1 周。患者腹痛拒按，带下色黄量多，味臭秽，尿黄便结。舌质红苔薄黄，脉滑数。体温 39℃，WBC 14000/mm³，中性 70%。此病乃热毒内侵，湿热瘀结，气血失和所致。根据"其实者，散而泻之"，急用大黄牡丹汤泄热破瘀，加败酱草、薏苡仁等清热利湿解毒，使湿热清，瘀结散。处方：大黄9g（后下），牡丹皮9g，桃仁10g，冬瓜仁15g，芒硝9g（冲），败酱草15g，薏苡仁15g，蒲公英15g，连翘12g，车前子12g，川楝子9g，甘草3g。5剂，每日1剂，水煎服。复诊：自述服药后，大便通畅，热退痛减，带下色黄转白，上方去芒硝加泽泻9g，继服6剂，诸症消失。

4. 肛周脓肿案

邓某，男，40岁。肛门内肿痛5天。平素嗜酒，喜食肥甘厚味之品。症见恶寒、发热、全身不适。曾用青霉素、链霉素、阿尼利定等肌注效果欠佳。近日肛门疼痛加重，坐卧不安，痛苦面容，小便短黄，大便秘结，舌红苔黄腻，脉弦数。肛查：肛门左后侧炎性肿块3cm×2cm。指诊：直肠后侧距肛缘4cm处，可扪及一肿块3cm×2cm×2cm，压痛明显。治以清泄实热，凉血散瘀消肿。方以大黄牡丹汤加味。处方：大黄10g（后下），牡丹皮10g，桃仁10g，冬瓜仁20g，芒硝10g（冲服），蒲公英30g，穿山甲珠10g（现已禁用），皂角刺10g。服药4剂热退，脓肿溃破，脓液从肛门内排出，守方加减调理1周而愈。

5. 痛经案

李者，女，20岁。经行小腹疼痛4年。现患者经期小腹疼痛拒按，伴肛门酸胀，经色暗红，质稠有块，大便秘结，3~5日一行，小便黄赤，舌红苔薄黄，脉弦涩。既往带下黄稠，有异味。曾在西医妇科治疗，诊断为：①原发性痛经；②慢性盆腔炎。证属湿热下注，瘀热互结。治宜清热利湿，祛瘀止痛。方用大黄牡丹汤化裁：生大黄10g（后下），桃仁12g，牡丹皮12g，冬瓜仁20g，败酱草15g，红藤20g，延胡索20g，香附10g，甘草6g。3剂，每日1剂，水煎服。复诊诉当日服药后下腹痛即减轻，第二日已基本无疼痛。用原方加减再服10剂，患者白带已正常无异味。随访半年痛经未再复发。

大黄附子汤

【原文】

胁下偏痛，发热，其脉紧弦，此寒也，以温药下之，宜大黄附子汤。（《金匮要略·腹满寒疝宿食病脉证治第十》第15条）

大黄三两，附子三枚（炮），细辛二两。

上三味，以水五升，煮取二升，分温三服。若强人煮取二升半，分温三服，服后如人行四五里，进一服。

【方歌】

胁下偏疼脉紧弦，若非温下恐迁延，大黄三两三枚附，二两细辛可补天。

【辨证要点】

证：腹满痛证。

病机：寒实内结。

证候：腹胁疼痛，大便秘结，发热，手足厥冷，舌苔白腻，脉弦紧。

【现代应用】

1. 以一侧躯体疼痛为特征的疾病，如肋间神经痛（包括带状疱疹性疼痛）、腰痛、胆道蛔虫病、胆囊炎、胆结石、阑尾炎等疼痛剧烈者多有应用本方的机会。

2. 抑郁症等情志类疾病。

【经验采撷】

1. 常用加减

本方是温下的代表方，但药味很少，有时也不足荡下陈寒积冷，因此后世医家对本方多有加味化裁：如腹痛甚，喜温，加肉桂温里祛寒止痛；腹胀满，可加厚朴、木香以行气导滞；体虚或积滞较轻，可用制大黄，以减缓泻下之功；如体虚较甚，加党参、当归以益气养血。

2. 使用注意

大黄用量一般不超过附子。

【典型病案】

1. 胆囊炎案

苏某，男，58 岁。右上腹疼痛半年多。患者右上腹疼痛，时轻时重，胃脘满胀，食欲不振半年多，某院诊为胆囊炎，住院治疗 3 个多月，症状不见好转，后又转请某医治疗，前后服用加减大柴胡汤等 50 多剂，不但疼痛不减，反而发生频繁的呃逆，舌苔白，脉弦紧。证属寒证，治以温中导滞以除其实。制附片 9g（先煎），细辛 3g，大黄 3g，枳实 9g，厚朴 9g。服药 3 剂，诸症俱减。续服 1 月，诸症消失而愈。

2. 腰椎管狭窄案

沈某，男，69 岁。腰痛、下肢抽掣疼痛 1 月余。患者 1 个月前无明显诱因出现右侧腰痛，牵及右侧下肢掣痛，于外院诊断为腰椎管狭窄。患者为求中医治疗前来就诊。症见：腰痛，右下肢抽掣疼痛，畏寒，大便不爽，舌质暗，苔白腻，脉沉。既往有慢性房颤病史。西医诊断：腰椎管狭窄。中医诊断：腰痛，辨证为肝肾亏虚、寒湿积滞、筋骨失养。治法：散寒破结，兼以补肾强腰、舒筋活络。方以大黄附子汤加减。处方：熟大黄 10g，细辛 3g，制附片 9g（先煎），木瓜 30g，续断 15g，桑寄生 15g，狗脊 15g，川牛膝 15g，怀牛膝 15g，赤芍 25g，白芍 25g，炙甘草 6g。3 剂，水煎服，日 1 剂。服药后腰腿痛诸症明显减轻，大便每日 2 次，饮食睡眠情况良好。

3. 胆道蛔虫案

何某，女，68 岁。右上腹阵发性绞痛 20 多天。患者 20 多天前右上腹阵发性绞痛，发作时自感逆气上冲，痛彻右肩，恶心呕吐，并曾吐蛔虫 1 条。某院诊为胆道蛔虫症。先予乌梅汤、驱蛔汤等十几剂疼痛不减。刻下，腹部柔软，但右胁下按之疼痛，舌苔薄白，脉弦紧。综其脉症，诊为寒邪凝结。治以温散导滞。大黄附子汤加减：大黄 3g，制附片 9g（先煎），细辛 3g。连进 2 剂，疼痛消失，继进 4 剂而愈。

4. 单纯性阑尾炎案

周某，男，19 岁。右下腹疼痛 2 天。症见：腹痛，以右下腹为主，呈持续性疼痛，伴恶心，纳差，乏力，大便不通，矢气，无呕吐，无尿频、尿急、尿痛，无发热，查体：神清，腹平软，右下腹压痛，无反跳痛、腹肌紧张，麦氏征阳性，墨菲征阴性，肝肾区无叩击痛，肠鸣音 4 次 / 分。心肺查体未见异常，舌淡舌苔白厚，脉紧。B 超提示阑尾区低回声，考虑炎症改变。经外科会诊，考虑急性阑尾炎。中医辨病为肠痈，属于寒湿积滞。宜温阳通便，行气止痛。方选大黄附子汤加减治疗。处方：大黄 9g，黑顺片 9g，白芍 30g，炙甘草 10g，细辛 3g，红藤 30g。3 剂，水煎口服，服用 1 剂后患者腹痛减轻，大便通畅，压痛、反跳痛减轻，连续服用 3 剂后腹痛消失。后为巩固疗效，又服用 3 剂，B 超正常。随访半年未复发。

5. 抑郁症案

张某，女，54 岁。2 年前因其夫患帕金森病而郁闷不解，致情绪低落，后诊断为抑郁症。曾多次服中药治疗效果不佳，方药多为疏肝解郁、养心安神类，后服用百忧解维持至今。症见：头晕神疲，面淡无华，自觉胸闷胁胀，右胁下时痛，周身不适，失眠健忘，纳差，大便干，三四天一行，小便如常，舌质淡苔薄白腻，脉弦。观其脉症，辨为肝经寒郁，胃气不降，寒实内结证。予以大黄附子汤，取其温经散寒、通便破结之功。制附片 15g（先煎）、细辛 6g，生大黄 15g（后下）。每日 1 剂，水煎分 2 次温服，便行减量。服 5 剂后复诊：胸闷胁胀明显减轻，右胁下未再疼痛，食欲增加，睡眠渐多，精神渐佳。随症加减共服药 2 月余，病愈。随访半年未复发。

调胃承气汤

调胃承气汤 PPT

调胃承气汤视频

【原文】

阳明病，不吐不下，心烦者，可与调胃承气汤。（《伤寒论》第 207 条）

太阳病三日，发汗不解，蒸蒸发热者，属胃也，调胃承气汤主之。（《伤寒论》第 248 条）

伤寒吐后，腹胀满者，与调胃承气汤。（《伤寒论》第 249 条）

大黄四两（去皮，清酒洗），芒硝半升，甘草（二两，炙）。

上三味，切，以水三升，煮二物至一升，去滓，内芒硝，更上微火一二沸，温顿服之，以调胃气。

【方歌】

调和胃气炙甘功，硝用半升地道通，草二大黄四两足，法中之法妙无穷。

【辨证要点】

证：阳明病实证。

病机：胃肠燥热证。

证候：大便不通，口渴心烦，发热，腹中胀满，舌红苔黄，脉滑数。

【现代应用】

1.肠梗阻等急腹症。

2.五官科疾病，如口腔溃疡、扁桃体炎、舌炎、牙周炎、牙周脓肿等。

3.不明原因的发热及神经系统的失眠、头痛等病证。

【经验采撷】

1.常用加减

若大渴引饮者，加生石膏、知母、陈仓米为白虎承气汤。若小便赤痛，大便秘结，时时烦渴者，减甘草加生地黄、赤芍、黄连、黄柏，为导赤承气汤。若热结阴亏，燥屎不行，下之不通者，减甘草，加玄参、生地黄、麦冬为增液承气汤。

2.使用注意

有表证者，忌用；脘腹喜温喜按，脉象虚弱者，属虚寒性便秘忌用。

【典型病案】

1.肠梗阻案

张某，男，18岁。腹痛3天。患者自述3天前和同学外出郊游，食大量冷食、瓜果，致腹部胀满而痛，拒按，大便3日未行。刻诊：患者面红目赤，脘腹胀痛拒按，舌质红，苔黄腻，脉弦滑。X线腹部透视可见多个液平面。证属饮食积滞，腑气不通（肠梗阻）。方用调胃承气汤：大黄、芒硝、甘草各30g。加水500mL，急煎取汁150mL口服，200mL保留灌肠。药后1小时，即解出大量臭秽便，腹胀亦减，X线腹透（−），胃脘舒畅，矢气频转，肠梗阻告愈。

2.反复发作性口腔溃疡案

张某，男，48岁。口腔溃疡反复发作近10天。刻诊：患者口腔黏膜、舌之两侧及舌底、牙龈处约有六七处溃疡面，溃疡面周围红肿，凹面呈灰白色，疼痛难忍，甚则不能张口说话进食，口臭较重，伴有口渴欲饮，烦躁，大便稍感黏滞不爽，小便色黄，臭秽。舌红苔黄腻，脉微滑数。诊为湿滞中焦，脾失健运，胃失和降，腑气不通。遂处以调胃承气汤原方，意在通腑气，降湿浊。处方：生大黄9g，甘草6g，芒硝（分冲）9g。3剂，冲水当茶饮，并嘱其饮食清淡，勿食过饱。后患者反馈，1剂痛止，2剂溃疡面开始愈合，3剂后口腔溃疡竟全部收口，大便亦较前顺畅。后随访，患者诉口腔溃疡发作次数明显减少，偶有症状，即以上方泡服，遂愈。

3. 扁桃体炎案

张某，男，32 岁。咽喉部疼痛月余。患者平素嗜食辛辣烟酒，咽部疾患至月余未痊，屡用消炎药未愈。来诊时但见咽部充血，红肿疼痛，双侧扁桃体肿，吞咽不适，大便干结。舌红，苔薄黄，脉小数。证属脾胃郁热，上循咽喉。治宜清热和胃，通便利咽。处方：生大黄 9g（后下），芒硝 6g（分冲），生甘草 6g，玄参 12g，生地黄 15g，牛蒡子、杏仁、瓜蒌仁各 10g，芦根 30g。4 剂后遂愈。

4. 失眠案

李某，男，13 岁。失眠 10 天。患者 10 天前因过食禽肉后，腹痛，恶心，呕吐，手足心热，夜不安寐，口服甲氧氯普胺、维生素 B 后，呕吐止，仍心烦，入睡困难，腹胀满，口渴喜冷饮，大便坚涩，舌质淡红苔腻，脉滑。辨证属食滞胃脘，胃气不和。以调胃承气汤加味。方药：大黄 12g，芒硝 12g（分冲），甘草 6g，山楂 15g，莱菔子 10g，丹参 12g。3 剂后，夜寐安稳，余症即消。

5. 发热案

黄某，男，13 岁。高热 1 天。患儿于当天下午贪食柿子 5 个，夜间发热，腹痛，来医院急诊。经补液，加用头孢哌酮钠（先锋必素）等治疗，仍高热不退。诊见：发热（体温：40.5℃），大便 2 天未解，腹痛拒按，面垢，舌红苔黄，脉数。证属阳明食滞发热，治以消食导滞，方用调胃承气汤。处方：大黄 15g，芒硝 10g（分冲），甘草 4g。水煎，每剂分 2 次服，药后解臭大便 3 次，腹痛顿失，体温恢复正常，嘱服稀粥调养。

桃核承气汤 PPT

桃核承气汤视频

桃核承气汤

【原文】

太阳病不解，热结膀胱，其人如狂，血自下，下者愈。其外不解者，尚未可攻，当先解外。外解已，但少腹急结者，乃可攻之，宜桃核承气汤。（《伤寒论》第 106 条）

桃仁五十个（去皮尖，味甘平），桂枝二两（去皮，味辛热），大黄四两，芒硝二两，甘草二两（炙）。

上五味，以水七升，煮取二升半，去滓，内芒硝，更上火微沸。下火，先食温服五合，日三服，当微利。

【方歌】

五十桃仁四两黄，桂硝二两草同行，膀胱热结如狂证，外解方攻用此汤。

【辨证要点】

证：下焦蓄血轻证。

病机：瘀热互结下焦轻证。

证候：少腹急结，小便自利，神志如狂，甚则烦躁谵语，以及血瘀经闭，痛经，脉沉实而涩。

【现代应用】

1. 盆腔瘀血综合征、急性阑尾炎、老年性膀胱松弛症等证属瘀热互结者。

2. 高脂血症、情感性精神病等。

【经验采撷】

1. 常用加减

后世对本方的运用有所发展，不论何处的瘀血证，只要具备瘀热互结这一基本病机均可加减使用。对于妇人血瘀经闭、痛经、恶露不下等，常配合四物汤同用；如兼气滞者，酌加香附、乌药、枳实、青皮、木香等以理气止痛。对跌打损伤，瘀血停留，疼痛不已者，加赤芍、当归尾、红花、苏木、三七等以活血祛瘀止痛。对于火旺而血郁于上之吐血、衄血，可以本方釜底抽薪，引血下行，并可酌加生地黄、牡丹皮、栀子等以清热凉血。

2. 使用注意

表证未解者，当先解表，而后用本方。因本方为破血下瘀之剂，故孕妇禁用。

【典型病案】

1. 老年性膀胱松弛症案

郑某，女，63岁。排尿困难1周。患者因下腹部疼痛，排尿困难1周入院，诊为"老年性膀胱松弛症"，经用西药抗感染、新斯的明配合热敷治疗1周无效，每日均须导尿。中医会诊见：精神委顿，面色黧黑，口干苦，大便秘结，小便不通，下腹胀急，阵发掣痛，入夜为甚。舌质紫暗苔薄黄，脉紧。证属瘀热蓄结下焦，膀胱气化不利。治以泄热逐瘀。用桃核承气汤加减：桃仁10g，大黄10g，桂枝6g，川牛膝12g，当归尾10g，赤芍10g，丹参15g，五灵脂10g，车前子15g，生甘草6g。水煎服，日1剂。2剂后小便通畅，但入夜后仍有下腹掣痛，予上方去大黄加青皮、乌药，2剂，诸症消失。经调理后出院。

2. 急性阑尾炎案

谢某，男，28岁。右下腹疼痛3天。患者3天前因冒雨受凉感冒，未曾服药，次日又饮酒少许，夜间突然上腹部疼痛，恶心呕吐，当夜去某医院就诊，按急性胃肠炎常规处理，凌晨疼痛加剧，痛点转移到右下腹，同时伴有寒战高热。西医检查诊断为急性阑尾炎。刻下：右下腹压痛明显，腹皮灼热，腹肌紧张，小便黄赤短少，大便已3天未解。舌质红苔黄，脉滑数有力。此为邪入少腹，瘀热不行之候。治宜泄热祛瘀，散结消肿。拟桃核承气汤加减：大黄15g，芒硝12g（冲服），桃仁12g，甘草6g，红藤24g，赤芍18g，连翘18g，败酱草24g。服2剂后，泻下数次，泻出臭秽浊物，诸症悉平，脉亦缓和。前法既效，率由旧章，继以上方去芒硝，加紫花地丁30g。连进6剂告愈。

3. 高脂血症案

张某，男，48岁。头晕、头痛2个月。患高血压病10年，近2个月来头晕稍胀痛，右侧上肢麻木，言语不流利，胸膈满闷，时有心慌、耳鸣、夜寐多梦，大便干燥，舌质淡红，苔薄黄微腻，脉弦滑关盛。测血压 23.2/13.1kPa；ECG 示：ST-T 改变；血脂 TCH 12.9mmol/L，TG 1.9mmol/L。就诊前自服脂必妥治疗月余，除症状稍减轻外，查血脂无明显变化。治疗给桃核承气汤加味：大黄 10g（后下），桃仁 10g，芒硝 6g（分冲），桂枝 9g，甘草 6g，泽泻 15g，山楂 30g，桑寄生 20g，车前子 15g，天麻 12g，菊花 20g，钩藤 20g。水煎服，日 1 剂，2 次分服。连服 2 周，头晕、肢麻大减，其他症状消失。续服 2 周，症状消失。

4. 盆腔瘀血综合征案

宗某，女，68 岁。下腹部胀痛反复发作 3 年余，加重近 2 个月。患者 3 年前下腹部胀痛反复发作，近 2 个月来下腹部胀痛加重，伴急躁易怒，低位腰痛，牵及会阴部痛，昼轻夜重，大便秘结，小便黄赤。经妇科检查诊为盆腔瘀血综合征。舌暗紫苔黄腻，脉弦涩。证属气血瘀结于下焦，治以活血逐瘀、通络止痛。药用：桃核 10g，大黄 10g，桂枝 6g，炙甘草 6g，芒硝 3g（分冲），水蛭 6g，土鳖虫 6g，牛膝 6g，枳实 30g。水煎服。3 剂后诸痛大减，心情平静，泻下酱色大便，小便赤。去芒硝，又服药 9 剂后痊愈。

5. 情感性精神病案

张某，女，36 岁。狂躁反复发作 4 年，加重半个月。有情感性精神病史 4 年。半月前因情感刺激而发狂躁，表现为哭笑无常，语无伦次，打骂不避亲疏，烦躁易怒，表情淡漠，目光呆滞，面色晦暗，口唇青紫，经血带有瘀块，大便燥结，小便黄赤。舌有瘀斑，苔黄厚腻，脉涩有力。中医诊为狂证，系痰热互结于下焦，上扰心神。治宜破血逐瘀，清心开窍。拟方：桃仁 10g，大黄 30g，甘草 6g，土鳖虫 10g，水蛭 10g，胆南星 12g，石菖蒲 10g，枳实 30g，芒硝 3g（冲）水煎服。服 2 剂后，大便通，泻下酱色糟粕，神安，狂躁大减；去芒硝又服 3 剂，小便色红，灼热，病情缓解；再服 5 剂后病渐痊愈。

抵当汤 PPT

抵当汤

【原文】

太阳病六七日，表证仍在，脉微而沉，反不结胸，其人发狂者，以热在下焦，少腹当硬满，小便自利者，下血乃愈，所以然者，以太阳随经，瘀热在里故也。抵当汤主之。（《伤寒论》第 124 条）

太阳病，身黄脉沉结，少腹硬，小便不利者，为无血也；小便自利，其人如狂者，血证谛也，抵当汤主之。（《伤寒论》第 125 条）

阳明证，其人喜忘者，必有蓄血。所以然者，本有久瘀血，故令喜忘，屎虽硬，大便反易，其色必黑，宜抵当汤下之。（《伤寒论》第 237 条）

患者无表里证，发热七八日，虽脉浮数者，可下之。假令已下，脉数不解，

合热则消谷喜饥，至六七日，不大便者，有瘀血，宜抵当汤。(《伤寒论》第257条)

妇人经水不利下，抵当汤主之。亦治男子膀胱满急，有瘀血者。(《金匮要略·妇人杂病脉证并治第二十二》第14条)

水蛭三十个（熬，味咸，苦寒），虻虫三十个（熬，去翅足，味苦，微寒），桃仁二十个（去皮尖，味苦甘，平），大黄三两（酒浸，味苦寒）。

上四味为末，以水五升，煮取三升，去滓，温服一升，不下再服。

【方歌】

大黄三两抵当汤，里指任冲不指胱，虻蛭三十桃二十，攻其血下定其狂。

【辨证要点】

证：下焦蓄血重证。

病机：瘀热互结下焦重证。

证候：发狂，少腹硬满拒按，小便自利，喜忘，大便色黑易解，舌质紫绛，脉沉结。

【现代应用】

1. 以神志失常为特征的疾病，如精神分裂症、经闭发狂等。

2. 妇科疾病，如子宫肌瘤、闭经、急性盆腔炎、痛经等。

3. 其他疾病，如急慢性前列腺炎、前列腺增生、黄疸型肝炎、睾丸结核、急性尿潴留、慢性结肠炎等。

【经验采撷】

1. 常用加减：临床运用时水蛭可用5~10g，虻虫3~8g，桃仁10~15g，酒大黄9~12g。虻虫大多药房不备，可用土鳖虫代替。也可随症化裁。一般多酌加青皮、枳实、川楝子、木香、川芎等行气药；如大便干硬不下，加芒硝；疼痛剧烈，加元胡、白芍；热重者，加牡丹皮、栀子；湿热者，加黄柏、车前子、泽泻；气血亏虚者，酌加黄芪、党参、白术、当归、地黄等。

2. 至于瘀血从何窍排出，樊天徒说，听前辈说，抵当汤、丸服后下血，在妇女多从前阴出。但绝大多数则从大便出，不从小便出。又如用小量丸剂（每天服五、六分）连续服用，往往能使癥块由变软而逐渐消失，并不一定下血。(《伤寒论方解》)

抵当丸 word

3. 使用注意：本方为攻逐瘀血峻剂，对年高、体弱、孕妇或有内出血者慎用。

【典型病案】

1. 经闭如狂案

孙某，女，33岁。月经闭止3个月，伴狂躁。患者自述月经闭止3月余，近来时常出现狂躁不安，有时无故对丈夫及女儿打骂，砸坏家什，夜间不能安眠，难以正常上班工作。诊见其心烦躁扰，坐立不安，不时捶胸顿足，诉记忆力很差，口苦口干，小腹硬满，月经不行，小便自利，大便色深黑。舌质红苔黄，脉沉涩。大便隐血试验阴性。证属下焦蓄血证，治宜破血祛瘀，方用抵当汤治之。处方：水蛭 15g，虻虫 10g，桃仁 30g，熟大黄 12g。每日 1 剂，连续水煎 3 次，每次取汁 150mL，混匀后分 3 次服完，嘱饭前 1 小时服之。服 3 剂后经血下，有鸡卵大血块 5~6 个，烦躁不安，小腹硬满顿失，自觉精神好，食欲佳，睡眠足，一切如常。

2. 精神分裂症案

马某，男，34 岁。失眠烦躁多年。患者有精神分裂症多年，近因病情发作而前来诊治。刻诊：心胸烦热，失眠多梦，烦躁不安，大便干结 5、6 日 1 次，口唇暗紫，舌下静脉怒张明显，舌质较暗，苔薄黄略腻，脉沉略涩。辨为瘀热扰动心神证，方用抵当汤加味：桃仁 12g，大黄 9g，水蛭 10g，虻虫 10g，芒硝 3g，黄连 15g，朱砂 6g（分 3 次冲服），生甘草 10g。6 剂，1 日 1 剂，水煎 2 次合并分 3 服，并继续服用西药如安定等。二诊，心烦急躁明显好转，大便通畅，又以前方 6 剂，病情基本得以控制，之后，守前方治疗 40 余剂。为了巩固疗效，复将前方改汤剂为丸剂，每丸 6g，每天服 2 次，又治疗半年余。至今已 3 年，病证未再明显发作，若欲发作，即服用前方 6 剂以控制病情。

3. 闭经案

李某，女，23 岁。闭经 9 个月。患者 9 个月前月经不来，时觉腹部胀痛，食少身倦，时作寒热。脉左弦涩而劲，按腹有压痛。此属瘀血阻结胞宫，治当攻逐瘀血，方用抵当汤加减。处方：水蛭 9g，大黄 6g，桃仁 12g，丹参 15g，牡丹皮、赤芍、当归、三棱、莪术各 9g。连服 4 剂，月经来潮，诸症消失而愈。

4. 神经衰弱案

夏某，男，43 岁。健忘 5 年，加重 2 年。患者 5 年前出现健忘，近 2 年来加重，经 CT 及磁共振检查均未发现明显异常，血细胞分析检查也未发现异常。刻诊：健忘，轻微头痛，唇口干燥，咽干不欲饮水，饮水且不欲下咽，舌边颜色较暗，脉细略涩。辨证为瘀热阻结，脉络不通，清窍失荣。治当活血化瘀，通窍醒神。以抵当汤加味：大黄 6g，桃仁 9g，水蛭 9g，虻虫 9g，桂枝 10g，石菖蒲 12g，远志 12g，茯苓 18g，五味子 10g。6 剂，1 日 1 剂，水煎 2 次分 3 服。二诊，记忆力略有好转，头痛减轻，又以前方治疗 40 余剂，记忆力基本恢复。随访 1 年，一切尚好。

5. 子宫肌瘤案

王某，女，20 岁。B 超诊断，多发性子宫肌瘤。诊见患者面色晦暗，肌肤不泽，神情倦怠，每月经行无定期，量多如崩，经行期长，7~10 天净，经色紫暗夹有块状，小腹隆起，疼痛拒按，舌质紫暗，舌苔薄黄，脉沉迟。辨证属血瘀胞宫，治宜破血逐瘀，方用抵当汤加味。药用：水蛭、虻虫、桃仁、大黄、枳壳、柴胡、红花、三棱、莪术各 10g，牡丹皮、赤芍各用 6g，蒲公英、海藻、昆布、夏枯草各 15g，服用 1 周后适值经行，下紫暗血块较多，小腹部胀痛明显减轻，胃纳尚好，二便正常，继续服用上方 2 个月，B 超复查，子宫肌瘤明显缩小，大约如鸽蛋大小。嘱继续服用 1 个月，B 超复查，肌瘤消失，月经量明显减少，色暗红，腹部无疼痛。用桃红四物汤巩固疗效 1 个月。

6. 前列腺增生案

郭某，男，69 岁。小便点滴不畅 1 年，加重 2 天。患者小便点滴不畅 1 年余，2 天前出现排尿不爽，尿频，尿急，小腹及会阴部坠胀疼痛，逐渐加重。西医给予口服抗生素、前列康治疗，疗效不著。刻诊：小便点滴而下，小腹隆起，面色黧黑，舌体胖舌质紫暗，苔白厚而滑，脉弦滑。证属痰瘀互结，闭阻精窍。治宜活血化瘀，散结通窍。方药：水蛭 10g，虻虫 10g，炮山甲 3g（现已禁用），酒大黄 6g，桃仁 10g，红花 10g，川芎 10g，当归尾 12g，赤芍 15g，生地黄 15g，川牛膝 20g，白芥子 6g。服药 1 剂后，小便排出约 2500mL，小腹坠痛消失，顿觉体轻神爽，药已对症，守方守法，服药 1 个月余，症状消失，排尿自如。超声波检查：前列腺轻度增生。后改上方为丸药，再服 2 个月，以善其后。1 年后追访，病未复发。

麻子仁丸

（又名脾约丸）

麻子仁丸 PPT

麻子仁丸视频

【原文】

脉阳微而汗出少者，为自和（一作如）也；汗出多者，为太过；阳脉实，因发其汗，出多者，亦为太过。太过者，为阳绝于里，亡津液，大便因硬也。（《伤寒论》第 245 条）

脉浮而芤，浮为阳，芤为阴；浮芤相搏，胃气生热，其阳则绝。（《伤寒论》第 246 条）

趺阳脉浮而涩，浮则胃气强，涩则小便数；浮涩相搏，大便则硬，其脾为约，麻子仁丸主之。（《伤寒论》第 247 条）

麻子仁二升，芍药半斤，枳实半斤（炙），大黄一斤（去皮），厚朴一尺（炙，去皮），杏仁一升（去皮尖，熬，别作脂）。

上六味，蜜和丸如梧桐子大。饮服十丸，日三服，渐加，以知为度。

【方歌】

一升杏仁二升麻，枳芍半斤效可夸，黄斤朴尺丸饮下，缓通脾胃是专家。

【辨证要点】

证：脾约证。

病机：肠燥津液亏损不足。

证候：大便干结，小便频数，食欲旺盛，趺阳脉浮涩。

【现代应用】

1. 产后便秘、老年性便秘及其他疾病引起的习惯性便秘等。

2. 消化系统梗阻性疾病，如蛔虫性肠梗阻、不完全性肠梗阻、手术后肠麻痹等。

【经验采撷】

1. 常用加减：临床为加强通便效果，常可加郁李仁、决明子。治疗大病之后或温病后期津亏肠燥便秘者，可加肉苁蓉、麦冬、玄参、当归；治疗亡血伤津引发肠燥便秘者，可用麻子仁丸重加当归、肉苁蓉；痔疮便秘者，可加桃仁、当归，伴出血者可酌加槐花、地榆。

2. 趺阳脉在足背两筋之中，动脉应手处，以候脾胃之气，对危重患者诊察胃气强弱有参考价值。胃热气盛当浮而有力，而胃阳不足当浮而无力。

3. 使用注意：本方虽为润肠缓下之剂，但含有攻下破滞之品，故年老体虚、津亏血少者不宜常服，孕妇慎用。

【典型病案】

1. 产后便秘案

刘某，女，29岁。产后小便失禁两月。患者自述产后出现小便频数且站立行走时即有小便流出，无其他明显不适。泌尿外科诊断为压力性尿失禁。患者体质中等，面色略显苍白虚肿，自汗，舌质偏红，苔微黄，脉细弱。又诉大便二三日一行，质地干硬。思此证尿失禁、频数、大便秘结、自汗，与脾约证相似，尿失禁乃系小便频数之甚者，乃投麻子仁丸加味：麻子仁15g，杏仁12g，大黄8g，枳实10g，芍药12g，厚朴12g，金樱子12g。4剂。二诊：谓服药后大便通畅，小便即恢复正常。停药后大便又干结难下，小便也不能自控。药证相符，嘱常服麻子仁丸，保持大便通畅，携药回家。后托人来告，病愈两月，未再复发。

2. 习惯性便秘案

毛某，女，37岁。大便秘结3月余，常1周一解，便时艰涩，形如羊屎，量少，排不尽感，常伴有左下腹痛，小便短赤，口干口苦多饮，纳可，平素易急躁，寐差。舌红苔黄，脉弦数。做72小时胃肠通过时间试验和肛门直肠测压，提示为慢传输型便秘。中医诊断为热秘。治以泻热导滞，润肠通便。药用：麻子仁15g，大黄5g（后下），厚朴10g，枳实15g，郁李仁15g，芍药9g，生地黄15g，玄参15g。上方7剂，水煎服，每日1剂。

3. 蛔虫性肠梗阻案

陆某，男，6岁。阵发性腹痛3天，伴呕吐、腹胀、大便不通2天。诊为蛔虫性肠梗阻。给予输液、灌肠等处理后，排虫2条，未排便，腹痛、腹胀等症未减。第2天晨开始服加味麻子仁汤：麻子仁9g，杏仁9g，陈皮4.5g，白芍6g，厚朴4.5g，枳壳6g，大黄9g，乌梅9g，槟榔9g。服后2小时，腹痛明显减轻，下午6时排出虫团3个，约100条，临床症状和体征随之消失，住院2天，治愈出院。

4. 妊娠便秘案

刘某，女，28岁。孕后便秘1月。患者20余天来气短恶心，口干不欲饮水，乏力，腹胀满，大便干，三四天一次，小便数，苔薄白少津，脉数，已孕3个月。证属胃强脾弱，脾不能为胃行其津液故也。治宜润肠通便，调和脾胃。处方：麻子仁24g，杏仁、白芍，白术各9g，茯苓15g，砂仁6g，枳实、厚朴各4.5g，大黄（炒）、甘草各3g。水煎服，日1剂。服药1剂大便即行，2剂大便不干，小便正常。继服蜂蜜少量以养阴生津润燥而善后。

5. 慢性胃炎案

吴某，男，69岁。胃痛20余年，加重1月。疼痛阵发加重，午后入晚为著。痛则脘部有块，嗳气，不欲食，脘中灼热，口干，小便稍频，大便干燥。曾服中西药治疗效果不佳。诊见患者精神不振，面色萎黄，气短懒言，脉弱，舌质红少津，苔薄黄。此乃脾津不足，肠有燥热久积所致。遂予麻子仁丸方改汤剂：麻子仁10g，白芍9g，枳实9g，生大黄10g（后下），厚朴9g，杏仁9g。每日1剂水煎服，2剂后大便变软通畅，小便次数减少，胃脘痛好转，饮食稍增。嗣后改用麻子仁丸，每日2次，每次1丸。1周后诸症消失而愈。

下瘀血汤

下瘀血汤PPT

【原文】

师曰：产妇腹痛，法当以枳实芍药散，假令不愈者，此为腹中有干血着脐下，宜下瘀血汤主之；亦主经水不利。（《金匮要略·妇人产后病脉证治第二十一》第6条）

大黄二两，桃仁二十枚，䗪虫二十枚（熬，去足）。

上三味，末之，炼蜜和为四丸，以酒一升，煎一丸，取八合，顿服之，新血下如豚肝。

【方歌】

脐中着痛瘀为殃，廿枚桃仁二两黄，更有䗪虫二十枚，酒煎大下亦何妨。

【辨证要点】

证：产妇腹痛。

病机：瘀血阻滞证。

证候：腹痛，拒按，经水不利，腹中癥块，舌质紫暗，有瘀斑，脉沉涩。

【现代应用】

1. 人流后宫内残留、子宫肌瘤病、月经后期等。

2. 肝硬化、感染性精神病、脑震荡后遗症等。

【经验采撷】

1. 常用加减：临床如见夹热，加山栀、牡丹皮；兼气虚，加党参、黄芪；兼血虚，加当归、阿胶；兼气滞，加枳实、青皮、香附；兼腰酸，加川断、桑寄生；兼腹痛且有包块，加乳香、没药等。

2. 大黄、桃仁、蟅虫下血之力颇猛，用蜜丸者，缓其性不使骤发，恐伤上二焦也。酒煎顿服者，补下治下制以急，且驱邪务尽。

3. 使用注意：本方破血下瘀之力猛烈，须慎用；且应中病立止，不可攻伐太过。孕妇禁用。

【典型病案】

1. 人流后宫内残留案

田某，女，29岁。反复阴道出血一个月。患者在某院行人流术后阴道出血时有时无，一月方净。一周前始感小腹刺痛不适，现月经过期未至，感口干舌燥，时有烦热，腰酸胀不适，大便干结，舌质暗，有瘀点，苔薄黄，脉细涩。遂来院查尿妊娠试验阴性，经阴道妇科彩超提示：宫腔内稍高回声团（35mm×16mm），周边未见血流信号；余未见异常。建议行宫腔镜检查。患者要求口服中药。治以攻坚破积，活血逐瘀。拟方：大黄10g，桃仁15g，水蛭3g，土鳖虫9g，牛膝30g，三棱10g，莪术10g，枳壳15g，黄芪30g，大枣15g。7剂，水煎，早晚温服。二诊：诉服药5剂后阴道流血似月经量，夹褐色小血块，腹痛逐渐缓解。现阴道出血干净后2天，未诉特殊不适，大便干结明显改善。拟方再次大黄6g，桃仁12g，土鳖虫9g，牛膝30g，三棱10g，莪术10g，枳壳15g，黄芪30g，大枣15g，当归20g。继服7剂后复查彩超，示宫腔内未见异常。之后随访1个月，月经按期来潮。

2. 早期肝硬化案

陆某，男，37岁。右胁肋疼痛半年。患者3年前患黄疸型肝炎，查ALT 70~90U，现均正常。但近年来右胁肝区刺痛加甚，疲乏，纳少，口苦口干，小便黄赤。西医检查为早期肝硬化。舌右侧见有蓝色瘀斑，脉细。证属血瘀成痞，治宜化瘀软坚、益气镇痛。用下瘀血汤加减。处方：黄芪、党参各15g，五灵脂、丹参、鳖甲、海藻各9g，制大黄、桃仁、土鳖虫、川芎各6g，九香虫3g。7剂，每日1剂，水煎服。二诊：药后能寐，但仍口苦，去制大黄，加石斛15g。续方7剂，药后症状显著改善。

3. 脑震荡后遗症案

金某，男，45岁。眩晕2年。患者2年前从楼梯坠下，留下脑震荡后遗症，眩晕时作时止，发作时头晕眼花，泛泛欲呕，伴心悸，健忘，痰多白沫。舌左侧见瘀斑苔白腻，脉沉迟。方用下瘀血汤合苓桂术甘汤加味。处方：茯苓12g，土鳖虫、桃仁、桂枝、白术各9g，大黄、甘草、川芎各6g。5剂，每日1剂，水煎服。二诊：药进5剂，眩晕、心悸好转，续方5剂。后病愈。

4. 月经后期案

何某，女，26岁。月经周期延后1年。患者近1年来，月经常愆期，经来量少，腹痛拒按，色紫黑成块，有血块排出后，痛即缓解。舌边瘀紫苔薄白，脉沉涩。证属癥瘕积聚，瘀血阻滞。用下瘀血汤加减。处方：赤芍24g，香附、桂枝各9g，桃仁、大黄、甘草各6g，土鳖虫3g。于经前1周服。7剂，每日1剂，水煎服。服上药后，经来正常。

5. 感染性精神病案

邓某，女，32岁。高热神昏乱语3日。患者因产后3天恶露未行，高热神昏谵语，住院治疗，诊断为"感染性精神病"。经多方治疗，虽然体温有所下降，但仍神志不清，胡言乱语。视其面红目赤，口唇干燥，似睡非睡，呼之不应，大便1周未行，按其少腹坚满，蹙眉皱额，疼痛拒按。舌质紫暗舌苔黄，脉涩有力。诊为败血停蓄，瘀浊攻心。予活血逐瘀，佐以醒神开窍。拟下瘀血汤加味：生大黄15g，桃仁12g，土鳖虫10g，红花10g，川黄连5g，酸枣仁15g，石菖蒲6g，生甘草3g。1剂，鼻饲，药后下黑便2次，神志渐清。原方生川军改酒制川军10g，加生地黄15g，当归12g，水酒为引，再服3剂，神志已清。后改服桃红四物汤3剂，并以天王补心丸等以善其后，调治半月而愈。

6. 子宫肌瘤案

刘某，女，32岁。阴道不规则出血2年。患者自诉阴道不规则出血伴月经量少、色暗、少腹疼痛。曾服中西药收效甚微。刻诊：本次月经已尽，提前5天，量少色暗有块，少腹痛拒按，白带多，形寒，舌淡紫，脉沉迟细涩。妇检：子宫增大，子宫前侧可触及4cm×5cm左右包块1个，推之不移，与子宫粘连。B超示：子宫肌瘤。证系寒阻胞宫，气滞血瘀。治宜活血化瘀，佐以温经散寒。拟下瘀血汤加味：桃仁、大黄、䗪虫各10g，牡丹皮、赤芍、川牛膝、川芎各15g，当归、生地黄、枳壳各18g，吴茱萸、桂枝各12g，甲珠（现已禁用）8g，甘草6g。连服10周，阴道内排出数个如胡豆大的肉块，此后行经时间、量、色正常，小腹无痛。B超复查：子宫肌瘤消失。妇检：子宫大小正常，未发现包块。

第十三章　栀子豉汤类方

栀子豉汤

栀子豉汤 PPT

栀子豉汤视频

枳实栀子豉汤 word

【原文】

发汗后，水药不得入口为逆，若更发汗，必吐下不止。发汗吐下后，虚烦不得眠，若剧者，必反覆颠倒，心中懊恼，栀子豉汤主之；若少气者，栀子甘草豉汤主之；若呕者，栀子生姜豉汤主之。（《伤寒论》第76条）

栀子豉汤方

栀子十四个（擘），香豉四合（绵裹）。

上二味，以水四升，先煮栀子，得二升半，内豉，煮取一升半，去滓，分为二服，温进一服，得吐者，止后服。

栀子甘草豉汤方

栀子十四个（擘），甘草二两（炙），香豉四合（绵裹）。

上三味，以水四升，先煮栀子、甘草，取二升半，内豉，煮取一升半，去滓，分二服，温进一服，得吐者，止后服。

栀子生姜豉汤方

栀子十四个（擘），生姜五两，香豉四合（绵裹）。

上三味，以水四升，先煮栀子、生姜取二升半，内豉，煮取一升半，去滓，分二服，温进一服，得吐者，止后服。

【方歌】

山栀香豉治何为，烦恼难眠胸窒宜。十四枚栀四合豉，先栀后豉法煎奇。

【辨证要点】

证：热郁胸膈。

病机：汗吐下后，余热留扰胸膈。

证候：心烦不得眠，心中懊憹，反复颠倒，或胸中窒，或心中结痛。

【现代应用】

1. 应用于内科之自主神经功能紊乱、神经官能症、胃炎、肝炎、胆囊炎、肠伤寒、副伤寒、病毒性心肌炎等；外科之痤疮；妇科之经前鼻衄、妊娠恶阻；儿科之夜啼等。

2. 另外，还有抑菌、镇静、降压、利胆、利尿、止血、助消化等作用。

【经验采撷】

1. 临证鉴别

栀子豉汤证，名以虚烦，是言热邪未与有形的病理产物相结，此处应与水热互结的大结胸证、燥热结滞肠道的大承气汤证、湿热郁结的阳明发黄证之实烦区别开来。

2. 变证

证属热郁胸膈，治当用栀子豉汤清宣郁热；若由于误治损伤正气及火热伤气所致，症见心烦而兼少气者，治当用栀子甘草豉汤清宣郁热，兼以益气；若由于胸膈郁热下扰胃脘，导致胃失和降，治当用栀子生姜豉汤清宣郁热，兼以降逆和胃止呕。

3. 使用注意

虚寒便溏者当慎用栀子豉汤，否则，服后必致中阳更衰，泻利更甚。

【典型病案】

1. 心悸案

王某，男，56岁。阵发性心动过速5年，近日加重。胸憋心慌，食后嗳气不舒，腹胀便干，舌暗红苔白厚腻，脉象弦滑。诊为心悸，证属心胃不和。治拟通心和胃。处方：炒栀子、沙参各9g，淡豆豉、炙甘草各7g，厚朴3g。3剂，每天1剂，水煎服。二诊：服药后自觉心慌次数发作较前减少，持续时间较短，程度较前减轻，胸憋、食后嗳气、腹胀症状均减，大便调和。上方减炒栀子为7g，淡豆豉5g。5剂。三诊：药后胸憋，腹胀，嗳气症除，心慌无再发作，继服上方5剂，以巩固疗效。并嘱患者注意休息，保持情绪稳定。

2. 黄疸案

李某，男，27岁。右肋下胀痛5天。诊见：颜面泛黄，白睛黄染，右肋下胀痛，恶心厌食，大便灰白，小便色黄。舌暗红苔黄腻，脉缓。黄疸指数25mg/dL。直接胆红素（++），间接胆红素（+++），麝香草酚浊度试验500mg/mL。诊为黄疸，证属中焦湿热。治拟清热，利湿，退黄。处方：淡豆豉10g，栀子7g，茵陈20g，大黄3g，白茅根30g。3剂，每天1剂，水煎服。二诊：药后右肋下疼痛减轻，纳谷量增，大便色较深，小便色转淡。继服上方4剂。三诊：自述服药后，右肋下偶有微痛，纳食适量，二便色接近于正常，汗多。观其精神佳，面色，目珠黄染明显退祛，上方加滑石 12g，淡竹叶 4g，秦艽 9g，再服 4 剂。四诊：自述右肋下微有不适，饮食可，二便正常，汗出减少，颜面、目珠黄已基本退净。再服上方 4 剂以善其后。

3. 失眠案

刘某，女，53 岁。失眠 7 年余，反复发作。昨天整夜未睡。诊见：彻夜不眠，心烦纳呆，手足心热，舌暗淡苔白黄腻，脉缓。诊为失眠，证属湿热中阻。治以清热祛湿，畅通气机。处方：淡豆豉、半夏、紫苏叶各 7g，炒栀子 4g，生薏苡仁 15g，黄连 3g。4 剂，每天 1 剂，水煎服。二诊：药后已能安然入睡，但睡眠较轻，伴随症状均减轻。继上方服 4 剂，以巩固疗效。

栀子干姜汤

栀子干姜汤 PPT

【原文】

伤寒，医以丸药大下之，身热不去，微烦者，栀子干姜汤主之。（《伤寒论》第 80 条）

栀子十四个（擘），干姜二两。

上二味，以水三升半，煮取一升半，去滓，分二服，温进一服，得吐者，止后服。

【方歌】

十四栀子二两姜，以丸误下救偏方，微烦身热君需记，辛苦相须尽所长。

【辨证要点】

证：热郁胸膈兼中寒下利。

病机：中阳受损，虚寒内生，表邪内陷化热，郁于胸膈。

证候：身热不去，微有心烦，或有腹满时痛，食少下利。

【现代应用】

现代临床主要将其应用于消化系统疾病，如胃肠炎、细菌性痢疾、肝炎、胆囊炎、口腔溃疡属上热中寒者。

【经验采撷】

如遇上焦热郁，中下焦又有虚寒病变的，可仿栀子干姜法，用栀子清上热以除烦，用干姜温中阳以除寒，寒温并用，可保两全。

【典型病案】

1. 胃肠炎案

李某，男，42 岁。5 月 13 日就诊。胃痛伴呕吐、腹泻 10 日。10 日前因食不洁海鲜，发生严重恶心、呕吐、腹痛、泄泻。经西医输液，用小檗碱、诺氟沙星等治疗 5 日后，症状明显好转，但大便仍溏泄，且感胃中寒冷隐痛不止。近 5 日来常感心中烦热不安，胃中寒冷隐痛大便溏泄，日 3~4 次。舌质淡红，苔白微腻，脉弦细。证属上热中寒。治宜清上温中。方用栀子干姜汤：生栀子 15g，干姜 10g。日 1 剂。上方连服 3 日，患者即感心中烦热去，胃中冷痛止，大便也成形。

2. 噎塞案（食管憩室）

卢某，女，55 岁。胸憋、嗳逆，伴吞咽噎塞 3 月余。胸憋，嗳逆，吞咽噎塞由偶作至频发，由轻微至明显，已 3 月余。做 X 光造影，显示食管憩室 2 处，钡剂充盈 1cm 左右。患者感胸部发热，口苦口干，胃纳可，吞咽时胸部有压迫、窒塞感，甚则汗出心烦。心下沉重，烧灼，时恶心，腹软无压痛。大便溏而不畅，一两日一行，食水果、油腻即肠鸣泄泻。神疲乏力，上午尤甚。舌尖红，苔薄白，脉沉滑。予栀子干姜汤。处方：栀子 10g，干姜 10g，炙甘草 10g。5 剂。二诊：噎塞明显减轻，仍口苦便溏，舌脉如前，守方续服。三诊：上方已服 30 剂，噎塞偶见，大便成形，时恶心，原方加半夏 15g。之后，烦热加淡豆豉，恶心加半夏，神疲加党参。噎膈、灼心、便溏遂依次消失。治疗 3 月余，共服 60 剂，复做 X 光线检查，病灶处微有钡影，憩室几至不见。

3. 肠炎案

黄某，男，成人。泄泻 10 余日。夏病泄泻 10 余日，吃氯霉素后，利止而腹胀，食则更甚，且时作呕，口苦舌绛，苔微黄，不渴，胸腹痞胀，发热烦躁，大便正常，小便清利。处方：栀子 9g，干姜 9g。服 3 剂后诸症明显改善，继服 6 剂而愈。

栀子厚朴汤

栀子厚朴汤 PPT

【原文】

伤寒下后，心烦，腹满，卧起不安者，栀子厚朴汤主之。(《伤寒论》第 79 条)

栀子十四个（擘），厚朴四两（炙，去皮），枳实四枚（水浸，炙令黄）。

上三味，以水三升半，煮取一升半，去滓。分二服，温进一服，得吐者，止后服。

【方歌】

朴须四两枳四枚，十四栀子亦妙哉，下后心烦还腹满，止烦泄满效兼该。

【辨证要点】

证：热郁胸腹证。

病机：邪气内陷化热，郁于胸膈，滞于脘腹。

证候：心烦，脘腹胀满，或胸闷，卧起不安，或食欲不振，或呕吐，舌红，苔黄，脉数。

【现代应用】

焦虑症、抑郁症、神经症、睡眠障碍、精神分裂症、阿尔茨海默病、围绝经期综合征、急性食道黏膜损伤、食道炎、急慢性胃炎、慢性支气管炎、支气管哮喘、胆囊炎、胆道感染等。

【经验采撷】

1. 常用加减

胸闷烦躁、多汗者，加连翘30g。胸闷气喘、腹胀腹痛者，合半夏厚朴汤。上腹满痛、呕吐者，合大柴胡汤。睡眠障碍、眩晕、心悸、易惊恐者，合温胆汤。黄疸者，合茵陈蒿汤。

2. 使用注意

本方久服，可能致眼圈发黑或面色发青，停服后可以消退。有报道称栀子内服出现荨麻疹或粟粒样丘疹的过敏反应。

【典型病案】

1. 神经官能症案

曹某，女，72岁。心烦持续2年，近有逐渐加重之势。西医诊断为神经官能症，给服镇静安神药，未见好转，转请中医治疗。刻下心烦，苦不堪言，家人体恤其情，谨慎扶持，亦不能称其心，反遭叱呵。烦躁不宁，焦虑不安，烦急时欲用棍棒捶打胸腹方略觉舒畅。脐部筑动上冲于心，筑则心烦愈重，并有脘腹胀满如物阻塞之感，伴失眠，惊惕不安，呕恶纳呆，大便不调，溺黄。舌尖红，苔腻，脉弦滑。辨证：火郁胸膈，下迫胃肠。立法：宣郁清热，下气除满。处方：栀子14g，枳实10g，厚朴15g。7剂药后，心烦减半，心胸霍然畅通，性情渐趋平稳安静，夜能寐，食渐增。获此殊效，病家称奇，又自进7剂。复诊时仍有睡眠多梦、口舌干燥、口苦太息、小便黄赤等热未全解之症。转方用柴芩温胆汤合栀子厚朴汤，清化痰热，治疗月余而病除。

2. 精神分裂症案

萧某，男，17岁。患者于1983年因受刺激致精神失常，狂言奔走。1986年病情加重，某精神病院诊为精神分裂症，经用镇静剂等治疗可暂时缓解，近1月又因情志不遂而复发。现脘腹痞满，卧起不安，甚则彻夜不眠，稍不遂愿即怒不可遏，詈骂不休，心烦口渴溲黄便干，舌质红苔黄，脉滑数。辨为热郁胸膈，痰蒙心窍，腑气不通，神明逆乱。治以清热除烦，镇心涤痰。方药：栀子20g，枳实12g，厚朴15g，生铁落30g（先煎）。日1剂，水煎，早晚顿服。3剂后便泻如风泡，日3~5次，臭秽异常，狂躁遂减，诊其舌质红，苔薄黄，脉弦数。效不更方，仍宗上方加麦冬15g养心安神，继进7剂。药后精神状态明显好转，安然入睡，仍心烦、寐差、腹满脉舌同前，以上方稍事出入，继进20剂，诸症若失，病告痊愈。10年后信访未复发，现在某院校读书，成绩优良。

3. 传染性肝炎案

李某，男，27岁。近1月来院腹胀满，右胁下隐痛，心烦失眠，卧起不安，经常自服安眠药才能入睡。一星期前恶心呕吐，口苦口渴，厌油腻，小便短黄，大便秘结。昨在某医院肝功能检查异常，诊为急性黄疸肝炎。查眼白睛及全身皮肤轻度黄染，舌质红，苔黄腻，脉滑数。诊为黄疸（阳黄）。湿热熏蒸，热重于湿。治宜清热利湿除烦，行气宽中消满。方药：生山栀15g，枳实10g，厚朴10g，茵陈蒿30g。水煎，日服1剂。服药7剂后，口苦及腹满减轻，纳可，心情舒畅，安卧如常。继以原方及甘露消毒丹加减交替服用2月余而愈。1年后随访，曾在某医院多次复查肝功能正常，至今体健。

栀子大黄汤

栀子大黄汤 PPT

【原文】

寸口脉浮而缓，浮则为风，缓则为痹。痹非中风，四肢苦烦，脾色必黄，瘀热以行。（《金匮要略·黄疸病脉证并治第十五》）

心中懊恼而热，不能食，时欲吐，名曰酒疸。（《金匮要略·黄疸病脉证并治第十五》）

夫病酒黄疸，必小便不利，其候心中热，足下热，是其证也。（《金匮要略·黄疸病脉证并治第十五》）

酒疸，心中热，欲吐者，吐之愈。（《金匮要略·黄疸病脉证并治第十五》）

酒疸，心中懊恼，或热痛，栀子大黄汤主之。（《金匮要略·黄疸病脉证并治第十五》）

栀子十四枚，大黄一两，枳实五枚，豉一升。

上四味，以水六升，煮取二升，分温三服。

【方歌】

酒疸懊恼郁热蒸，大黄一两豉一升，栀子十四枳枚五，上下分消要顺承。

【辨证要点】

证：酒黄疸。

病机：湿热内蕴，熏蒸于心。

证候：心中懊恼，发热，不能食，时欲吐，心中热，足下热，身黄，小便不利，苔黄或兼腻，脉数。

【现代应用】

1. 治疗酒精引起的慢性中毒、酒精性肝炎等。

2. 用于黄疸型肝炎、急慢性肝炎、急性胰腺炎、心系病证具有确切疗效。

3. 用于治疗老年性便秘及其他疾病引起的便秘等。

【经验采撷】

1. 常用加减：清热利湿退黄，可与茵陈蒿汤合用；若湿热盛者，可与葛根芩连汤合方应用；若夹阴虚水气者，可与猪苓汤合方应用等。

2. 其脉浮者先吐之，沉弦者先下之。其脉浮，病有上越之机，应先吐；其脉沉弦，沉弦为里实，应下之。

3. 使用注意：本方为清热剂，以清解里热为主要作用。药性寒凉，多服、久服会损伤阳气，故对于阳气不足，或脾胃虚弱者须慎用。如遇真寒假热的证候，当忌用。孕妇忌用。

【典型病案】

1. 黄疸型肝炎案

李某，男，46岁。因间断乏力、纳差11年，加重伴腹胀、尿黄5天入院。神清，精神差，面色、皮肤、巩膜重度黄染，肝掌阳性、前胸可见蜘蛛痣3枚，心肺无异常，腹软，无压痛、反跳痛，肝、脾脏肋下未触及，双下肢轻度凹陷性水肿。舌质红，苔白厚腻，脉弦数。肝功能：谷丙转氨酶（ALT）：215U/L，谷草转氨酶（AST）：211U/L，γ-谷氨酰转肽酶（γ-GT）：112U/L，总胆红素（T-BIL）：304μmol/L，直接胆红素（D-BIL）：202μmol/L，HBV-M（乙肝病毒标志物）：HBsAg（+），HBeAg（+），HBcAb（+）。中医诊断：黄疸（湿热蕴结）；西医诊断：慢性乙型病毒性肝炎重度。治则：清热解毒，利湿退黄。处方：茵陈蒿汤合栀子大黄汤加减：茵陈60g，栀子、枳实、大青叶、丹参各15g，大黄、延胡索、柴胡、川厚朴各10g，金钱草、白茅根、猪苓各30g，赤芍20g，泽泻12g，黄连6g。共14剂，水煎服，1剂/日。二诊：患者诉目黄、尿黄、腹胀、乏力、纳差明显减轻，舌淡红，苔白腻，脉沉细。效不更方，14剂，水煎服，1剂/日。三诊：患者体力渐复，食欲明显好转，黄疸渐退，舌质淡苔白，脉沉。复查肝功能：ALT：70U/L，AST：68U/L，γ-GT：79U/L，T-BIL：72μmol/L，D-BIL：40μmol/L。患者肝功能恢复良好，调整处方：党参、黄芪、当归、茯苓、金钱草各15g，茵陈30g，栀子、柴胡、川厚朴各10g，白术、泽兰、丹参、白茅根各20g，郁金12g。20剂，水煎服，1剂/日。后复查肝功能恢复正常，症状缓解。

2. 老年便秘案

陈慎吾老母，90岁，年迈气虚，外感发热，发汗后热更甚。他医视其年迈气虚，以小建中汤甘温除热，发汗后热更甚，脉弦细数，舌苔白而干。综合分析：以小建中汤甘温除热，热益盛，阳明里热，误用温补，必增里热益甚，发汗后热更甚，外邪传半表半里，里而转少阳、阳明，为少阳阳明合病，为小柴胡加石膏方证。予小柴胡加石膏汤1剂，热退。第3天因过食厚味而复高热，心烦，口渴，腹胀，大便干，舌苔白而干，脉细数。过食厚味而复高热、便干，阳明里实热结。综合分析：此证为阳明余热与新邪相加，属栀子大黄汤证。处方：淡豆豉18g，大黄6g，枳实10g，栀子10g。上药服1剂而愈，嘱慎饮食，未再复发。

3. 胸痹案

邓某，女，79岁。胸闷、憋气反复发作12年，加重2天。背部疼痛，咽干、口苦、头晕，夜间不能平卧，时有憋醒，偶有咳嗽，咳少量白黏痰，时有腹胀，纳可，眠差，小便黄赤，夜尿频，大便干，日行1~2次，舌暗红有瘀斑，苔黄腻，脉细数。证属热结血瘀，治以清热活血化瘀、活血化瘀。处方：栀子10g，淡豆豉10g，枳壳10g，酒大黄4g，桔梗10g，红花15g，瓜蒌30g，茜草15g，厚朴10g，薤白15g。水煎服，日1剂，分2次早晚服用。服药后，患者胸闷、憋气症状缓解，但仍时有咳嗽，且咳嗽时易发头晕，后背无疼痛，无口苦、咽干，尿频，大便调。继服原方6剂后，患者已无胸闷、憋气，无夜间憋醒，白天汗多，后背疼痛已愈，偶有咳嗽，无痰，偶有头晕，夜尿2~3次，大便日2次，成形。效不改方，继续服用原方5剂后，患者诸症消失。随访3个月，患者胸闷、憋气未见复发。

栀子柏皮汤

栀子柏皮汤 PPT

【原文】

伤寒身黄发热，栀子柏皮汤主之。（《伤寒论》第261条）

肥栀子十五个（擘），甘草一两（炙），黄柏二两。

上三味，以水四升，煮取一升半，去滓。分温再服。

【方歌】

里郁业经向外驱，身黄发热四言规。身黄发热无他证，草一二黄十五栀。

【辨证要点】

证：湿热发黄证。

病机：湿热郁蒸三焦发黄。

证候：心中懊恼，发热，不能食，时欲吐，心中热，足下热，身黄，小便不利，苔黄或兼腻，脉数。

【现代应用】

1. 本方以全身发黄，发热不退，口渴，里无结滞为辨证要点。

2. 现代常用于治疗急性黄疸型肝炎、胆囊炎、重症肝炎、胰腺炎等。

【经验采撷】

1. 常用加减

本方合茵陈蒿汤加黄芩、黄连可用于重症肝炎、新生儿溶血性黄疸。本方加茵陈、茜草、郁金等可治钩端螺旋体病发黄。

2. 使用注意

黄疸初起兼表者，阳黄湿重热轻者不适合用。

【典型病案】

1. 靶向药物应用后的皮疹案

周某，男性，72岁。2015年10月确诊肺腺癌，胸膜转移。2015年11月开始化疗4个周期。2016年4月复查提示病情进展，改为口服易瑞沙治疗，出现背部、头部红色皮疹，高出皮肤，有黄头，瘙痒，纳眠差，二便可。舌质暗红，苔薄黄腻，脉滑。处方：栀子60g，黄柏30g，甘草15g。

2. 化疗后的胆红素升高案

钟某，男性，29岁。2014年5月23日行DIXON术，病理：直肠盘状隆起型高-中分化腺癌，淋巴结未见转移癌。TNM分期：pT3N0。经过化疗后，病情平稳，但胆红素指标均偏高，无明显黄疸，便溏，纳眠可，舌质暗红，苔薄黄腻，脉弦滑。处方：栀子15g，黄柏10g，甘草6g。

3. 灌肠治疗放射性肠炎案

刘某，女性，57岁。2016年10月确诊宫颈鳞癌，并行放化疗治疗。2017年2月出现肛门疼痛下坠，便溏，排便次数增加，7~8次/日，舌质红，根部舌苔黄腻，脉滑。处方：栀子60g，黄柏30g，甘草15g。使用方法：水煎，灌肠。

茵陈蒿汤PPT

茵陈蒿汤视频

茵陈蒿汤

【原文】

阳明病，发热汗出者，此为热越，不能发黄也。但头汗出，身无汗，剂颈而还，小便不利，渴引水浆者，此为瘀热在里，身必发黄，茵陈蒿汤主之。(《伤寒论》第236条)

伤寒七八日，身黄如橘子色，小便不利，腹微满者，茵陈蒿汤主之。(《伤寒论》第260条)

茵陈蒿六两，栀子十四枚（擘），大黄二两（去皮）。

上三味，以水一斗二升，先煮茵陈减六升，纳二味，煮取三升，去滓，分三服。小便当利，尿如皂荚汁状，色正赤，一宿腹减，黄从小便去也。

【方歌】

二两大黄十四栀，茵陈六两早煎宜。身黄尿短腹微满，解自前阴法最奇。

【辨证要点】

证：湿热黄疸。

病机：湿热郁蒸于里而致发黄。

证候：一身面目俱黄，黄色鲜明，发热，无汗或但头汗出，口渴欲饮，恶心呕吐，腹微满，小便短赤，大便不爽或秘结，舌红苔黄腻，脉沉数或滑数有力。

【现代应用】

急性病毒性肝炎、黄疸型肝炎、重症肝炎、新生儿溶血、新生儿高胆红素血症、钩端螺旋体病、肝损伤性黄疸、过敏性皮炎、银屑病、荨麻疹、蚕豆黄、急性化脓性胆囊炎、小儿胆汁黏稠症、胆石症、血液透析伴皮肤瘙痒症等。

【经验采撷】

1. 常用加减

黄疸、身热、皮肤痒者，合栀子柏皮汤；胆道感染、腹痛腹胀者，合大柴胡汤；胆囊炎或寒热往来、胸胁苦满、默默不欲饮食、心烦喜呕者，合小柴胡汤。

2. 使用注意

面色萎黄、神疲乏力、贫血、食欲不振、易腹泻、脉缓及心肾功能不全者，慎用。黄疸，色如烟熏者，慎用。

【典型病案】

1. 痤疮案

戴某，女，26 岁。面部反复起疹 5 年余。患者 5 年前面部起疹，时轻时重，近月加重。现面部皮肤轻度油腻，双颊散在炎性丘疹，患者皮损常于经前加重，近几月月经延后，纳食可，夜寐可，小便调，大便 1 日 1 行，偏干，舌尖红苔白，脉滑。常食甜食。颜面轻度脂溢，颊部散在粟粒大小红色炎性毛囊性丘疹，散在小结节。辨证：湿热蕴毒，冲任不调。立法：清热解毒，调理冲任。处方：茵陈 20g，连翘 15g，丹参 20g，野菊花 15g，黄连 6g，黄柏 10g，当归 10g，川芎 6g，虎杖 15g，北豆根 6g，百部 10g，泽兰 12g，益母草 12g，柴胡 10g，白芍 15g，大青叶 15g，生大黄 3g。14 剂，水煎服，每日 1 剂。二诊：药后症减，经前新生丘疹不多，无新发结节，颊部丘疹大部消退，残留数个小的结节，皮肤油腻明显减轻，纳可，大便 1 日 1 行。舌尖红苔白，脉滑。前方加夏枯草 20g，14 剂，水煎服，每日 1 剂。三诊：患者服药后，面部皮疹全部消退，近日因食辛辣之物，精神紧张，颊部又起数个丘疹，月经延后，纳食可，大便 1 日 1 行，偏干，舌边尖红苔白，脉滑。前方去夏枯草。14 剂，水煎服，每日 1 剂。

2. 黄疸案

张某，男，27 岁。患者于半月前有在街头摊点与朋友小聚吃不洁食物史。3 天前发现目黄、面黄、全身皮肤发黄、小便深黄，前往某市级医院肝病科就诊，经肝功能检查：总胆红素、直接胆红素、ALT、AST、谷氨酰转肽酶、乳酸脱氢酶等指标均超标，间接胆红素、总蛋白、白蛋白、球蛋白、A/G，胆碱酯酶等指标尚属正常。尿三胆检查：胆红素、尿胆原、尿胆素 3 项指标均增加。诊断为急性黄疸型肝炎。刻诊：除了上述黄疸症状外，有纳差，厌油，倦怠乏力，不发热，大便正常，舌苔黄腻，脉象弦滑。辨证：饮食不洁，湿热内蕴，肝胆疏泄失司而发为黄疸。属湿热并重证型。治法：清热利湿，泄胆退黄，疏肝和胃。方药：茵陈蒿 15g，栀子 10g，熟大黄 10g，黄柏 15g，茯苓 20g，猪苓 15g，泽泻 10g，白术 10g，桂枝 5g，薏苡仁 20g，柴胡 10g，法半夏 10g，甘草 5g。6 剂，每天 1 剂半。并嘱在家庭内部严格隔离，患者单住，餐具专用，严格消毒。

3. 脂肪肝案

李某，35岁。8年前查体发现 HBsAg（+），ALT 升高，经治疗好转，后时有反复，近日又感呕恶厌油，纳呆腹胀，大便不爽，小便黄赤，烦热口渴，困倦乏力。查肝功能：ALT：103U/L，TBil：31.6μmol/L。B 超示脂肪肝，轻度脾大。查见巩膜轻度黄染，腹软，肝脾未及。舌红苔黄腻，脉弦滑略数。诊断：脂肪肝。治宜清热利湿。茵陈蒿汤加减：茵陈15g，栀子9g，大黄3g，田基黄30g，生甘草3g，竹叶9g，白茅根30g，猪苓15g，泽泻9g，车前子15g，败酱草15g，板蓝根15g，竹茹12g，海蛤壳15g，苍术12g。水煎服，1日1剂。二诊：服药12剂后，自感症状减轻，精神体力转佳，仍感纳呆腹胀，烦热口渴，舌红苔黄腻，脉沉弦滑。上方加决明子15g，生山楂15g。三诊：又服30剂后除小便仍稍黄外，余症均消。查肝功能：ALT 正常，AST 正常，HBsAg（+）。B 超：脾正常，脂肪肝消失。嘱清淡饮食，并以原方水泛为丸，每次10g，日3次，以图巩固。

第十四章　杂病类方

炙甘草汤（又名复脉汤）

炙甘草汤 PPT

【原文】

伤寒，脉结代，心动悸，炙甘草汤主之。（《伤寒论》第 177 条）

脉按之来缓，时一止复来者，名曰结。又脉来动而中止，更来小数，中有还者反动，名曰结，阴也。脉来动而中止，不能自还，因而复动者，名曰代，阴也。得此脉者必难治。（《伤寒论》第 178 条）

甘草四两（炙），生姜三两（切），人参二两，生地黄一斤，桂枝三两（去皮），阿胶二两，麦门冬半升（去心），麻仁半斤，大枣三十枚（擘）。

上九味，以清酒七升，水八升，先煮八味取三升，去滓，内胶烊消尽，温服一升，日三服。一名复脉汤。

【方歌】

结代脉须四两甘，枣三十枚桂姜三，半麦半麻一斤地，二两参胶酒水涵。

【辨证要点】

证：心阴阳两虚证。

病机：阴血阳气虚弱，心脉失养。

证候：脉结代，心动悸，虚羸少气，舌光色淡少苔。

【现代应用】

1. 心律失常，如房性期前收缩、室性早搏、房颤、阵发性心动过速、窦性心动过缓、病态窦房结综合征等。

2. 心肌病，如病毒性心肌炎、扩张性心肌病等。

3. 冠心病，如心绞痛等。

4. 更年期综合征等。

【经验采撷】

1. 常用加减：方中可加酸枣仁、柏子仁以增强养心、安神、定悸之力，或加龙齿、磁石重镇安神；偏于心气不足者，重用炙甘草、人参；偏于阴血虚者，重用生地黄、麦门冬；心阳偏虚者，易桂枝为肉桂，加附子以增强温心阳之力；阴虚而内热较盛者，易人参为南沙参，并减去桂、姜、枣、酒，酌加知母、黄柏，则滋阴液、降虚火之力更强。

2. 虚劳肺痿属气阴两伤者，亦可使用本方。用其益气滋阴而补肺，但对阴伤肺燥较甚者，方中姜、桂、酒应减量或不用，因为温药有耗伤阴液之弊，故应慎用。

3. 方中生地黄一斤，大枣三十枚，用量较他药为重，服此方有良效。生地黄有生津、滋阴养血之功，大枣有补脾益气、养血安神之功，二者相伍，重在补中气、滋化源、养心阴、补心血，并助炙甘草补中益气，以充气血生化之源，调和气血以复脉。

4. 生地黄寒润，多用可致大便溏，对于脾虚有湿而大便偏稀者，应用时可将生地黄久煎 50 分钟以上，这样可破坏生地黄中致泻物质，而其滋阴养血的功能却不受影响。服用本方后出现大便色黑，为服药正常反应。

5. 应用炙甘草汤，不少医者忽视方中清酒（黄酒可代）之用。清酒不仅能通阳气、利血气，而且可养胃气、滋津液，实为一味益卫和营、行血通脉的必不可少的良药。

6. 不论是快速性心律失常还是缓慢性心律失常，是器质性心脏病引发心律失常或是自主神经功能紊乱所致心律失常，凡病患有"心动悸"自觉症状，证属气阴两虚、邪少虚多，均可用炙甘草汤辨证加减治之。

【典型病案】

1. 室性早搏案

李某，男，75 岁。心慌反复发作 37 年。曾患室性早搏，经治疗已痊愈。此次因患重感冒心律失常复发，遂往阜外医院就医。心电图示：窦性心律，窦性停搏最长 2.5 秒；间歇性窦房传导阻滞、多元性房性期前收缩，频繁多元性室性期前收缩，间歇性 ST‐T 段改变，最小心率 33 次/分。医院建议安装起搏器，但患者要求先保守治疗。刻下：心慌，动则加重，舌紫暗苔薄白少津，脉弦结代。此乃气阴两虚，阴阳失调之心悸。治宜益气养阴，补血复脉。拟炙甘草汤加减。处方：炙甘草 10g，生地黄 30g，麦冬 10g，阿胶 10g（烊化），生姜 6g，桂枝 10g，甘松 20g，苦参 15g。30 剂，诸症大为好转。后继续服药半年余，期前收缩基本痊愈，心率、Q 波、T 波等均未见异常，白天心率 60 次/分，夜间最低心率达 45 次/分以上。

2. 阵发性房颤案

武某，男，91 岁。间断心慌、胸闷 8 年，加重 2 天。曾诊为"冠心病、完全性左束支传导阻滞、阵发性房颤"。诊见心慌、胸闷，气短，胸前似有物压，偶吐涎沫，偶有咽痒、咳嗽、咳白黏痰，纳眠差，尿频、淋漓不尽，夜尿 4 次，大便调。舌淡红布满裂纹，苔薄黄、前有剥脱，脉弦细结代。中医诊断：心悸，证属气血阴阳两虚、寒犯厥阴、痰热犯肺，治宜补益气血阴阳、暖肝降逆、开咽利肺，投以炙甘草汤化裁。处方：炙甘草 60g，生地黄 18g，大枣 20g，太子参 30g，阿胶珠 12g，麦冬 18g，麻子仁 15g，桂枝 18g，生姜 30g，吴茱萸 15g，桔梗 15g。每日 1 剂，水煎服。守方继服 10 剂，无心慌、胸闷发作，诸症皆有好转。

3. 阵发性心动过速案

李某，男，46 岁。阵发性心动过速 3 年余。发病时心悸，胸闷不适，烦躁不安，心电图检查示心动过速，未见器质性病变，用中西药物治疗，时休时作。刻诊：心悸，胸闷不适，体倦乏力，肢冷麻木，舌淡边有齿痕，脉细弱。中医诊断为心悸，证属心阳不振、气血两虚，治疗以壮心阳、补气血为主，方拟炙甘草汤加减。处方：炙甘草 12g，大枣 30 枚，阿胶 10g（烊化），桂枝 10g，生姜 10g，党参 15g，片姜黄 10g，薤白头 10g，龙齿 10g。每日 1 剂，水煎服，连服 10 剂，药后未见发作。继服 10 剂，心动过速未再复发，心电图检查未见异常。

4. 窦性心动过缓案

唐某，男，60 岁。头晕反复发作 20 年。外院诊断为高血压病，服用降压药治疗。刻诊：头晕伴心慌，气短乏力，走路不稳，无视物旋转，纳眠差，二便调。查体：血压 160/80mmHg，心率 40 次/分。动态心电图示，窦性心动过缓，平均心率 40 次/分，有 3 次大于 2 秒的心脏停搏。中医诊断为眩晕，气血亏虚证。治以滋养阴血，温补阳气。予炙甘草汤加减。处方：炙甘草 20g，桂枝 20g，红参 12g，熟地黄 10g，川芎 20g，焦山楂 20g，焦神曲 20g，焦麦芽 20g，煅牡蛎 20g，龙眼肉 20g，麻子仁 30g。日 1 剂，水煎服。3 剂后，患者便溏，口干，心率 45 次/分，上方加制附片 6g（先煎）、麦冬 30g。治疗 2 周后诸症皆有好转，心率 53 次/分。随访 3 个月，心率达 60 次/分左右，无头晕、心慌发作。

5. 病态窦房结综合征

王某，男，65 岁。间断心悸、胸闷 3 年，加重 1 周。诊见：心悸，胸闷憋气，乏力。心率 48 次/分，心电图示，窦性心动过缓伴不齐；Ⅱ度窦房传导阻滞；频发室性期前收缩。观其体形肥胖，面色晦暗，精神萎靡，舌苔白腻，脉沉迟代。中医诊断为心悸，证属痰瘀阻滞，胸阳不振，心络瘀滞。法宜化痰祛瘀，温阳通脉。方选炙甘草汤加减。处方：茯苓 20g，炙甘草 15g，瓜蒌 15g，红参 10g，桂枝 10g，当归 10g，川芎 10g，杏仁 10g，姜半夏 10g，桃仁 10g，枳实 10g，陈皮 10g，大枣 10g。每日 1 剂，水煎服。服 2 剂后患者胸闷、憋气、心悸均减轻，唯见大便稀溏，前方去杏仁、桃仁、枳实，加酸枣仁 10g，薏苡仁 15g，连服 3 剂后诸症消失，脉见平缓，心率增至 65 次/分，嘱再进 2 剂，以巩固疗效。随访 1

个月未复发。

6. 病毒性心肌炎案

庄某，女，16 岁。时有心悸、胸闷气短 3 周。平素体弱，频多感冒，或发热，或咳嗽，或咽痛，此次感冒发热后出现胸闷气短，时有心悸不宁，夜来盗汗，衣衫尽湿。舌质略淡，边尖微红，苔薄，脉结代。当地医院作心电检查示："频发室性期前收缩"，拟诊"病毒性心肌炎后遗症"，用一段时间西药后心律不齐稍微改善，但仍有期前收缩出现。中医诊断心悸，证属心阴阳两虚证，治以补气养血、育阴扶阳，予炙甘草汤，处方：炙甘草 15g，太子参 12g，生地黄 12g，桂枝 6g，麦冬 12g，阿胶 9g（烊化），大枣 10 枚，黄芪 15g，五味子 9g，柏子仁 9g，煅龙牡（各）30g，麻黄根 9g，黄连 6g。14 剂，水煎服。后来诊上方加减，调治 4 月余，脉结代诸症消失，心电图复查正常，随访 2 年未见异常。

7. 扩张性心肌病案

王某，男，36 岁。主诉：反复心悸、胸闷气短 8 月。曾在当地某医院诊为扩张性心肌病。诊见：心悸、脚闷、乏力，活动后上述症状加重，伴失眠、口渴欲饮，舌苔薄白，少津，舌质淡红，脉结。中医诊断为心悸，证属心气阴两虚，血滞心脉。治以益气养阴，活血通阳。予炙甘草汤加味，处方：炙甘草 25g，西洋参 10g，生地黄、熟地黄各 20g，桂枝 10g，阿胶 15g（烊化），麦冬 15g，酸枣仁 15g，当归 12g，白芍 20g，黄芪 30g，五味子 15g，丹参 20g，远志 10g，茯苓 20g，生姜 3 片，大枣 10 枚。水煎服，服 10 剂乏力好转，服药 1 月后诸症减轻，服药半年心悸明显好转，运动后稍感心悸，服药 9 月诸症消失，复查心电图、彩色多普勒无异常，随访 6 年无复发，健康如常。

8. 心绞痛案

李某，男，50 岁。间断心悸胸闷半年，反复胸痛 1 月。平素面色虚浮，自汗，背部恶寒，肤冷。黎明常作心绞痛 3~5 次，每次发作 3~5 分钟。发作时查心电图 Ⅱ、Ⅲ、aVF，T 波倒置，ST 段下降，心律 120 次 / 分，血压 140/90mmHg。舌淡苔白，脉沉细而数。此乃阳虚寒凝、血滞心脉之心悸。治宜通阳温经，活血止痛。处方：炙甘草 15g，赤芍 15g，太子参 10g，生姜 10g，川芎 10g，桂枝 10g，阿胶 10g（烊化），制附片（先煎）10g，生地黄 30g，丹参 30g，大枣十枚，清酒二匙。3 剂，每日 1 剂。二诊：心绞痛大减，偶有发作，稍有心前区不适，心率 100 次 / 分，肢冷恶寒减轻，原方加减续服 30 余剂，诸症悉平，复查心电图已正常，能骑自行车上班，随访 3 年未复发。

9. 更年期综合征案

杨某，女，50 岁。烘热汗出、五心烦热 1 月。患者闭经 3 个月，1 月前出现心悸气短，烘热汗出，五心烦热，头痛头晕，纳差，少寐，舌淡红苔黄，脉弦细。血压：170/100mmHg。中医诊断为绝经前后诸症，证属为心神失养、阴虚阳亢。拟养心安神，滋阴潜阳之法。方选炙甘草汤加减：炙甘草 10g，太子参 10g，桂枝 10g，麦冬 30g，生地黄 20g，阿胶 10g（烊化），麻子仁 10g，柏子仁 10g，菊花 10g，川芎 10g，钩藤 10g，天麻 10g，牛膝 10g，生龙骨 20g，生牡蛎各 20g。服药 4 剂。二诊：诸症均明显减轻，血压：159/90mmHg，舌淡红，苔薄黄，脉较前和缓。上方加知母 12g，白芍 12g。继服 7 剂。后随诊诸症皆消失，血压恢复正常。

薏苡附子败酱散

薏苡附子败酱散 PPT

薏苡附子败酱散视频

【原文】

肠痈之为病，其身甲错，腹皮急，按之濡，如肿状，腹无积聚，身无热，脉数，此为肠内有痈脓，薏苡附子败酱散主之。（《金匮要略·疮痈肠痈浸淫病脉证并治第十八》第 3 条）

薏苡仁十分，附子二分，败酱五分。

上三味，杵为末，取方寸匕，以水二升，煎减半，顿服。小便当下。

【方歌】

气血凝痈阻外肤，腹皮虽急按之濡，附宜二分苡仁十，败酱还须五分驱。

【辨证要点】

证：肠痈脓成证。

病机：热蕴成脓，阳气已虚。

证候：身无热，肌肤甲错，腹皮急，如肿状，按之软，脉数。

【现代应用】

1. 慢性阑尾炎、阑尾脓肿。

2. 腹壁、盆腔内的多种慢性化脓性炎症，如慢性盆腔炎、慢性附件炎、卵巢囊肿等。

3. 溃疡性结肠炎。

【经验采撷】

1. 常用加减：腹痛甚者，加白芍；发热者，加金银花；局部化脓明显者，加天花粉；瘀血明显者，加桃仁；热毒明显者，加蒲公英、紫花地丁、红藤；腹胀明显者，加厚朴、木香、炒莱菔子等。

2. 痈脓已成，气血损伤，应注意顾护阳气，但又不可过于辛热助邪，故轻用附子。

【典型病案】

1. 慢性阑尾炎案

尹某，女，29 岁。间断右下腹痛 1 年。时有腹胀、畏寒，面色萎黄，纳眠可，大便偏干，2~4 日一行，小便调。舌暗红苔黄，脉弦。查体见麦氏点轻压痛，无肌紧张及反跳痛。腹部彩超示，慢性阑尾炎。诊断为腹痛，证属中阳不振，湿瘀互结。方选薏苡附子败酱散加减。处方：薏苡仁 30g，炮附片 6g（先煎），败酱草 30g，冬瓜仁 30g，木香 15g，枳实 15g，白术 30g，蒲公英 30g，莪术 12g，决明子 30g。7 剂，日 1 剂水煎服。后继以薏苡附子败酱散为底方，临证调药，服药 1 月后诸症好转，复查腹部彩超未见异常。

2. 盆腔炎性包块案

李某，女，38 岁。反复下腹疼痛 2 月余。曾诊断为盆腔炎性包块，经抗感染治疗，腹痛虽有好转，但包块无明显变小，遂求中药治疗。刻下：下腹胀痛，带下色黄，伴有异味，大便秘结。舌红苔黄腻，脉弦数。中医诊断为癥瘕，证属湿热痰瘀互结于胞宫。治当清热解毒利湿，祛瘀行滞，散结消癥。予薏苡附子败酱散加减，处方：败酱草 20g，白花蛇舌草 20g，忍冬藤 20g，红藤 30g，冬瓜仁 30g，蒲公英 15g，薏苡仁 15g，制附片 6g（先煎），乌药 6g，炒黄柏 10g，茯苓 10g，炒延胡索 10g，川楝子 10g，郁李仁 10g，麻子仁 10g。连续加减服药 3 个疗程后，包块完全消除，症状消失，妇科检查无异常。

3. 溃疡性结肠炎案

李某，男，35 岁。腹泻反复发作 10 余年。现大便每日 10 余次，黏滞不爽，黏液较多，时伴少量便血，色暗红，腹痛隐隐，肠鸣，以脐周及小腹为重，舌淡胖苔白腻，脉沉细弦。行结肠镜检查，诊断为溃疡性结肠炎。中医诊断为泄泻，证属脾肾阳虚、肝郁血虚、湿热蕴肠，治疗以温补脾肾、柔肝养血、燥湿止泻为法，处薏苡附子败酱散合柴胡桂枝干姜汤加减：附子 12g，薏苡仁 30g，败酱草 30g，柴胡 6g，桂枝 10g，干姜 12g，白芍 30g，当归 30g，炒白术 20g，陈皮 10g，防风 10g，乌梅 15g，五味子 15g，升麻 6g，葛根 10g，黄芩 15g，黄连 20g，葫芦巴 10g。水煎服，30 剂后，上述诸症均缓解。后适当调方连续服用 2 个月。1 年后行结肠镜检查为乙状结肠及直肠慢性轻度炎症性改变，未见溃疡。随访 2 年，未见复发。

防己地黄汤

防己地黄汤PPT

【原文】

防己地黄汤，治病如狂状，妄行，独语不休，无寒热，其脉浮。(《金匮要略·中风历节病脉证并治第五》)

防己一分，桂枝三分，防风三分，甘草二分。

上四味，以酒一杯，浸之一宿，绞取汁。生地黄二斤，㕮咀，蒸之如斗米饭久，以铜器盛其汁，更绞地黄汁，和分再服。

【方歌】

妄行独语病如狂，一己二甘三桂防，杯酒渍来取清汁，二斤蒸地绞和尝。

【辨证要点】

证：血虚风扰证。

病机：阴血亏虚，肝风内扰，心神不宁。

证候：如狂，妄行，独语不休等癫、狂、郁的表现。

【现代应用】

躁狂抑郁症、精神分裂症、癔病等属虚如狂的精神类疾病。

【经验采撷】

1. 常用加减

痰涎甚者，加竹茹、礞石；夜寐不实者，酌选茯神、柏子仁、炒枣仁、合欢皮；心中烦热者，加黄连；若狂躁明显者，加煅龙齿、琥珀粉（冲服）等。

2. 使用注意

忌茶、咖啡及辛辣等兴奋刺激之物。

【典型病案】

1. 躁狂抑郁症案

杨某，女，42岁。精神抑郁1年。于外院诊断为躁狂抑郁症。诊见妄想纷纭，多疑善虑，心悸易怒，喃喃自语，神情冷漠，反应迟钝，语言颠倒，咯痰稀白，纳眠差，大便秘结，舌质淡红体瘦，舌苔中根白腻，脉象细滑。辨证为心肾不交，气郁痰阻，日久有化热之象。治以交通心肾，豁痰开郁，兼清邪热。拟防己地黄汤加味，处方：生地黄45g，防风9g，防己12g，生甘草6g，桂枝9g，炒竹茹6g，青礞石15g，黄酒20mL（分2次兑服），3剂。二诊：诸症皆有好转，舌苔薄白，脉细滑。原方去青礞石、炒竹茹，加龙胆草6g，黄连3g，7剂。后随诊调方，疾病渐愈。

2. 精神分裂症案

杨某，女，39岁。语无伦次、狂躁1年。曾于某精神病院诊断为精神分裂症。症见形瘦面暗，上肢拘强，目光霍霍，问之不答，言行狂躁，多疑，怕生人，眠少，口干，大便干，小便可，舌质红干而少津，脉右浮大左弦细。此乃火盛伤阴、阴血亏虚之狂证，治以滋阴凉血，处防己地黄汤加味。处方：防己12g，防风15g，桂枝9g，生甘草9g，大黄9g，生地黄90g。9剂，日1剂，生地黄先煎取汁，余药常法煎汁，两汁合之兑黄酒10~20mL。后随诊调方，神情、言行皆恢复正常。

3. 癔病案

王某，女，23岁。精神恍惚、表情呆滞、胡言乱语10天。10天前因生气后，突然哭啼吵闹，时而昏仆欲绝等。神清，面略赤，脉轻取浮，重按细数。治以滋阴降火、疏肝清热、安神定志，方用防己地黄汤加味，处方：生地黄150g，防己9g，防风9g，桂枝9g，甘草9g，栀子15g，麦冬15g，玄参15g，知母12g，黄柏12g，夜交藤30g，朱砂2g（冲），琥珀5g（冲）。6剂，日1剂，水煎服。后随诊诸症皆减，原方生地黄减量为30g，余未变，嘱巩固治疗。

防己茯苓汤

【原文】

皮水为病，四肢肿，水气在皮肤中，四肢聂聂动者，防己茯苓汤主之。(《金匮要略·水气病脉证治第十四》第 24 条)

防己(三两)，黄芪(三两)，桂枝(三两)，茯苓(六两)，甘草(二两)。

上五味，以水六升，煮取二升，分温三服。

【方歌】

四肢聂聂动无休，皮水情形以此求。己桂芪三草二两，茯苓六两砥中流。

【辨证要点】

证：皮水脾虚证。

病机：气虚阳郁湿停。

证候：四肢水肿而沉重，手足不温，体倦，四肢肌肉微微跳动，甚则面目水肿，舌淡苔白滑，脉沉。

【现代应用】

常用本方治疗慢性肾炎、黏液性水肿、贫血性水肿、心力衰竭性水肿、营养不良性水肿、特发性水肿、妊娠性水肿、妊娠高血压综合征等属脾虚水泛者。

【经验采撷】

1. 常用加减

对于风湿热痹患者，可将防己茯苓汤合四妙散加狗脊，以祛风湿，补肝肾，强腰膝；对于营养不良性水肿合并小腿溃疡患者，可将防己茯苓汤合四妙勇安汤治疗，以清热解毒，活血止痛；对于尿毒症患者，可用防己茯苓汤合真武汤加减治疗，以温阳利水；对于妇女突发性肥胖患者，可在防己茯苓汤的基础上加红花、泽泻、陈皮、马鞭草以利小便。

2. 使用注意

忌海藻、松菜、生葱。

【典型病案】

1. 妊娠性水肿案

刘某，女，28 岁。全身浮肿 2 月余。患者妊娠 7 个半月，开始踝部、下肢浮肿明显，继而全身浮肿，下肢为剧。曾在其他医院诊断为妊高症，服用多种利尿降压药效果不佳。现见面色㿠白，全身浮肿，下肢为剧，皮肤光亮，按之如泥，血压 20.0/12.0kPa，伴头晕心悸，胸闷纳呆，尿少便溏，舌淡润，苔白腻。辨证属脾虚子肿，治宜健脾利水。用防己茯苓汤合白术散加减，处方：防己 10g，茯苓 10g，白术 10g，桂枝 10g，麻黄 10g，黄芪 6g，木香 6g，独活 6g。服药 3 剂后肿消症减，再服 5 剂后水肿全消，后足月顺产一男婴。

2. 心源性水肿案

李某，女，35岁。患风心病10余年，近因受寒后咳嗽气急全身浮肿而入院。经心电图胸片等有关检查，诊断为风心病伴心衰，入院后经西医抢救治疗，症状已改善，但水肿不消且有增剧趋势。急请中医治疗，诊见面色苍白，口唇青紫，端坐呼吸不能平卧，全身浮肿，下肢按没指，纳差，腹胀，尿少，便溏，舌淡胖微紫暗，苔白腻，脉细数。辨证属脾肾阳虚，水气泛溢，上逆心肺。治宜温肾健脾，化气利水。用本方合真武汤加减，处方：防己10g，制附片10g（先煎），麻黄10g，桂枝10g，茯苓皮15g，黄芪15g，冬瓜皮15g，木香6g，通草6g，生姜6g。服药3剂症状稍减。继服3剂尿量大增，肿减。再服10剂，肿全消，咳嗽心悸已缓解，病愈。

3. 慢性肾功能衰竭案

程某，女，32岁。双下肢浮肿16年。患者诉双下肢浮肿16年，活动后加重，妊娠期双下肢浮肿加重，尿检蛋白（++），经中西药结合治疗，症状缓解。近2个月来因劳累诱发双下肢浮肿加重。初诊时兼见腰酸痛，面色㿠白，神疲乏力，恶心纳呆，小便不利，大便溏，舌质淡暗，有瘀斑，苔白腻，脉沉细。测BP17/12kPa。查肌酐：510μmol/L，尿素氮：19mmol/L，尿蛋白（+++）、红细胞0~2个、白细胞0~2个，偶见颗粒管型；血色素80g/L。B超检查提示双肾萎缩，皮质部与髓质部分界不清。西医诊断为慢性肾功能不全，中医诊断为关格。处方：防己30g，茯苓15g，桂枝15g，黄芪30g，苏叶10g，益母草30g，泽兰叶15g，厚朴12g，陈皮12g，水蛭15g。服药3剂，水肿稍减，小便量增多，恶心缓解。继守上方服10剂，双下肢浮肿消失，精神好转，食欲增加。化验见肌酐：372μmol/L，尿素氮：15mmol/L。后改用香砂六君子汤合参芪六味地黄汤加减，病情趋于稳定。

防己黄芪汤

防己黄芪汤 PPT

【原文】

风水脉浮，身重，汗出恶风者，防己黄芪汤主之。（《金匮要略·水气病病脉证治第十四》第22条）

防己一两，甘草半两（炒），白术七钱半，黄芪一两一分（去芦）。

上锉麻豆大，每抄五钱匕，生姜四片，大枣一枚，水盏半，煎八分，去滓温服，良久再服。喘者加麻黄半两；胃中不和者加芍药三分；气上冲者加桂枝三分；下有陈寒者加细辛三分。服后当如虫行皮中，从腰下如冰，后坐被上，又以一被绕腰以下，温，令微汗，差。

【方歌】

身重脉浮汗恶风，七钱半术半两甘。一两防己一一芪，四片生姜一枣充。

【辨证要点】

证：风水表虚证。

病机：风湿在表，表虚不固。

证候：汗出恶风，身重或身肿，小便不利，舌淡苔白，脉浮。

【现代应用】

现用于慢性肾炎水肿、特发性水肿、心脏病水肿、营养不良性水肿、妊娠水肿、慢性风湿性关节炎、更年期综合征汗证等属气虚湿重者。

【经验采撷】

1. 常用加减

若兼腹痛者，为肝脾不和，宜加白芍以柔肝理脾；兼喘者，为肺气不宣，宜加麻黄少许以宣肺散邪；水湿偏盛，腰膝肿者，宜加茯苓、泽泻以利水消肿；冲气上逆者，宜加桂枝以温中降冲。

2. 注意事项

若水湿壅盛，汗不出者，虽有脉浮恶风，亦非本方所宜。

【典型病案】

1. 水肿案

王某，女，41岁。双下肢浮肿1月余。患者常年久立，双下肢浮肿，尤以左腿为重，按之凹陷不起，两腿酸沉无力，小便频数量少。查尿常规（-）。患者面色白虚浮，神色萎靡，伴有自汗，短气疲乏，带下量多。舌胖大，苔白润，脉浮无力。诊为气虚夹湿，水湿客于肌腠。当益气固表，利水消肿。治用防己黄芪汤加茯苓，处方：黄芪30g，防己15g，白术20g，茯苓30g，炙甘草10g，生姜3片，大枣4枚。服药14剂，下肢浮肿明显消退，气力有增。拟上方加党参10g，进7剂，浮肿全消，亦不乏力，舌脉如常，病愈。

2. 更年期综合征汗证案

周某，女，52岁。上半身汗多2年。2年前不明原因出现半身以上多汗，动则汗出，湿衣沾衾，必须及时更换干燥衣服，否则极易感冒。曾于多方求治效不显，心情焦躁。见头、胸、背部多汗，动则汗出，恶风，易感冒，面色萎黄，肢体困重，易疲乏，食欲欠佳，小便量少色黄，舌淡红边有齿痕苔白腻，脉浮弱。西医诊断为更年期综合征。中医辨证为卫表气虚，湿滞肌腠。治以益气达表，祛除湿邪。处方：黄芪30g，防己15g，白术20g，炙甘草6g，生姜3片，大枣5枚。6剂。服药汗出，注意避风。12月24日二诊，汗出、恶风症状基本消失，肢体困重减轻，气力增加，食欲好转，小便多色淡黄。病已去大半，再服上以善后，诸症悉除。

3. 特发性水肿案

舒某，女，58岁。颜面及双下肢浮肿1月余。入院症见颜面及膝以下凹陷性浮肿，晨起明显午后减轻，神疲乏力，恶风，时有鼻流清涕，打喷嚏，睡眠欠佳，舌淡边有齿痕，苔白腻脉沉。中医诊断：水肿（阳水），证属风水上泛。方用防己黄芪汤加减。处方：黄芪 30g，汉防己 15g，白术 15g，大枣 3 枚，生姜 10g，泽泻 15g，茯苓皮 15g，桑白皮 10g，桂枝 10g，薏苡仁 20g，甘草 6g。日 1 剂，5 剂后患者浮肿明显减轻，续服 3 剂后浮肿消失，病愈出院。

白头翁汤

白头翁汤 PPT

白头翁汤视频

【原文】

热利下重者，白头翁汤主之。（《金匮要略·呕吐哕下利病脉证治第十七》第 43 条）

白头翁二两，黄柏三两，黄连三两，秦皮三两。

上四味，以水七升，煮取二升，去滓，温服一升。不愈，更服一升。

【方歌】

三两黄连柏与秦，白头二两妙通神，病缘热利时思水，下重难通此药真。

【辨证要点】

证：湿热下利证。

病机：大肠湿热，气机阻滞。

证候：下利热臭，或利下脓血，色泽鲜明，里急后重，滞下不爽，或赤多白少，或鲜紫相杂，腐臭较著，腹痛剧烈，肛门灼痛、下坠，口渴，壮热，烦躁不安，甚则昏迷痉厥，舌质红苔黄腻，脉滑数等。

【现代应用】

常用于热毒所致的急性肠炎、溃疡性结肠炎、阿米巴痢疾、细菌性痢疾、滴虫性肠炎、结肠多发息肉、直肠癌、泌尿系感染、尿潴留、急性结膜炎、肝脓肿等病。

【经验采撷】

1. 常用加减

气滞者，见腹痛腹胀、下坠等，加木香，香附、乌药、枳壳等；兼肝火郁滞、胁痛或少腹胀痛者，加延胡索、川楝子，即金铃子散，以疏肝泄热、活血止痛；脾虚湿盛者，见倦怠、舌苔白腻等，加苍术、白术、山药、茯苓健脾祛湿；若肠中湿浊壅滞，大便黏腻不爽，加冬瓜皮、冬瓜子；便血者，加地榆炭、侧柏炭、藕节炭，以收敛止血；血瘀者，见大便脓血时隐时现，赤白相兼，经久不愈，伴见面色晦，肌肤失荣者，加三七粉、乳香、没药等以活血化瘀、消肿生肌；久泄不止，大肠滑脱，无脓血者，加诃子肉、五倍子、石榴皮等以酸敛、涩肠、止泻；久泄气虚，见乏力气短，动则汗出者，加党参或太子参，以补益中气；久泄伤阴，津液不足，唇干口燥，两目干涩者，加北沙参、枸杞子等以滋补津液；久泄伤阳，兼中寒者，见胃脘怕凉，喜热饮等，加炮姜以温中散寒；兼肾阳不足者，见腰膝足冷等，加肉桂、补骨脂等以温补肾阳。

2. 使用注意

体质虚寒、虚寒泄泻不可用。

【典型病案】

1. 急性肠炎案

姜某，男，17 岁。腹痛下利 1 周。入夏以来腹痛下利，一日六、七次，后重努责。刻下症见下利急而又排便不出，再三努争，仅排出少量红色黏液。口渴思饮，舌苔黄腻，六脉弦滑而数。诊断为痢疾。辨证为厥阴下利，湿热内蕴，肝不疏泄，下伤于肠。唐容川所谓"金木相诊，湿热相煎"也。治以清热凉血解毒止痢。处方：白头翁 12g，黄连 9g，黄柏 9g，秦皮 9g，滑石 15g，白芍 12g，枳壳 6g，桔梗 6g，服两剂，大便次数减少，又服两剂，红色黏液不见，病愈。

2. 溃疡性结肠炎案

刘某，男，34 岁。腹泻、便血及黏液便反复发作 4 年余。时轻时重，轻时日排便 4~5 次，便中夹黏液及血，重时日排便 10 余次，泻下脓血。中医诊断：泄泻。刻下症见：腹泻，日行 10 余次，黏腻不爽，伴有里急后重，下痢赤白，倦怠乏力，少腹胀满。舌尖红，有齿痕，舌苔中部及根部黄白略腻，两边水滑，脉细弦滑。证属肝经湿热，下迫大肠，泄泻日久，肝脾不和，脾虚湿盛兼肠中湿浊壅滞。处方：白头翁 10g，秦皮 10g，白芍 15g，黄连 10g，生甘草 3g，木香 3g，苍术 12g，白术 12g，山药 15g，茯苓 15g，冬瓜皮 15g，冬瓜子 15g。每日 1 剂，水煎温服，200mL，每日 2 次，7 剂。先后九诊，大便每日 1~2 行，无脓血及黏液，共服 60 余剂而安。2 次电话随访，未复发。

3. 直肠癌案

周某，男，72 岁。腹泻 1 月余。患者确诊为直肠癌，并行直肠癌根治术，术后病理示，溃疡型中低分化腺癌伴淋巴结转移，淋巴结 1/13。肿瘤大小 2.5 cm×1.6cm，拒绝化疗，要求中药治疗。刻诊：腹泻每日约六七次，大便不成形，小便频数，夜间尤甚，乏力，手术切口时疼痛，舌淡苔腻脉细。属湿热癌毒蕴结证，治以清热燥湿抗癌。处方：秦皮 15g，白头翁 6g，黄连 6g，黄柏 10g，炒椿皮 15g，白花蛇舌草 12g，半枝莲 30g，薏苡仁 30g，炙黄芪 30g，当归 10g，玄胡 12g，红藤 12g，壁虎 2 条，升麻 9g，诃子 9g，桂枝 9g，乌药 10g，炒二芽各 15g，甘草 6g。患者服 14 剂后前来复诊，诉小便次数明显减少，大便好转，约 3 次 / 日，予前方去乌药、升麻、甘草，因壁虎、白头翁不宜久服，故去之暂不用，加用郁金 10g，炒枣仁 15g，舒畅情志，改善睡眠，旨在提高患者生活质量。病愈。

4. 结肠多发息肉案

闫某，男，56 岁。左下腹痛伴有腹泻 5 年。便前腹痛，大便急，排便不畅，日 7~8 次，大便偏细，肛门下坠感，无脓血便。患者平时脾气比较急躁，易发怒，饮食不节，肥甘厚味，食欲尚可，睡眠一般。舌质暗红，舌根部苔白厚腻。脉弦细。肠镜示结肠多发息肉。处方：白头翁 10g，黄连 6g，黄柏 10g，秦皮

10g，煨木香 6g，乌药 6g，土白术 15g，土白芍 15g，茯苓 15g，吴茱萸 3g，山药 20g，槟榔 10g，补骨脂 6g，肉豆蔻 6g，生甘草 6g。上方 7 付，患者服药后腹痛消失，大便次数减为日 2~3 次，上方加升麻 3g，牡丹皮炭 10g，山药量增至 20g 后又经过两次调理后，并嘱其饮食清淡，生活规律，节制饮酒以及肥甘厚味，患者症状基本消失，临床痊愈。

5. 尿潴留案

李某，女，68 岁。小便不通 2 周余。患者素体阴虚，易起口腔溃疡，舌尖溃烂，伴有泌尿感染，经常熬夜，嗜食肥甘厚腻，夏秋换季时易发癃闭。这次又因夏季天热疲劳而发，见小便点滴不通，需依靠西医导尿方能排尿。精神极为苦恼，心烦口渴，手足心偶有热感如焚，尿黄灼热，伴外阴肛门瘙痒，大便正常。舌质深红润、苔薄黄，脉细滑数。曾长期服滋肾补阴、利尿通淋之剂不效。证属肝热夹风，下迫膀胱，发为癃闭。方用白头翁汤加味。处方：白头翁 30g，黄连 6g，黄柏 6g，生地黄 15g，秦皮 10g，牡丹皮 10g，泽泻 10g，知母 10g。服 1 剂后半小时小便即通，尿黄灼热，患者如释重负，续服 3 剂而安。建议患者平时服知柏地黄丸以滋阴降火善后。

甘麦大枣汤

甘麦大枣汤 PPT

【原文】

妇人脏躁，喜悲伤欲哭，象如神灵所作，数欠伸，甘麦大枣汤主之。（《金匮要略·妇人杂病脉证治第二十二》第 6 条）

甘草三两，小麦一升，大枣十枚。

上三味，以水六升，煮取三升，温分三服。亦补脾气。

【方歌】

妇人脏躁欲悲伤，如有神灵太息长。小麦一升三两草，十枚大枣力相当。

【辨证要点】

证：脏躁证。

病机：脏阴不足，虚热躁扰。

证候：精神恍惚，悲伤欲哭，不能自主，呵欠频作，甚则言行失常。

【现代应用】

1. 现用于癔病、更年期综合征、神经衰弱属心阴不足者。

2. 心脑系统疾病，如室性期前收缩、心脏 X 综合征等。

3. 抑郁症、失眠等疾病。

【经验采撷】

1. 常用加减

若见阵发性身热，面赤，汗出，可加麦冬以养心止汗；心烦不眠，可加百合、酸枣仁以养肝宁心；呵欠频作属于心肾两虚者，可加山萸肉、党参以补养心肾。

2. 使用禁忌

痰火内盛之癫狂证不宜使用。

【典型病案】

1. 抑郁症案

周某，女，20岁。因精神压力大，情绪不稳定，急躁易怒，心悸惊惕，时欲哭不能自己，舌质紫暗脉弦细。处方：小麦30g，大枣10枚，炙甘草6g，白芍15g，合欢皮12g，石菖蒲9g，郁金9g，玫瑰花9g，黄连6g。6剂，水煎服，每日1剂。经回访，6剂服完，诸症消失。

2. 失眠案

彭某，女，35岁。失眠4年。患者诉4年来因思虑太过致睡眠较差。刻诊：难以入睡，易惊醒，多梦，心情易烦躁，时有头痛，纳可，口干，大便干结，2天解1次，小便可。处方：浮小麦10g，炙甘草10g，大枣9枚，酸枣仁15g，五味子5g，郁金10g，薄荷5g，当归10g，白术10g，龙齿30g（先煎），14剂，水煎服，日1剂，分2次早晚服用。服药2周后诸症状明显改善。后期以益气养血、养心安神之归脾汤调理以收全功。

3. 室性期前收缩案

王某，女，37岁。心慌，心悸，有时心前区忽然跳动或暂停感约3个月。当地医院治疗见效欠佳而前来就诊。心电图诊断为频发性室性期前收缩。给予胺碘酮治疗10天后期前收缩症状消失，停药1周后症状反复而来诊。余据其心慌、胸闷、气短，伴有头晕、自汗，舌质淡，苔薄白，脉沉涩而结代。认为证属心气、心阳俱虚，血运无力，不能充脉所致之脉结代证。治宜助心阳，益心气，充血脉。方用甘麦大枣汤合黄芪桂枝五物汤加减。处方：炙甘草30g，炙黄芪20g，桂枝12g，炒白芍12g，柏子仁12g，龙眼肉15g，小麦30g，生姜10g，大枣4枚。水煎服，服用8剂，心悸、心跳暂停感大减；继服10剂，心脏期前收缩停止发作，脉搏和缓，节律整齐，后以归脾丸调服，未再复发。

栝楼薤白白酒汤、栝楼薤白半夏汤

栝楼薤白白酒汤、
栝楼薤白半夏汤 PPT

【原文】

胸痹之病，喘息咳唾，胸背痛，短气，寸口脉沉而迟，关上小紧数，栝楼薤白白酒汤主之。（《金匮要略·胸痹心痛短气病脉证治第九》第3条）

栝楼实一枚（捣），薤白半斤，白酒七升。

上三味，同煮，取二升，分温再服。

胸痹不得卧，心痛彻背者，栝楼薤白半夏汤主之。（《金匮要略·胸痹心痛短

气病脉证治第九》第4条）

栝楼实一枚（捣），薤白三两，半夏半升，白酒一斗。

上四味，同煮，取四升，温服一升，日三服。

【方歌】

栝楼薤白白酒汤，胸为阳位似天空，阴气弥沦痹不通，薤白半斤楼一个，七升白酒奏奇功。

栝楼薤白半夏汤，胸背牵痛不卧时，半升半夏一楼使，薤因性湿唯三两，斗酒同煎涤饮奇。

【辨证要点】

证：胸痹阳微阴弦证。

病机：胸阳不振，阴寒内盛，痰浊阻滞。

证候：喘息咳唾或胸痹而不得平卧，胸背痛或心痛彻背，短气。

【现代应用】

1. 临床常用本方加活血化瘀药治疗冠心病之心绞痛。

2. 慢性阻塞性肺病、慢性胃炎等。

【经验采撷】

1. 常用加减

若寒邪较重者，可酌加干姜、桂枝、附子等以通阳散寒；气滞甚者，可酌加厚朴、枳实以理气行滞；兼血瘀者，可酌加丹参、赤芍等以活血祛瘀。

2. 使用注意

心脏病患者在服药期间需要注意，因为栝楼薤白白酒汤里面是含有白酒这一个药引子的，所以能饮酒者可酌加少许（30~60mL）作为引子，但是不能饮酒者可免用白酒。并且阴虚肺痨和胸痛或者肺热痰喘和胸痛的人，是不能用的。而且栝楼薤白白酒汤有特殊的气味，可能会引起轻微的胃部不适、恶心、呕吐等消化道反应。

【典型病案】

1. 心绞痛案

何某，女，62岁。胸前区疼痛半年。半年前因劳累而出现胸前区压榨性疼痛，牵及肩背，西医诊断为冠心病、心绞痛。刻诊：眩晕，胸闷，心悸，气短，口干，纳可，二便调。舌淡舌下青紫苔微黄腻，脉濡滑。今早自测血压90/60mmHg，既往无高血压病史。辨证：气滞血瘀，心络痹阻。治法：理气活血，疏通心络。处方：瓜蒌20g，丹参30g，葛根、郁金、白蒺藜、赤芍各12g，薤白、香附、枳壳、川芎、红花各10g，降香6g。14剂，每天1剂，水煎服。二诊：服上方后症状减轻。现偶眩晕、心悸、胸闷、乏力气短，纳可，眠安，二便调，舌淡舌下青紫苔薄白腻，脉濡滑。处方：生黄芪18g，瓜蒌15g，薤白、香附、枳壳、川芎、红花各10g，丹参30g，葛根、郁金、白蒺藜、赤芍各12g，降香 6g。14 剂，每天 1 剂，水煎服。患者服药后，胸前区疼痛消失，其他症状显著好转。

2. 窦性心动过缓案

刘某，男，57 岁。1997 年在某省传染病医院诊断为慢性血吸虫病，入院后经吡喹酮系统治疗 1 个月，血吸虫病痊愈，但心率由入院时 73 次 / 分下降至 52 次 / 分左右，并有下肢水肿等表现，3 年来多方求治无效。刻诊：胸闷，心前区有紧缩窒闷感，动辄气促，伴头目眩晕、疲倦乏力、纳差、双侧下肢轻度水肿，舌淡胖且色晦暗，苔薄白，脉迟缓，重按偏弱。辨证为心阳不振，心脉不畅，复兼肝经郁阻之候。治当温通心脉，并佐逐瘀化湿之剂。方选栝楼薤白白酒汤加减：薤白 12g，全瓜蒌 10g，川桂枝 5g，黄芪 30g，白术 10g，茯苓 10g，降香 10g，丹参 18g，淫羊藿 10g 等，随症加减。水煎服，日 1 剂。治疗 3 周后心率达 63 次 / 分，诸症消失，随诊无明显不适，心电图恢复正常。

3. 慢性阻塞性肺病案

顾某，男，62 岁。患者曾因慢性支气管炎反复发作致肺功能下降，在外院诊断为慢性阻塞性肺病，平素易感冒，受凉后易鼻塞咳嗽，活动后觉气短，偶有喉部痒感，胃纳正常，二便调，苔薄白腻，脉细弦。中医诊断：肺胀。证属痰阻肺络，肺气郁闭。治法：化痰宣肺，祛风通络。方予栝楼薤白半夏汤加减。处方：全瓜蒌 25g，薤白 9g，法半夏 9g，炒枳实 9g，炙黄芪 18g，细辛 3g，炒苍耳子 10g，辛夷花 10g，炙百部 10g，蝉蜕 9g，僵蚕 9g，生甘草 3g，7 剂。二诊，近来咳嗽、鼻塞症状稍减，舌脉如前，仍步前法全瓜蒌 25g，薤白 9g，防风 8g，蝉蜕 8g，辛夷花 10g，炒白术 10g，炒苍耳子 12g，炙百部 10g，法半夏 9g，浙贝母 10g，当归 10g，炙甘草 3g。7 剂。三诊，药后无咳嗽、鼻塞，气短亦明显减轻，前法继进。上方加炙紫菀 10g，7 剂。嘱患者适寒温。

4. 慢性胃炎案

华某，男，60 岁。胃镜检查示，慢性萎缩性胃炎。近半年，胃脘胀闷不适，伴嘈杂，隐约作痛，泛吐酸水，形体较前消瘦，舌质紫暗苔白而微腻，脉细弦微涩。当属肝胃不和之证，治以疏肝理气，降逆和胃。予栝楼薤白半夏汤加减。药用：全瓜蒌、薤白、法半夏、炒枳壳、甘松各 10g，茯苓 12g，炒延胡索、佛手柑各 10g，紫丹参 12g，九香虫、沉香曲各 10g，煅瓦楞子 12g，蒲公英 15g，炙枇杷叶 12g。7 剂后，诸症均减轻，仍守原法出入，续服 14 剂，诸症痊愈，随访未有反复。

黄连阿胶汤 PPT

黄连阿胶汤视频

黄连阿胶汤

【原文】

少阴病，得之二三日以上，心中烦，不得卧，黄连阿胶汤主之。(《伤寒论》

第303条）

黄连四两，黄芩二两，芍药二两，鸡子黄二枚，阿胶三两（一云三挺）。

上五味，以水六升，先煮三物，取二升，去滓，内胶烊尽，小冷，内鸡子黄，搅令相得，温服七合，日三服。

【方歌】

四两黄连三两胶，二枚鸡子取黄敲，二两芩芍心烦治，更治难眠睫不交。

【辨证要点】

证：少阴热化证。

病机：肾阴亏虚，心火亢盛。

证候：心烦，失眠，口干咽燥，舌红少苔，脉沉细数。

【现代应用】

1.各种原因引起的失眠。

2.抑郁症、焦虑症、头痛、心律失常、冠心病、痢疾、崩漏、舌炎、复发性口疮、淋证、慢性疲劳综合征、Ⅱ型糖尿病、阳痿早泄、慢性非细菌性前列腺炎等疾病。

【经验采撷】

1.常用加减：临床常加酸枣仁养心安神；龙骨、牡蛎镇心安神，是为失眠心烦而配；加生地黄、麦冬、五味子以增清热滋阴生津之效，加肉桂与黄连相配交通心肾，正合黄连阿胶汤肾阴亏虚、心火亢盛、心肾不交之病机。

2.黄连阿胶汤证的常见舌象为舌红苔少，是肾阴亏虚、心火亢盛的常见舌象。

3.使用注意：仲景在药物的服法上也有所要求，先煮黄连、黄芩、芍药三味药，去滓，阿胶烊化，"小冷，纳鸡子黄"，温服之。本方中黄连、黄芩味苦性寒，芍药味酸、苦、甘，性微寒，阿胶、鸡子黄味甘性平，脾胃虚寒、胃弱便溏者慎用。

【典型病案】

1.不寐案

邓某，女。失眠2个月。患者已妊娠5个月余，怀孕3个月左右时开始出现入睡困难，睡后多梦易醒，醒后再难入睡，伴见手脚心发热，神疲乏力。因怀孕恐西医安眠药对胎儿有影响，遂来求治中医。刻诊：入睡困难，多梦易醒，醒后再难入睡，伴手脚心时发热，神疲乏力。舌苔白中心略厚，脉滑数左大。证属心肾不交，营卫不和。治当交通心肾，调和营卫。方用黄连阿胶汤合桂枝加龙骨牡蛎汤加减：白芍20g，阿胶15g（烊化）、黄芩6g，黄连6g，鸡子黄2枚（冲），茯苓、茯神各30g，合欢皮20g，首乌藤20g，桂枝6g，生姜3片，大枣20g，炙甘草10g，龟板15g（先煎），醋柴胡10g。水煎服，分温2服。二诊：服上方7剂，睡眠好转。每夜睡眠由之前的2个小时增加至5个小时，但仍多梦易醒、便秘。仍交通心肾，调和营卫。方用黄连阿胶汤合桂枝龙骨牡蛎汤加减：阿胶15g（烊化）、白芍20g，黄连6g，黄芩6g，制首乌15g，茯苓、茯神各30g，首乌藤20g，合欢皮20g，桂枝10g，生姜自备3片，大枣20g，炙甘草10g，生龙牡各30g（先煎），清半夏15g，生薏苡仁30g，龟板20g（先煎），当归15g，肉苁蓉15g，炒酸枣仁20g，赤芝20g，生白术30g。服上方14剂，诸症痊愈。1个月后随访，未见复发。

2. 遗精案

刘某，男，20岁。患者手淫史3年，遗精2月余。刻诊：遗精，每周4~5次，甚者心中淫想即遗，潮热盗汗，腰膝酸软，口干舌燥，心烦失眠，小便黄涩，大便干结，舌红少苔，脉细数。方用黄连阿胶汤加味。处方：黄连12g，黄芩10g，白芍10g，阿胶12g（烊化），鸡子黄2枚（冲服），熟地黄18g，炒山药18g，沙苑子15g。10剂，水煎服。二诊：服药后1周遗精2次，潮热盗汗，腰膝酸软等症状改善，仍有少梦。继服14剂。三诊：诸症好转，2周遗精1次，眠可。四诊：形如常人。为巩固疗效，继服7剂。随访半年，未复发。

3. 阴痒案

朱某，男，46岁。患者阴部瘙痒3月余。刻诊：阴部瘙痒，阴囊附近尤甚，时有灼热感，夜晚加重，心烦不寐，咽喉干燥，二便尚可，舌红少津少苔，脉细数。处方：黄连12g，黄芩9g，白芍12g，阿胶9g（烊化），鸡子黄2枚（冲服），牡丹皮12g，白蒺藜12g，白鲜皮12g。7剂，水煎服。二诊：自述服药后阴部瘙痒大减，夜晚得寐，咽喉得润。继服7剂。三诊：偶有阴囊部瘙痒，余无不适。继服10剂。四诊：疾病得愈，随访半年，未再发。

4. 精囊腺炎案

赵某，32岁。血精3年，加重2天。患者于4年前结婚，婚后性生活无节制，婚后1年发现精液带血，色红，量多，伴有射精疼痛，会阴部坠胀。曾在多家医院就诊，被诊断为精囊腺炎，予西医对症治疗，症状有所减轻，但劳累、饮酒或食辛辣之物后，症状反复加重，后自行服用归脾丸、知柏地黄丸等中成药，效果均不理想。现患者自觉心烦，急躁易怒，眠差梦多，入睡困难，腰膝酸软，小便灼热。舌暗红苔薄黄而干，脉细数。辨证为阴虚火旺，热入血室。治以清热凉血止血，滋阴潜阳，交通心肾。处方：黄连10g，阿胶珠10g，黄芩19g，白芍15g，赤芍6g，生地黄30g，栀子炭12g，鸡子黄2枚（兑服），续断30g，乌贼骨15g，茜草炭12g，黄芪30g，甘草10g。7剂，每日1剂，水煎分早晚温服。嘱患者3周内禁欲，清淡饮食，调畅情志。二诊：服药后诸症好转，现便溏，心烦易怒，入睡困难，仍有腰酸。上方加大枣30g，炒白术15g，狗脊15g，继服10剂。三诊：服药后诸症明显改善，服药期间有一次性生活，前段精液中夹杂少许暗红色血块，后段精液夹杂少量鲜红色血液。上方黄连、黄芩改为6g，加三七粉3g（冲服），继服10剂。四诊：无明显不适，偶有性生活后精液夹带血丝。

守原方继服 2 个月余，症状消除。随访半年，症状无反复。

5. 尿血案

王某，男性，34 岁。主诉尿血 1 年余，加重 7 日。患者自诉 1 年前由于工作变迁，经常工作至深夜，每日睡眠时间不足 5 小时，后开始见尿频，有时见肉眼血尿，反复发作，经多方求治，西医诊断为肾小球肾炎，给予激素及潘生丁等西药治疗，兼服中药，症状暂能缓解。近 7 天病情再次发作，持续不减，尿中带血，血色淡红，伴口干，心烦不寐，五心发热，腰痛，乏力，小便频数，量少色黄，面色萎黄，舌质红，苔薄黄，脉细数。中医诊断：尿血。辨证：肾虚火旺证。治法：滋阴泻火，养血止血。方药：黄连阿胶汤加减：黄连 12g，黄芩 6g，阿胶 10g（烊化），白芍 15g，鸡子黄 2 枚，当归 15g，生地黄 15g，黄芪 15g。共 7 剂，日 1 剂，早晚分服。7 天后复诊，患者述尿血症状较前缓解，血色明显变淡，其余症状均减轻。效不更方，继续服前方 7 剂。再次复诊，诸症皆解除，检查尿潜血阴性，嘱患者注意饮食调护，勿食辛辣肥腻之食品，保持心情愉悦，早睡早起，3 月后随访未见复发。

6. 血小板减少性紫癜案

王某，女，46 岁。患血小板减少性紫癜 3 月余。突发心动过速，在免疫科检查发现血小板只有 $16×10^9$/L，确诊为干燥综合征引起的血小板减少性紫癜，行脾脏切除术，术后一直服用激素，血小板维持在 $30×10^9$/L 左右。刻下：肤白体腴，下肢皮肤紫癜，肌肉注射处形成瘀斑且难消退，口干口渴，饮水多，晚上睡眠差，盗汗，易心悸，手足心热、发红，视物模糊，四肢麻木，大便干结如栗，月经半月一行、量多、有血块，小腿皮肤较润，舌暗红舌面干燥，脉滑数。处方：黄连 6g，黄芩 20g，制大黄 10g，生地黄 40g，白芍 30g，阿胶 20g（烊化）。15 剂，每日 1 剂，水煎日 2 服。二诊：诉药后 1 周查血小板已上升至 $98×10^9$/L，皮下紫癜消失，大便畅快，盗汗消失，视力亦恢复，睡眠改善，注射处瘀斑恢复快，期间经来血块消失，激素使用量亦减少，舌暗红苔白，脉滑。将上方生地黄加至 50g，白芍加至 40g，续服 15 剂。三诊：药后心悸减少，血小板近日复查已达 $130×10^9$/L，夜无汗，视物清楚，脚发麻减轻，但还有晨僵，舌暗红苔白，脉滑。将二诊方中生地黄加至 60g，阿胶减至 15g，续服 15 剂。嘱咐患者停用激素。

黄芩汤、黄芩加半夏生姜汤

黄芩汤、黄芩
加半夏汤 PPT

【原文】

太阳与少阳合病，自下利者，与黄芩汤；若呕者，黄芩加半夏生姜汤主之。（172）

黄芩汤方

黄芩三两，芍药二两，甘草二两（炙），大枣十二枚（擘）。

上四味，以水一斗，煮取三升，去滓，温服一升，日再夜一服。

黄芩加半夏生姜汤方

黄芩三两，芍药二两，甘草二两（炙），大枣十二枚（擘），半夏半升（洗），生姜一两半，一方三两（切）。

上六味，以水一斗，煮取三升，去滓，温服一升，日再夜一服。

【方歌】

枣枚十二守成箴，二两芍甘三两芩，利用本方呕加味，夏取半升两半姜。

【辨证要点】

证：太少合病呕利证。

病机：胆气不疏，横犯胃肠。

证候：下利灼肛，或下利黏腻而不爽，有热臭气，甚则里急后重，腹痛，或见呕吐，伴发热，口苦，小便短赤，舌苔黄腻，脉弦数。

【现代应用】

1. 细菌性痢疾、阿米巴痢疾、小儿秋季腹泻、慢性结肠炎等。

2. 肺炎、传染性单核细胞增多症、妊娠恶阻、带状疱疹、痤疮、鼻窦炎等。

【经验采撷】

1. 常用加减

本方药量可根据病情轻重而调整，若腹痛甚伴腹胀，大便不爽，可加柴胡、枳实、木香、黄连等。若伴恶心呕吐，可加半夏、生姜等。若遇湿食交阻之初痢，可去大枣，加猪苓、茯苓、泽泻、白术、厚朴、陈皮、木香。若腹绞痛甚者，可加重芍药用量。

2. 使用注意

黄芩汤苦寒，对于脾胃虚寒、食少便溏者需禁服。

【典型病案】

1. 湿热痢疾案

孙某，女，68岁，下利黏液脓血便4天。刻诊：下利黏液脓血便，伴恶心呕吐，口干口苦，无里急后重，舌暗红苔白腻，脉左弦。证属：湿热蕴结肠中，上逆犯胃。查血白细胞 10.3×10^9/L，N 89%，粪检示隐血弱阳性，吞噬细胞 0~1/HP，黏液阳性，脓细胞 0~3/HP，已经在外院静脉滴注左氧氟沙星、庆大霉素4天，效不显。处方如下：黄芩12g，白芍12g，赤芍12g，炙甘草6g，法半夏10g，陈皮10g，茯苓15g，木香10g，槟榔10g，生姜4片，大枣4枚。4剂，水煎服。3天后随访，诉服第1剂后就不再腹泻，也无恶心呕吐，仍胃口不开，乃以香连丸善后。随访3个月余，诉大便皆正常。

2. 肝癌案

李某，男，43岁。患者因检查发现肝占位性病变5年余入厦门某医院就诊。因肝功能异常，HBV-DNA 阳性，未行手术治疗。出院诊断：肝占位性病变（肝癌）；肝功能异常；肝炎后肝硬化；乙肝表面抗原携带者；门静脉高压；脾大；慢性胆囊炎。该患者体瘦，唇舌红，肤色暗，面部色素沉淀，眼睑红，眼睛充血，眉毛浓密，腹水明显，双下肢凹陷性浮肿。大便每日 1~2 次，色暗，便黏稀，寐可，但易早醒，口干，纳可，食多则腹胀，脉搏 79 次 / 分。既往史：2011 年发现血管瘤，"大三阳"及乙肝病毒携带。有牙龈出血史。门静脉彩超示（20170320 厦门某医院）：门静脉走行正常，主干内径 1cm，流速约 10.2cm/s。肝、胆、胰、脾、门静脉、腹水定位彩超示：肝轮廓不清晰，形态不规则，包膜不光滑，实质回声增粗增强，左叶见稍低回声结节（大小约 2.3cm×2.4cm），边界尚清，右叶包膜下见低至无回声结节（大小约 1.0cm×0.8cm），肝内管系显示清晰；胆囊壁毛糙增厚（约 0.6cm），胆囊息肉样病变（大小约 0.5cm×0.4cm）；脾大，脾长约 13.0cm，厚约 4.6cm；腹腔内见游离液性区，深约 12.5cm（右下腹），12.0cm（左下腹），11.9cm（肝周），10.2cm（脾周）。肿瘤指标检查示：甲胎蛋白（AFP）> 1000ng/mL（正常参考值：0~8.1ng/mL），CA125 > 600U/mL（正常参考值：0~35U/mL），CA50：28.976U/mL（正常参考值：0~25U/mL）。辨证：伏热内陷。治法：清热扶中。方用黄芩汤。处方：黄芩 15g，白芍 20g，炙甘草 10g，红枣 20g。14 剂。水煎服，每日 1 剂。

黄 土 汤

黄土汤 PPT

【原文】

下血，先便后血，此远血也，黄土汤主之。（15）（《金匮要略·惊悸吐衄下血胸满瘀血病脉证并治第十六》第 15 条）

黄土汤方，亦主吐血、衄血。

甘草、干地黄、白术、附子（炮）、阿胶、黄芩各三两，灶中黄土半斤。

上七味，以水八升，煮取三升，分温二服。

【方歌】

远血先便血续来，半斤黄土莫徘徊，术胶附地芩甘草，三两同行血证该。

【辨证要点】

证：虚寒便血证。

病机：中焦脾气虚寒，统摄无权而血渗于下。

证候：便血，血色紫暗，伴腹痛，喜温喜按，面色无华，神疲懒言，四肢不温，舌淡脉虚细无力。

【现代应用】

临床上可用于多种出血性疾病，如消化道出血、功能性子宫出血、血小板减少性紫癜等，凡属于脾虚气寒、中阳不足、统摄失职者均可用本方加减治疗。

【经验采撷】

1. 常用加减

临床常加熟地黄、当归、白芍增强滋养阴血作用，加炮姜、赤石脂增强温经止血之力，加党参、黄芪、干姜增强温中补虚效果，加地榆、侧柏叶增强凉血止血之功。

2. 使用注意

本方适用于脾阳亏虚、脾不统血所致出血证，凡热迫血妄行所致出血者忌用。

【典型病案】

1. 过敏性紫癜案

戴某，女，28岁。有4年过敏性紫癜病史，病情反反复复，曾服中西药，未能达到预期疗效，近因病情加重而前来诊治。刻诊：紫斑，关节肿胀疼痛如针刺，倦怠乏力，头沉，畏寒怕冷，动则汗出，月经量多夹血块，淋漓不止，口淡，舌质淡苔白厚腻，脉沉涩。辨为阳虚痰湿证，治当温阳散寒，燥湿化痰，活血化瘀。给予黄土汤、失笑散与二陈汤合方加味：生地黄15g，制附片10g（先煎），阿胶10g（烊化），黄芩10g，灶心黄土24g，生半夏12g，陈皮15g，茯苓12g，五灵脂10g，蒲黄10g（包煎），生姜18g，乌梅3g，棕榈炭15g，炙甘草10g。6剂，水煎服，1剂/日，每日分3服。根据症状变化加减用药治疗40余剂，为了巩固疗效，以前方变汤剂为散剂，每次6g，每日分3服，治疗半年。随访1年，一切尚好。

2. 崩漏案

赵某，女，55岁。月经量大5个月经周期，淋漓不净10天。月经量大，有大量血块，本月25日行经，头晕腰酸，气短乏力，畏寒肢冷，遗尿，睡眠欠佳。舌红苔黄，脉沉细。处方：黄土汤加减：煅龙骨30g，牡蛎30g，白术10g，制附片6g（先煎），阿胶珠10g，黄芩15g，生地黄炭20g，炙甘草10g，柴胡15g，升麻6g，黄芪30g，党参15g，麦冬10g，五味子15g，桂枝15g，白芍15g。7剂。二诊：服上方诸症改善，崩漏止，精力充沛，现腰酸痛困，头微晕，遗尿，多梦，血压100/70mmHg（上次80/60mmHg），舌红苔黄，脉沉细。黄土汤加减：煅龙骨30g，煅牡蛎30g，白术10g，制附片6g（先煎），阿胶珠10g，黑黄芩15g，生地黄炭20g，炙甘草10g，柴胡15g，升麻6g，黄芪30g，党参15g，麦冬10g，五味子15g，桂枝15g，白芍15g，续断15g，杜仲15g。7剂。三诊：服上方腰酸痛头晕，遗尿改善，现仍腰酸痛，睡眠欠佳，现周身烘热汗出，眼昏花，头痛（两侧），舌质暗红苔白润，脉沉缓。黄土汤加减：煅龙骨30g，牡蛎30g，白术10g，制附片6g（先煎），阿胶珠10g，黑黄芩15g，生地黄炭20g，炙甘草10g，柴胡15g，升麻6g，黄芪30g，党参15g，麦冬10g，五味子15g，桂枝15g，白芍15g，炒枣仁20g，熟地黄10g。7剂。病愈。

3. 溃疡性结肠炎案

崔某，男，39岁。大便下血5年余，便溏，时轻时重，血随便出，不分先后，色淡红，下腹坠胀不适，无疼痛，喜温喜按，遇寒加重，舌淡苔薄白，脉沉细弱。3 年前行肠镜示溃疡性结肠炎。辨证：中焦虚寒，脾不统血。处方：灶心土 30g，黄芩炭 12g，干地黄 12g，炒白术 18g，制附片 6g（先煎），炙甘草 6g，阿胶 12g，煨木香 6g，地榆炭 12g。3 剂水煎服频服。嘱自备灶心黄土与诸药同煎，阿胶不必烊化。复诊诉便血量减少，血色变暗，大便稍成形，舌脉无明显变化，取原方再服 7 剂。复诊，诉上次服药后一直未便血，近日多食水果，肚腹凉，便血再发，量少，仅便后一两滴，色暗，舌暗苔白，脉细涩。原方加三七 3g，14 剂调理，肚腹已基本不怕凉。至今，便血未再犯。

4. 下消化道出血案

熊某，男，78 岁，因便血半天住院治疗。入院诊断：下消化道出血（原因待查）；高血压病（2 级）；冠心病；糖尿病（2 型）；多发性脑梗死。患者入院后，便血频繁，给予止血、输血治疗效果不佳，次日便血 3 次（分别为 900mL、150mL、250mL），色鲜红，伴有血块。患者神情淡漠，面色苍白，四肢不温，舌质淡，苔白微腻，脉微细欲绝。在西医治疗基础上，治以补气助阳、化瘀止血，予以黄土汤加减，并以中药配方颗粒配合：西洋参粉 3g，阿胶 6g（烊化），制附片 3g（先煎），炒白术 10g，白及 3g，三七 3g，炙甘草 3g，生地黄 10，生黄芪 10g。另取灶心土 500g 煎汤代水冲服上药，每 5 小时 1 剂，口渴即饮灶心土煎液。并分次进食稀米汤约 400mL，服药 1 剂后，便血止。上药共服 6 剂，精神好转，神志清楚，面色渐见红润，舌淡苔白微黄腻，脉沉缓应指。次日上午排大便 1 次，量极少，糊状伴黑色陈旧性血块。效不更方，以上方加减继服，当日下午和晚间各进 1 剂，此后日服 2 剂，分 4 次服，连服 2 天。随病情好转，逐渐减为日 1 剂，2 次分服，共服药 10 天，患者病愈。随访半年，未再出血。

5. 便血案

戴某，男，38 岁。患者诉 1 年多来身体健康每况愈下，形体日渐瘦削，精神差，食欲不振，腹部常隐痛不适，大便溏，有时呈柏油样。曾在西安第四军医大学西京医院住院诊治，除大便隐血试验阳性，血红蛋白低外，其他检查正常。住院治疗半年，便血原因一直未查明，病情亦无好转，遂出院转张老处诊治。刻诊：神情紧张，多疑善虑，面色不华，肌肤瘦削，神疲乏力，纳差腹胀，大便溏，舌质暗淡，苔薄白，脉濡弦。大便隐血试验呈强阳性，血红蛋白 92g/L。辨证为心脾亏损，中阳虚滞，血失统摄。拟健脾养心，温运中州，和络止血为法。方药：黄土汤加味。灶心黄土 60g，熟地黄 15g，制附片 10g（先煎）、阿胶 10g（烊化）、太子参 15g，茯神 15g，炒白术 12g，炙甘草 6g，炒枣仁 15g，百合 15g，田七粉 6g，焦山楂 15g，蒲黄炭 12g，广木香 6g。6 剂，水煎服，每日 1 剂。二诊：精神明显好转，纳食渐馨，腹部不适减轻，大便转干，隐血试验呈弱阳性，原方迭进 6 剂。三诊：患者来时面露喜色，诉诸症大减，精神已不感疲乏，睡眠安酣，大便已正常，隐血试验呈阴性。上方去灶心黄土、附片、熟地黄，加炙黄芪 15g, 怀山药 30g, 鸡血藤 15g, 麦芽 12g, 嘱续服 18 剂。四诊：面色已明显红润，体重增加，身体已无不适，恢复上班，大便隐血试验复查呈阴性，血红蛋白 120.4g/L。上方去蒲黄炭，木香减为 3g, 加枸杞 15g, 龟板胶 15g, 山萸肉 10g。8 剂，研末和蜜为丸内服，以巩固疗效。

芍药甘草汤 PPT

芍药甘草汤视频

芍药甘草汤

【原文】

伤寒，脉浮，自汗出，小便数，心烦，微恶寒，脚挛急。反与桂枝欲攻其表，此误也。得之便厥，咽中干，烦躁吐逆者，作甘草干姜汤与之，以复其阳；若厥愈足温者，更作芍药甘草汤与之，其脚即伸。(《伤寒论》第 29 条)

问曰：证象阳旦，按法治之而增剧，厥逆，咽中干，两胫拘急而谵语。师曰：言夜半手足当温，两脚当伸，后如师言，何以知此？答曰：寸口脉浮而大，浮为风，大为虚，风则生微热，虚则两胫挛，病形象桂枝，因加附子参其间，增桂令汗出，附子温经，亡阳故也。厥逆，咽中干，烦躁，阳明内结，谵语烦乱，更饮甘草干姜汤。夜半阳气还，两足当热，胫尚微拘急，重与芍药甘草汤，尔乃胫伸。以承气汤微溏，则止其谵语，故知病可愈。(《伤寒论》第 30 条)

白芍药、甘草各四两（炙）。

上二味，以水三升，煮取一升五合，去滓，分温再服。

【方歌】

芍甘四两各相均，两脚拘挛病在筋，阳旦误投热气烁，苦甘相济实时伸。

【辨证要点】

证：筋脉拘急证。

病机：阴液不足，筋失所养。

证候：脚挛急或经脉挛急。

【现代应用】

1. 筋脉挛急、脘腹疼痛等症。

2. 各种疼痛病证，如腰腿痛、胃脘痛以及伴有腰椎病变的坐骨神经痛、面肌痉挛、三叉神经痛等。

【经验采撷】

1. 常用加减

头痛，加川芎、白芷；项背痛加葛根；上肢痛，加羌活、桂枝、桑枝；下肢及脚板（跟）痛，加独活、牛膝、木瓜；腰痛，加桑寄生、杜仲、续断、当归、鸡血藤；胸痛，加桔梗、枳壳、橘络、丝瓜络；胁痛，加柴胡、枳实、延胡索、川楝子；气虚，合补中益气汤；血虚，合四物汤；阳虚，合附子汤；阴虚，合六味地黄汤等。

2. 使用注意

芍药甘草汤通过大剂量口服，可能会有腹泻、颜面浮肿、血压升高和伪醛固酮症等不良反应。停药或对症加减药物后可减轻以上不良反应。

【典型病案】

1. 急性胃炎案

某患，女性，52 岁。胃脘部剧烈绞痛难忍 1 小时。既往胃痉挛反复发作 5 年，诊断为急性胃炎，用西药治疗最快 3~4 天痊愈。舌淡苔薄白，脉弦。西医诊断：急性胃炎。中医辨证：急性胃脘痛，脾胃气滞证。治法：和胃理气止痛。方药：自拟芍药甘草汤。药用：生白芍 40g，炙甘草 10g，延胡索 20g，砂仁 10g，红豆蔻 10g，白豆蔻 10g，青皮 20g，枳实 20g，木香 10g，郁金 20g，槟榔 10g，莱菔子 30g，厚朴 20g，檀香 10g。2 剂，水煎服，每日 1 剂，日服 2 次。患者服 1 剂胃脘痛症状基本缓解，服 1 剂半病愈。

2. 神经官能症案

李某，男，22 岁。两天前工作时，忽觉一股热流从左足心沿腿内侧缓慢上行，约 2 分钟行至少腹，攻冲上至胸，抵咽喉，旋即昏倒，不省人事，5 分钟后清醒如常。查脑电图、头部 CT 未见异常。用安定、苯妥英钠治疗无效，昨日又发作两次而求治于中医。诊见患者心烦不安，急躁易怒，饮食二便正常，舌尖红，苔薄白，脉芤大而数。证属肝血不足，冲脉之气上逆。治宜养血柔肝，平冲降逆。用芍药甘草汤：白芍 60g，赤芍 30g，炙甘草 60g。服药 2 剂，病未再发。效不更方，继服 10 剂病愈。随访至今未发。

3. 带状疱疹案

杜某，女，41 岁。患者 1 月前感染带状疱疹，后经治疗后皮疹已消，但后遗神经痛迁延未愈。刻下：患者两臂尺部阵发性窜痛，倦怠，食欲不振，眠差，口干，小便黄少，大便尚可，舌红苔黄腻，脉弦。诊断：带状疱疹后遗神经痛。此为气阴两虚，余毒未清之证。治宜缓急止痛，扶正养阴，兼清余邪。处方：白芍 60g，炙甘草 30g，生黄芪 30g，当归 20g，生地黄 30g，双花 10g，连翘 30g，蒲公英 30g，柴胡 10g，桑枝 20g。7 剂。水煎服，日 1 剂，分服。二诊：服上药后痛止，舌苔已退，唯眼皮跳，眠差，脉滑略弦。痛止苔退，余邪已清，治宜调养气阴、安神助眠。处方：生黄芪 15g，木防己 10g，白芍 20g，当归 15g，炙甘草 10g，柴胡 5g，煅牡蛎 10g，炒枣仁 20g，连翘 6g，茯苓 20g，麦冬 15g，五味子 10g。10 剂。水煎服，日 1 剂，分服。后随访，痛消、眠佳，已无不适。

4. 皮肤瘙痒案

王某，女，69 岁。全身皮肤瘙痒 6 月余。6 个月前患者不明原因出现皮肤瘙痒，经多方诊治，疗效不佳。后瘙痒日渐加重，入夜尤甚。病情严重时，患者难以耐受，遂抓破皮肤至血痕丛生。专科查体：患者面色萎黄，皮肤干燥，全身可见明显抓痕和结痂，失眠多梦，饮食尚可，二便尚可。舌红苔薄，脉弦细。辨证：血虚肝旺。治法：滋阴养血，平肝止痒。方药：芍药甘草汤加减。白芍20g，甘草10g，当归10g，川芎10g，生地黄10g，黄芪10g，白蒺藜10g，酸枣仁15g。1剂/日，水煎分3次服。药渣煎水外洗，1次/日。服6剂后，患者电话告知瘙痒缓解大半，嘱其继服原方。3周后电话随访，患者睡眠好转，瘙痒停止，未见复发。

薯蓣丸

薯蓣丸PPT

【原文】

虚劳诸不足，风气百疾，薯蓣丸主之。（《金匮要略·血痹虚劳病脉证并治第六》第16条）

薯蓣三十分，当归、桂枝、曲、干地黄、豆黄卷各十分，甘草二十八分，人参七分，芎䓖、芍药、白术、麦门冬、杏仁各六分，柴胡、桔梗、茯苓各五分，阿胶七分，干姜三分，白蔹二分，防风六分，大枣百枚为膏。

上二十一味，末之，炼蜜和丸如弹子大，空腹酒服一丸，一百丸为剂。

【方歌】

三十薯蓣廿八草，三姜二蔹百枚枣，桔茯柴胡五分匀，人参阿胶七分讨。更有六分不参差，芎芍杏防麦术好，豆卷地归曲桂枝，均宜十分和药捣。

【辨证要点】

证：正虚邪扰证。

病机：气血阴阳俱虚，外邪入侵内扰。

证候：虚劳夹风所致的头眩、头痛、瘾疹、体痛或麻木等。

【现代应用】

临床用于治疗慢性肾炎、肺结核、白内障、十二指肠溃疡、嗜酸性粒细胞增多症、脱肛、慢性荨麻疹、类风湿性关节炎、神经官能症、周围神经麻痹、重症肌无力、贫血、体虚感冒、产后腰骶部疼痛等多种慢性虚弱病证。

【经验采撷】

1. 常用加减

在临床应用时，可根据患者具体情况及正虚邪侵的侧重，灵活加减运用薯蓣丸。如偏于正虚，又当明辨气血阴阳虚损的侧重点。如气虚为重，则四君子汤可加重剂量使用；如阳虚为主，则可加重干姜用量，减小麦冬、干地黄等用量，或再加上附子温振阳气；如血虚为重，则重用干地黄、芍药、当归、阿胶、大枣，还可根据气血互生的理论，加黄芪配人参益气生血；如以阴虚为主，则可重用麦冬、阿胶，轻用干姜或去干姜之燥。如久病入肾，导致肾虚，则可于方中加上杜仲、菟丝子平补肾气；如偏于邪侵，则可根据感邪不同加减运用。偏于风寒之邪，可重用桂枝，也可加荆芥、羌活等祛风散寒；偏于风热入侵，则轻用桂枝，加银花、菊花疏风清热；湿邪为患，则去阿胶之滋腻，加薏苡仁、苍术燥湿和中；感受燥邪，则可加重麦冬用量，并加芦根、玉竹以润燥生津等。

2. 使用注意

仲景方后所注"空腹酒服""一百丸为剂"的服药方法。说明此方当以酒送服，目的在于借酒之辛通，助药力之发挥。若对酒精过敏者，慎用或用温开水送服。

【典型病案】

1. 白细胞减少症案

李某，男，59岁。肺癌经手术后化疗，白细胞明显减少，经服用中西药，白细胞升高不明显。刻诊：面色萎黄，神疲乏力，语言低微，汗出气短，四肢困倦，易感冒，舌淡苔薄，脉弱。化验血常规，其中外周白细胞 $30 \times 10^9/L$ 以下，根据脉症辨为阴阳俱虚证，选用薯蓣丸变汤剂：薯蓣30g，当归15g，桂枝9g，神曲9g，生地黄30g，大豆黄卷30g，炙甘草10g，红参9g，川芎9g，白芍12g，白术15g，麦冬12g，杏仁12g，柴胡10g，桔梗10g，茯苓15g，阿胶珠10g，干姜9g，白蔹6g，防风12g，大枣10枚。12剂，每日1剂，水煮2次，分2次温服。二诊：自觉各方面症状都有明显改善，外周白细胞 $4.0 \times 10^9/L$，守前方20剂。三诊：外周白细胞 $7.0 \times 10^9/L$，复以前方15剂。经复查血常规，外周白细胞恢复正常，之后以前方制成丸药，以巩固疗效。

2. 胃癌扩大性根治术后案

叶某，女，77岁。患者因胃低分化腺癌T3N2M0（Ⅲ期）行胃癌扩大性根治术，术后9个月因不能耐受放、化疗，求诊于中医。刻诊：面黄消瘦，剑突下疼痛，恶心纳少，食后反胃，大便稀溏，口干，干咳，舌暗舌底静脉充盈，苔白厚，脉虚软。查体：身高166cm，体重42kg，腹壁薄，腹主动脉搏动触及明显。既往有双下肢动脉粥样硬化斑块形成伴周围神经元性损害，以及多发性腔隙性梗死、肝囊肿史。近日CT检查示：腹主动脉旁多发淋巴结影。西医诊断：胃低分化腺癌术后。中医诊断：胃积。辨证：气血两虚。治法：益气养血，健脾和营。处方：山药30g，党参10g，炒白术10g，茯苓10g，生甘草10g，当归10g，川芎10g，白芍10g，生地黄10g，柴胡10g，肉桂10g，阿胶10g（烊化），杏仁10g，桔梗6g，麦冬15g，神曲10g，炒麦芽10g，防风10g，干姜10g，红枣30g，大豆黄卷10g。每2日1剂，水煎服。二诊：面色暗，剑突下疼痛略减，食欲不振，仍有恶心和反胃，口干苦，怕冷，舌尖干苔厚，脉弦。原方加生晒参10g。复诊：患者守方（酌加枸杞、枳壳）调治半年余，体重渐增至44kg。复查癌胚抗原，已由191.4mIU/L降至148.6mIU/L。于当地医院行胃镜检查示：吻合口炎。病理检查示：慢性食道黏膜炎症。刻下：精神、体力明显好转，能进行轻微体力劳动。剑突下偶有不适，时恶心呕吐，易腹泻，夜间口干苦，手足凉，舌苔腻，脉弦。体重未减，查癌胚抗原降至125.5mIU/L。处方：生晒参10g，党参

15g，炒白术 10g，茯苓 10g，炙甘草 5g，当归 10g，白芍 10g，川芎 10g，熟地黄 10g，肉桂 10g，麦冬 15g，阿胶 10g（烊化），柴胡 10g，防风 10g，杏仁 10g，桔梗 5g，神曲 15g，大豆黄卷 15g，山药 30g，干姜 10g，红枣 30g。

3.顽固性荨麻疹案

王某，女，36 岁。患者每于洗澡后即周身遍起风疹块，疹块色白，瘙痒异常，越抓越痒，持续 3~4 天逐渐消失。患此病已 3 年余，曾用抗过敏、钙剂、维生素及中药养血疏风法治疗，效果不佳。因此患者惧怕洗澡，为此病痛苦异常。目前处于缓解期。患者体质瘦弱，面色萎黄，食纳尚可，睡眠，二便均可。自诉体质一直较差，怕冷无汗。查皮肤偏干，无皮疹及脱屑，舌淡苔薄白，脉浮弱。此证为虚劳诸不足，外受风邪，外不得透发，内不能疏泄，郁于肌表所致。治以健脾益气，养血疏风。用薯蓣丸法，处方：山药 30g，党参 15g，白术 15g，神曲 10g，大豆黄卷 10g，当归 10g，生地黄 15g，白芍 15g，麦冬 15g，阿胶 10g（烊化），川芎 10g，柴胡 10g，桂枝 10g，防风 10g，桔梗 10g，杏仁 10g。水煎分 3 次温服，日 1 剂，服药 5 剂后，洗澡后风疹未起，仅觉轻微瘙痒，原方再进 10 剂后，面色转红润，洗澡后风疹及瘙痒未发，一直坚守原方，小有增减一二味，共服药两个月，至今未发。

葶苈大枣泻肺汤 PPT

葶苈大枣泻肺汤

【原文】

肺痈，喘不得卧，葶苈大枣泻肺汤主之。（《金匮要略·肺痿肺痈咳嗽上气病脉证并治第七》第 11 条）

葶苈（熬令黄色，捣丸如弹子大），大枣十二枚。

上先以水三升，煮枣取二升，去枣内葶苈，煮取一升，顿服。

肺痈，胸满胀，一身面目浮肿，鼻塞，清涕出，不闻香臭酸辛，咳逆上气，喘鸣迫塞，葶苈大枣泻肺汤主之。方见上，三日一剂，可至三四剂，此先服小青龙汤一剂，乃进。小青龙汤方见咳嗽门中。（《金匮要略·肺痿肺痈咳嗽上气病脉证并治第七》第 15 条）

【方歌】

葶苈大枣泻肺汤，喘而不卧肺痈成，烦满咳痰数实成，葶苈一丸十二枣，雄军直入夺初萌。

【辨证要点】

证：肺痈实证。

病机：邪实气闭，痰浊上逆。

证候：咳嗽，气急，咳吐浊痰夹腥味，或咯吐脓血，舌质红苔薄黄，脉浮数。

【现代应用】

1.渗出性胸膜炎，结核性胸膜炎，渗出性胸腔积液及水肿等。

2. 过敏性鼻炎、慢性鼻炎、慢性鼻窦炎，风湿性心脏病、心力衰竭、充血性心力衰竭等。

【经验采撷】

1. 常用加减

若肺热盛者，加生石膏、知母，以清泻肺热；若痰多气急者，加鱼腥草、桑白皮，以泻肺止逆；若热结便秘者，可加芒硝、大黄，以清泻热结等。

2. 使用注意

肺痈寒证，慎用本方。

【典型病案】

1. 胸腔积液案

尹某，男，25 岁。颜面四肢浮肿，头痛，发热，汗出，纳少，小便量少，大便两日未解。体检：颜面及双眼睑浮肿，双下肢指压凹陷性水肿，未见其他明显阳性体征，舌淡红苔白，脉沉无力。实验室检查：尿蛋白（+++），血清总胆固醇 25.2mmol/L，血清总蛋白 58.7g/L，诊断为肾病综合征。先予五皮饮加减治疗，疗效不显。后患者咳嗽加重，胸闷痛、心慌、气短息促，不能平卧，舌质紫暗，苔白，脉沉。检查发现，患者右侧肺底部呼吸音减弱，腹水征（+），胸部后前位片提示：腹内压增高致横膈高抬；右侧胸腔积液。查 24 小时小便记录只有 800mL，急投葶苈大枣泻肺汤加味治疗。方药：葶苈子、桑白皮、大腹皮、桔梗各 10g，大枣 5 枚，车前子、茯苓皮、益母草各 15g，牵牛子 3g，丹参、连翘、公英各 20g。3 剂，每日 1 剂，分 2 次服，嘱患者观察大小便的变化情况。服药后，患者咳嗽、气促减轻，水肿逐渐减退，小便增多，大便稀溏，日二行，精神尚可，纳谷增强。效不更方，上方再投 6 剂后，咳嗽、胸闷、气促好转，全身浮肿不明显，双肺听诊未见异常，复查胸片未见胸腔积液，尿蛋白降为（+）。患者因经济困难，要求出院，在门诊继续治疗。

2. 鼻炎案

赵某，女，33 岁。反复鼻塞 1 年，加重 1 周。诊见：反复鼻塞，时轻时重，呈交替性，感冒后加重，涕黄而黏、量少，咳嗽，咯痰多色黄，鼻气灼热，睡眠差，饮食如常，二便调，舌尖红苔黄微腻，脉数有力。前鼻镜检查：双侧下鼻甲充血肿胀，黏膜色鲜红，总鼻道有少量黄脓性痂皮。中医诊断为鼻窒，证属肺经蕴热，壅塞鼻窍。治宜清泻肺热，通利鼻窍。方用葶苈大枣泻肺汤加减。处方：葶苈子 6g，川芎、桑白皮、鸭跖草、辛夷（包煎）、甘草各 10g，大枣 12 枚。7 剂，每天 1 剂，水煎服。二诊：服药后鼻腔通气明显好转，咳嗽、黄痰症状消失，睡眠好转，舌淡红苔薄腻，脉沉实。前鼻镜检查：双侧下鼻甲红润，无肿胀，鼻道清洁，无脓性分泌物。本病肺热痰壅已除，诸症缓解，唯鼻塞仍轻微存在，已无大碍。原方去葶苈子、鸭跖草，加红花 5g，细辛 3g。如法煎服 14 剂以巩固疗效。药毕恢复如常，随访 3 月未再复发。

3. 肺源性心脏病案

王某，男，59 岁。患者咳嗽、气喘时作已近 10 年，近半年来咳喘加剧，不得平卧，喉中痰鸣，心悸气短，四肢不温，两下肢浮肿，舌苔黄腻，脉沉细。西医诊断：肺源性心脏病。此乃久病及肾，肾虚水泛，上射于肺。治以泻肺平喘，温肾化饮治之。方选葶苈大枣泻肺汤合金匮肾气丸化裁：葶苈子、牡丹皮各 10g，地龙、茯苓、泽泻、瓜蒌仁、猪苓各 12g，肉桂、制附片（先煎）各 6g，山药 15g，甘草 3g。服上药 2 剂咳喘减轻，下肢浮肿已消，纳谷增加，苔薄质稍红，脉沉细。再投原方 2 剂，咳喘已平，诸恙均减，唯苔薄腻，脉滑，再投 2 剂，巩固其效。

酸枣仁汤

酸枣仁汤 PPT

酸枣仁汤视频

【原文】

虚劳虚烦不得眠，酸枣仁汤主之。（《金匮要略·血痹虚劳病脉证并治第六》第 17 条）

酸枣仁二升，甘草一两，知母二两，茯苓二两，川芎一两。

上五味，以水八升，煮酸枣仁，得六升，纳诸药，煮取三升，分温三服。

【方歌】

酸枣二升先煮汤，茯知二两佐之良；芎甘各一相调剂，服后恬然足睡乡。

【辨证要点】

证：心肝血虚证。

病机：肝血不足，虚热内扰。

证候：心烦不眠，咽干口燥，舌红少苔，脉弦细。

【现代应用】

1. 常用于神经衰弱、更年期综合征等引起的失眠、心悸。

2. 精神疾病，如癔病、焦虑症等。

【经验采撷】

1. 常用加减：阴虚内热重者，加旱莲草、女贞子、白芍、生地黄养阴清热；头痛头晕者，加天麻、白芍止痛定眩；心悸重者，加龙齿镇静安神；痰湿内阻者，加法半夏、远志；气虚者，加党参、黄芪；胁痛口苦，加郁金、柴胡；盗汗者，加柏子仁、五味子安神敛汗；夜半惊恐症，加夜交藤、生龙牡。

2. 本方重用酸枣仁，剂量可达 30g 以上，且需先煎，方可取效。捣碎后先煎，效果更佳。

3. 使用注意：心火上炎等实火所致失眠、心悸者忌用。

【典型病案】

1. 失眠案

张某，女，43 岁。夜不能寐 2 个月，心慌胆怯，虚烦忧郁，头晕善忘，脉细软数，苔薄白。此乃心气不和、虚热内扰之候，拟除烦降火、疏郁安神为治，投以酸枣仁汤加减。酸枣仁、太子参、合欢皮、柏子仁各 16g，夜交藤、秫米各 20g，知母 12g，川芎、甘草各 6g，加减服药共 13 剂，夜安卧，虚烦宁。

2. 神经衰弱案

景某，女，55 岁。失眠 10 余年，加重 1 个月。患者长年劳累，40 余岁时即开始出现失眠，曾被诊断为"神经衰弱，脑供血不足，神经性眩晕"等。服用多种安神镇静剂，效果均不明显，症状反复。近 1 个月来因劳累过度致失眠加剧，每晚仅睡 1~2 小时，甚至彻夜不寐，伴有眩晕、头痛、耳鸣如蝉，面色㿠白，舌质淡红，边有齿痕，脉沉细无力。血压 80/50mmHg。中医诊为不寐，证系心脾两虚，血不养神。治以补益心脾，养血安神。方用酸枣仁汤合归脾汤加减，药用：炒酸枣仁 15g，桂圆肉 10g，生甘草 6g，茯苓 15g，知母 10g，川芎 6g，百合 30g，黄芪 20g，当归 10g，太子参 10g，远志 10g，牛膝 10g，阿胶 10g（烊化）。服药 7 剂后复诊，诉眩晕、头痛及耳鸣明显减轻，血压升至 95/65mmHg，睡眠有所改善，仍梦多。继以前方改炒酸枣仁 30g，并加入黄连 6g，再服 7 剂。三诊时眩晕、头痛及耳鸣已消失，血压为 120/80mmHg，未服安眠药而每晚安睡 6 小时，前方不变，服 7 剂。夜间已可正常安睡 6~7 小时，身无不适。

3. 焦虑症案

孙某，女，26 岁。焦虑症患者，患者平素常通宵达旦工作，每天睡眠 4~5 小时，喜咖啡、冷饮等食物。现症见：心神不宁，时而多疑易惊，悲忧善哭，时而烦躁易怒，打人摔物，夜寐常感全身麻木，四肢无力，纳差，小便频数，大便干，舌淡苔白腻，脉濡数。证属营卫不和，阴不敛阳。治宜调和营卫。投以桂枝加龙骨牡蛎汤合酸枣仁汤加减，处方：半夏、白芍、茯苓、牛蒡子、槟榔各 20g，酸枣仁、合欢皮各 15g，桂枝、川芎、大枣各 10g，磁石、珍珠母各 30g，知母 6g。7 剂，水煎服，每天 1 剂。二诊：患者喜怒无常、全身麻木情况明显减少，余症皆减，守上方继服 7 剂。

4. 癔症案

马某，女，48 岁。情绪不宁、喜悲伤欲哭 3 年。患者 3 年前因常操劳过度，渐出现情绪不宁，喜悲伤欲哭，伴善忘，心烦易怒，失眠多梦，口干苦喜饮，盗汗，未予诊治。现症见：面色微赤，情绪不宁，喜悲伤欲哭，伴善忘，心烦易怒，失眠多梦，口苦喜饮，盗汗，舌质淡红，苔微黄，脉细。此属中医之脏躁、西医之癔症。乃忧郁伤神，心气不足，阴血亏耗，虚热躁扰所致。治宜甘缓滋补、养阴清热、宁心安神之法。方拟酸枣仁汤、甘麦大枣汤合百合地黄汤加减。处方：甘草 10g，浮小麦 30g，大枣 10 枚（切开），炒酸枣仁 30g，知母 10g，百合 30g，生地黄 10g。15 剂。嘱其畅情志，忌忧愁郁怒；劳逸适度。二诊：服上方后，心烦易怒、口干苦喜饮明显减轻，失眠多梦稍有改善。诊其面色微赤，舌质淡红，苔微黄，脉细。继治以前法，于前方中加煅龙牡各 30g 以潜镇敛汗，加合欢花 30g 以解郁安神。30 剂。三诊：诸症明显改善。诊其舌质淡红，苔微黄，脉细。效不更方，继治以前法。

5. 更年期综合征案

王某，女，48 岁。患者 2 年来月经不规则，伴腰酸、耳鸣，继而头晕多梦，情绪不稳，心烦易怒，焦虑不安，夜卧易惊，无故恐慌，见陌生人则症加剧。曾服安定、阿普唑仑治疗，症状反复，近 1 月来出现失眠，口干，舌燥，纳差，胸闷，心悸，身体游走性不适，舌红苔薄黄，脉细数。西医诊断：更年期综合征。中医诊断：郁证，脏躁。证属阴血不足，心火上炎。治宜滋阴养血，清心安神。方以酸枣仁汤加减。处方：炒酸枣仁 30g，川芎、茯苓各 12g，生地黄 15g，知母 9g，黄柏、旱莲草、女贞子、柴胡、郁金、厚朴各 10g，甘草 3g。每天 1 剂，水煎服。二诊：睡眠及纳食正常，心情平静，无口干、耳鸣。续服 15 剂症状消除。

桃花汤

桃花汤 PPT

【原文】

少阴病，下利便脓血者，桃花汤主之。(《伤寒论》第 306 条)

赤石脂一斤（一半全用，一半筛末），干姜一两，粳米一升。

上三味，以水七升，煮米令熟，去滓，温服七合，内赤石脂末方寸匕，日三服。若一服愈，余勿服。

【方歌】

一升粳米一斤脂，脂半磨研法亦奇，一两干姜同煮服，少阴脓血是良规。

【辨证要点】

证：虚寒下利证。

病机：脾阳不足，虚寒滑脱。

证候：久痢不愈，虚寒滑脱，或夹有脓血，色暗不鲜；腹痛喜温喜按，舌淡苔白，脉迟弱。

【现代应用】

1. 痢疾，如慢性阿米巴痢疾、慢性细菌性痢疾。

2. 上消化道出血、胃及十二指肠溃疡、慢性肠炎。

3. 功能性子宫出血、带下等。

【经验采撷】

1. 常用加减：本方以温中涩肠为主，对于脾肾俱寒之证力嫌不足。手足厥逆、脉沉微，脾肾俱虚、阴寒内盛者，宜加炮附子、肉桂以增强温脾暖肾之效；若腹痛甚，可加桂枝、白芍、饴糖以缓急止痛；气虚者，可加党参、白术以补气健脾；血虚者，加当归以补血；久泻滑脱甚者，可加煨肉豆蔻以涩肠固脱；便血日久不止，加伏龙肝、白及、棕榈炭等。

2. 本方除了水煎服法外，还可用于灌肠。

3. 使用注意：本方温涩止痢，适用于虚寒久痢，故泻痢初起有积滞者，勿用；或虽为久痢，而有湿热见证者，也不能单独使用。

【典型病案】

1. 肠伤寒案

程某，男，56 岁。患肠伤寒住院治疗 40 余日，基本已愈。唯大便泻下脓血，血多而脓少，日行三四次，腹中时痛，屡治不效。其人面色素不泽，手足发凉，体疲食减，六脉弦缓，舌淡而胖大。此证为脾肾阳虚，寒伤血络，下焦失约，属少阴下利便脓血，且因久利之后，不但大肠滑脱，而且气血虚衰亦在所难免。治当温涩固脱保元。赤石脂 30g（一半煎汤，一半冲服），炮姜 9g，粳米 9g，人参 9g，黄芪 9g。服 3 剂而血止，又服 3 剂大便不泻而体力转佳。转方用归脾汤加减，巩固疗效而收工。

2. 慢性阿米巴痢疾案

汤某，男，62 岁。排便夹有黏液带血 4 月。患慢性阿米巴痢疾已有 4 月，小腹微胀作痛，肛门急坠，屡有便意，日夜约有 10 余次，排出便黏液带血，纳食减少，精神疲弱，四肢酸软，举步无力，脉形细滑，舌苔清白。用桃花汤加减：赤石脂 12g，干姜炭 3g，怀山药 30g，龙骨 30g，牡蛎 30g，禹余粮 12g，炒地榆 15g，炒秦皮 9g。清水 2 杯，煎 1 杯。药渣再煎 1 杯。饭前各服 1 服。初服 1 剂，下利减半，仍照原方再服 3 剂。另用怀山、莲子肉研末煮粥，经常服，一星期而痊愈，现身体健康，没有复发。

3. 急性菌痢滑脱案

黄某，女，2 岁。大便夹有脓血 10 余日。患儿于 10 天前大便脓血，每日 30 多次而致脱肛。在某医院治疗 5 天无效，转入我院传染科。大便镜检：红细胞 3~5 个 / 高倍视野，脓细胞 15~20 个 / 高倍视野。西医诊断：①急性菌痢；②脱肛；③营养不良Ⅱ度。经补液、庆大霉素、呋喃唑酮等治疗 4 天疗效不显，请中医会诊。刻诊：患儿面色不华，精神萎靡，不思纳食。便时里急后重，肛门脱出，大便全为脓血，每日 18~20 次。舌质淡苔薄白，脉沉细。此乃泻痢伤脾，脾气虚寒，统摄无权，而致大肠滑脱。治以排脓生肌止痢，温中涩肠固脱法。用桃花汤化裁治之。赤石脂 30g，干姜 2g，薏苡仁、焦山楂各 18g，冬瓜仁 10g，木香 4g，白芍 6g。1 剂，水煎，1 日分 5 次服完，大便 1 日减至 6 次，余症同前，上方续服 4 剂，精神食欲转佳，大便正常，脱肛基本消失。病愈出院。

4. 非特异性溃疡性结肠炎案

杜某，男，51 岁。大便夹有脓血，次数多 10 余年。患者 13 年前因泻痢，便脓血治疗不彻底，迁延至今。每日便 5~7 次不等，便时里急后重，腹痛不爽，肉眼即可见便中脓血。患者 10 多年不敢食用油腻或含脂肪食物，其痛苦难以名状。曾行结肠镜检示：结肠部充血水肿，有出血点及溃疡灶。诊断为：非特异性溃疡性结肠炎。曾长期服用多种抗生素及多种中药治疗，效果不佳。患者形体消瘦，面色不华，四肢不温，脉细滑，舌淡红，苔薄黄腻。处方：赤石脂30g，炮姜6g，败酱草30g，粳米30g。7剂，水煎服。服后脓血便锐减，日便3~4次。药已中病，守原方又进7剂，脓血便消失，大便基本成形，日1~2次。又以参苓白术散合半夏泻心汤出入调治月余，追访多年未复发。

5. 带下案

卢某，女，42岁。阴部流出黏液及血液一年余。右下腹胀满不舒，不思食，体重日减，精神疲乏，足跗浮肿。经妇科检查诊断为子宫颈糜烂，黏膜红肿，服西药等治疗月余无效，转中医治疗。予祛湿剂加八正散、萆薢分清饮之类，或用补中益气汤、归脾汤、八珍汤等方均未见效。诊见患者面色萎黄，舌白滑无苔，脉微弱，尤以尺脉为甚。为脾肾两虚，以肾虚为主。治宜温经散寒，补肾固脱。拟桃花汤合四神丸，方为：赤石脂50g，干姜15g，粳米1撮，破故纸25g，五味子15g，肉豆蔻15g，吴茱萸20g，红枣15枚。嘱连服两剂。二诊：服药后，患者精神略佳，带下大减。继续温补肾阳，加固冲任，将原方加制附片30g（先煎），鹿角胶20g。连服3剂，每天1剂。三诊：患者精神、食欲均好转，带下腹胀消失，足跗浮肿消退，脉缓有力，改用附桂地黄丸，每天早、午、晚各服1个，连服5天，以巩固疗效。

旋覆代赭汤 PPT

旋覆代赭汤

【原文】

伤寒发汗，若吐若下，解后，心下痞硬，噫气不除者，旋覆代赭汤主之。（《伤寒论》第161条）

旋覆花三两，人参二两，生姜五两，代赭一两，甘草三两（炙），半夏半升（洗），大枣十二枚（擘）。

上七味，以水一斗，煮取六升，去滓，再煎取三升。温服一升，日三服。

【方歌】

五两生姜夏半升，草旋三两噫堪凭，人参二两代赭一，枣十二枚力始胜。

【辨证要点】

证：胃虚气逆证。

病机：胃虚痰阻气逆。

证候：胃脘痞闷胀满，噫气频发，呕呃，苔白滑，脉弦虚。

【现代应用】

常用于慢性胃肠疾病，如反流性食管炎、胃神经官能症、胃扩张、慢性胃炎、胃及十二指肠溃疡、幽门不完全性梗阻、神经性呃逆等证属胃虚痰阻气逆者。

【经验采撷】

1.常用加减：若胃热气逆者，去人参、大枣，加黄连、竹茹、芦根等以清胃降逆；虚寒气逆者，合理中丸以温中降逆；阴亏气逆者，人参易沙参，加麦冬、天冬以补阴降逆；脾胃虚弱者，重用人参、炙甘草益气补脾；呕逆较甚者，加重半夏降逆止呕；若肝胃寒逆者，加吴茱萸、干姜温胃散寒；若脾虚夹痰湿者，加橘皮、苍术健脾燥湿。

2.本方中药物的剂量要特别注意，代赭石为剂量最小的一味药，是生姜的五分之一，是人参的二分之一。

【典型病案】

1.反流性食管炎

郑某，男，37岁。前胸部疼痛，烧心、嗳气多年。行胃镜检查，报告为反流性食道炎、慢性浅表性胃炎。处方：旋覆花10g，党参12g，赭石24g（先煎），制半夏9g，佛手9g，沉香曲10g，生姜9g，大枣5枚，炙甘草5g。服药5剂后，胸痛、烧心感明显减轻，减赭石用量为12g，再服7剂。此后赭石改为6g，连服4周，症状均消失。3个月后复查胃镜，反流性食管炎已痊愈。

2.慢性胃炎

张某，女，36岁。间断性胃脘疼痛伴嗳气5年。5年前因饥饱失常引发胃脘疼痛，自服斯达舒后症状稍缓解，仍间断性饭后胃痛、嗳气频作，胃镜示：慢性浅表性胃炎。间断服用胃动力药、抑酸剂及和胃止痛类中药治疗，胃脘疼痛、嗳气不能缓解。刻诊：胃脘疼痛，遇寒加重，腹部畏寒，嗳气频频，纳少，大便稀薄，时有腹胀，舌苔薄白，舌质淡，脉沉细。中医诊断：胃脘痛。证属脾胃虚寒型。西医诊断：慢性浅表性胃炎。治以旋覆代赭汤合良附丸加减：旋覆花10g（包煎），代赭石15g，半夏9g，党参15g，刀豆子20g，香附20g，高良姜3g，延胡索20g，九香虫10g，茯苓20g，炒白术20g，陈皮12g，厚朴15g，枳壳12g，干姜3g，大腹皮15g，鸡内金12g，炒神曲15g。服上方7剂后，胃脘疼痛、嗳气明显减轻，饮食稍增，上方加佛手、八月札、白及、海螵蛸等服用26剂时，胃痛、嗳气消失，大便正常，后用香砂六君子汤加味巩固治疗。

3.呃逆案

张某，男，56岁。呃逆1周。患者于2011年6月因反复咳嗽查胸部CT提示，肺部结节影。未予重视。2012年10月初因痰中带血查支气管镜并取病理确诊为：右肺低分化鳞癌。2012年10月23日于某医院行右肺根治术。术后行TP（紫杉醇+卡铂）方案化疗2次，末次化疗时间为2012年12月25日。近1周患者无明显诱因出现呃逆频作，始则发作较轻，未做特殊治疗，后渐渐发作频繁，甚至连续发作，妨碍呼吸，经服异丙嗪、穴位注射等多方治疗，效果不佳。刻诊：呃逆连声，声短而频，不能自制，咽痛，痰多，全身乏力，纳差，饮水一般，小便自利，大便不畅，舌淡苔白腻，脉滑。本证属脾胃虚弱，脾胃亏虚致痰浊内生，土虚木乘，胃虚痰阻，肝胃气逆。治宜和胃化痰，镇肝降逆。方选旋覆代赭汤加减。处方：旋覆花30g（包煎），代赭石15g，党参30g，姜半夏30g，大枣12枚，生姜80g，桔梗30g，柿蒂30g，炙甘草30g。每天1剂，水煎服。药进1剂，呃逆明显改善，3剂后，呃逆基本不作，7剂呃逆已止。

真武汤

真武汤PPT

【原文】

太阳病，发汗，汗出不解，其人仍发热，心下悸，头眩，身瞤动，振振欲擗地者，真武汤主之。（《伤寒论》第82条）

少阴病，二三日不已，至四五日，腹痛，小便不利，四肢沉重疼痛，自下利者，此为有水气。其人或咳，或小便利，或下利，或呕者，真武汤主之。（316）

茯苓、芍药、生姜（切）各三两，白术二两，附子一枚（炮，去皮，破八片）。

上五味，以水八升，煮取三升，去滓，温服七合，日三服。若咳者，加五味子半升、细辛一两、干姜一两；若小便利者，去茯苓；若下利者，去芍药，加干姜二两；若呕者，去附子，加生姜，足前为半斤。

【方歌】

生姜芍茯数皆三，二两白术一附探，便短咳频兼腹痛，驱寒镇水与君谈。

【辨证要点】

证：阳虚水泛证。

病机：脾肾阳虚，水气内停。

证候：肢体浮肿或沉重，腰以下为甚，小便不利，畏寒肢冷，腹痛下利，眩晕，动悸，舌淡胖，苔白滑，脉沉细。

【现代应用】

1. 水肿性疾病，包括肾性水肿和心性水肿。如肾病综合征、慢性肾炎、慢性肾盂肾炎、慢性肾功能衰竭、心力衰竭等证属脾肾阳虚、水饮内停者。

2. 因慢性支气管炎、支气管哮喘所引起的咳喘，证属肾阳不足者。

3. 慢性结肠炎、肠结核等，证属肾阳不足，水饮内停者。

4. 梅尼埃病，以眩晕为主，证属肾阳不足者。

5. 帕金森综合征，以肢体不自主震颤为主，证属肾阳不足者。

【经验采撷】

1. 常用加减：如咳者，加五味子、细辛、干姜；如小便利者，去茯苓；如下利者，去芍药，加干姜；如呕者，去附子，生姜加量。加党参、桑螵蛸、炙甘草等益气固涩之品，可治疗尿崩症。本方加桂枝、党参等温经健脾益气之品，可治风湿性关节炎及妇人寒湿带下等。本方合麻黄连翘赤小豆汤，可增强宣肺发表利水之功，用以治疗顽固性湿疹及皮肤溃烂流水久不愈者。

2.附子过量有毒性反应，应注意掌握正确煎煮法。

3.孕妇忌服。

【典型病案】

1.咳喘案

王某，女，61岁。咳喘逢寒病作多年。时值秋末冬初，其痛发作，喘急抬肩，动则喘息更甚，伴有咳嗽，吐痰色白，稀痰量多，形瘦神惫，时而汗出，观其面有微绛，舌苔薄白，脉沉弱无力。投二陈、青龙皆不收效，后服白果定喘汤，但只能缓解，不能根除，停药病仍作，百医无效。此乃肾中真阳不足，水寒射肺也。痰生于饮，治痰必驱其饮。处方：真武汤重用茯苓60g，加干姜60g，细辛2.4g。服一剂知，二剂病大减，咳喘已平，吐白痰仍多，纳食不佳。用前方加五味子6g，白术9g，三剂而痊愈。

2.原发性高血压案

蔚某，女，34岁。头痛多日。患者病头痛，发热恶寒，无汗骨楚，服荆防败毒散，汗大出，寒热解。翌日，眩晕、恶心、全身水肿，测血压170/100mmHg。检查心电图示，正常。X线检查：右上肺结核纤维化。化验尿常规、肝功能均正常。诊断为原发性高血压，服利血平7日，血压不降。患者眩晕恶心，水肿畏寒，四末不温，饮食不思，小便不利，大便如常。舌苔润滑，脉象沉细。观其脉症，此汗不如法，损伤肾阳，气化不利，水饮泛滥证也。温肾回阳，四逆汤为优；化气利水，五苓散为先。然四逆汤回阳不利水，五苓散利水不回阳，二者兼备者，真武汤也。拟：制附片10g（先煎），白术15g，茯苓15g，白芍10g，生姜10片。2剂，停服利血平。二诊：血压150/100mmHg，眩晕减轻，小便增多，水肿亦退，仍不欲食，口咽干，不思饮。此水饮阻滞，津不布也。药已中的，原方再进2剂。三诊：血压130/86mmHg，眩晕止，胃口开，水肿全消，拟金匮肾气丸善后。

3.白带案

某，女，43岁。白带多年。曾服健脾利湿之剂，时轻时重。诊见：白带清稀如水，臭味难闻，每天必须换2~4次内裤，平素畏寒怕冷，舌淡嫩苔薄白，脉沉迟。中医诊为白带，证属阳虚水滞。治以温阳化水。处方：制附片60g（与生姜一起先煎1小时），白术、萆薢各30g，茯苓、白芍、生姜各45g。7剂，每天1剂，水煎，取汁600mL，每天3次，每次200mL，口服。药毕，白带明显减少，畏寒怕冷好转。

4.糖尿病肾病案

黄某，女性，69岁。双下肢浮肿半年。患者有2型糖尿病10年，3年前诊断为糖尿病肾病，血糖控制不理想。刻诊：面色萎黄，体型偏胖，畏寒神疲，口干不欲饮，手足麻木，腰酸软，四肢不温，着棉衣不觉热，双下肢肿甚，纳呆寐安，小便少，2~3 次 / 夜，大便秘结，二三日一行。舌质暗淡边有瘀斑、齿印，苔白腻，脉沉细无力。辨证为脾肾两虚，水邪泛滥，夹湿夹瘀。处方：制附片 6g（先煎），白术 20g，茯苓 15g，干姜 6g，赤芍 15g，猪苓 15g，丹参 15g，枳壳 15g，党参 20g，玉米须 20g，田七 10g（先煎），怀山药 20g，沙参 15g，炙甘草 6g。4 剂。二诊：双下肢浮肿明显减退，口干及手足麻痹减轻，但畏寒，手足麻木，腰酸软，夜尿减至 1 次，大便稍硬，舌脉同前。上方去沙参、怀山药，加柴胡 10g，山萸肉 12g，制附片增至 8g，7 剂。三诊：水肿基本消退，诸症均减，大小便转常。加大熟附子用量至 10g，服药 7 剂后见水肿消退，纳增，精神转振，诸症不显。

5. 风湿性心脏病案

黄某，女性，51 岁。肢体水肿 15 年，喘咳 5 年，加重 1 月。患者 15 年前因双下肢轻度水肿、乏力，在某医院确诊为风湿性心脏病，二尖瓣狭窄并关闭不全，Ⅱ度心衰，予地高辛、氢氯噻嗪等药治疗，病情好转。近 5 年来病情日渐加重，每遇冬季寒冷天气发病，渐至全身水肿，咳喘气促，不能平卧，动则喘甚，每年需住院治疗以缓解病情。1 月前因受寒病情再次加重，肢体重度水肿，严重呼吸困难，咳吐大量泡沫稀痰，不能平卧。再次住院，西医诊断为风湿性心脏病、二尖瓣病变、重度难治性心力衰竭、心房纤颤、瘀血性肝硬化、肾功能不全。经治 1 个月，病情未能控制。现全身重度水肿，大腿及以下俱肿，腹大如鼓，两颧暗红晦滞（二尖瓣面容），唇甲紫绀，极度呼吸困难，张口抬肩，不能平卧，咳吐大量泡沫样清稀痰，语声低微、断续，畏寒肢冷，额上豆大汗出，手足冰冷至肘膝，大便 3 日未行，舌淡紫苔白滑，脉沉细欲绝、至数难明。路老云："此乃肾阳虚衰，寒水射肺之证，恐有阴阳离决之兆，急宜温肾利水，泻肺平喘，以求挽救于万一。"即以真武汤合葶苈大枣泻肺汤加减：制附片 10g（先煎），茯苓 20g，生白术 15g，白芍药 12g，干姜 10g，炒葶苈子 15g（包），杏仁 10g，人参 15g，桂枝 10g，五味子 3g，炙甘草 10g，大枣 5 枚。3 剂。药后小便量渐增，水肿稍减，手足较前温暖，额上汗出即止。既见效机，仍宗上法。原方去干姜，加麦门冬 10g，益母草 20g，生姜 10g。再进 5 剂，药后诸症悉减，休息时咳喘基本消失，仍动则喘甚，小便量多，大便日一行。宗上方略有变化，共服 30 余剂水肿大减，腹水尽消，仅下肢微肿，已能平卧。

6. 帕金森综合征

戴某，男，76 岁。肢体震颤 5 年，反应慢、动作迟缓 2 年。5 年前出现发作性四肢震颤，静止和运动时均可出现，渐加重。两年来出现反应迟钝并加重；身体前倾，肢体僵硬，动作迟缓，口中流涎，恶寒，夜尿 6~7 次，大便 1 周 1 行。舌质淡嫩苔白水滑，脉沉细弦。既往高血压病。查体：表情呆板，肌张力不高，未震颤，轮替稍笨拙。西医诊断：帕金森综合征，脑萎缩，多发脑梗。中医诊断：颤证。证属肾阳虚，水湿浸渍，肝木振掉。治法：温补肾阳，祛水利湿。处方真武汤合缩泉丸加味：制附片 15g（先煎），茯苓 15g，白芍 10g，白术 20g，干姜 10g，肉苁蓉 20g，当归 20g，炙甘草 10g，川芎 10g，山药 10g，乌药 10g，益智仁 10g。7 剂，每日 1 剂，水煎服。复诊，诸症好转，大便每日 1 行，夜尿 2~3 次。后以益气活血方巩固，半年随访，病情稳定，未震颤，生活自理。

7. 梅尼埃病

戴某，女，40 岁。头晕恶心 1 天。患者有梅尼埃病病史，既往有类似发作，需要输液治疗数天才能缓解。此次发作眩晕，视物旋转，不敢睁眼，伴恶心呕吐，泛吐清水，要求中药治疗。追问病史，素体阳虚，畏寒喜暖，神倦纳差，大便偏溏，舌淡苔薄白，脉沉细。辨证为阳虚饮泛，拟温阳化饮。处方：制附片（先煎）、当归、半夏各 9g，白术、茯苓、白芍、生姜各 15g，泽泻 12g，葛根 30g。3 剂。复诊诸症已缓解，予金匮肾气丸调理善后。

8. 慢性结肠炎案

张某，男，58 岁。晨起腹鸣腹泻 4 年余。患者 4 年来每日凌晨必腹鸣、腹泻水样便，多达 6 次，伴纳差，神疲肢倦，形瘦，怕冷，时有恶心，舌苔薄腻、质胖，脉细无力。西医诊断：慢性结肠炎。中医辨证：脾肾阳虚，水湿下注。治宜温肾扶脾，行气燥湿。拟真武汤加减。处方：茯苓、芍药、炒党参、姜半夏各 12g，炒白术、炒青皮、陈皮、煨木香各 10g，淡干姜 5g，熟附片 9g（先煎）。5 剂。二诊：晨起腹鸣腹泻次数减少至 2 次，且大便由水泻转为烂便，食欲增加，精神好转，恶心已除。上方加补骨脂、石榴皮各 12g，炙升麻 10g。7 剂后告愈。

9. 心衰重症案

戴某，男性，86 岁。胸闷憋气 1 周，加重伴喘憋、意识不清 6 天。由急诊收入院，患者在急诊治疗时出现室颤，意识不清，予心外按压、电除颤、气管插管、呼吸机辅助呼吸等积极抢救，恢复窦性心律。入院诊断：心律失常，心室颤动，心肺复苏术后；冠状动脉粥样硬化性心脏病，陈旧性心肌梗死，支架植入术后，心功能不全，心功能Ⅳ级；休克等。入院后予呼吸支持、营养支持、抗感染、抗凝、稳定循环、抑酸、化痰、纠正贫血等治疗。刻下：面部浮肿㿠白，口唇暗紫，皮肤干燥脱屑，四肢肌肉松弛萎缩，四肢水肿，有痰量不多，有胸水，心尖部及剑突下可见悸动，大便通畅，利尿后尿量尚可，呼吸机支持，舌苔水滑，舌暗红，脉弦紧。多巴胺泵入维持血压。辨证属阳虚水泛兼血瘀，治拟温阳利水活血为法，予真武汤加味，处方：制附片 10g（先煎），茯苓 30g，生白术 40g，干姜 10g，白芍 30g，当归 15g，川芎 10g。4 剂。经治疗患者神志清楚，休克纠正，顺利脱离呼吸机，拔除气管插管，病情好转，转入普通病房治疗。

温 经 汤

温经汤 PPT

【原文】

问曰：妇人年五十所，病下利数十日不止，暮即发热，少腹里急，腹满，手掌烦热，唇口干燥，何也？师曰：此病属带下。何以故？曾经半产，瘀血在少腹不去，何以知之？其证唇口干燥，故知之。当以温经汤主之。（《金匮要略·妇人杂病脉证并治第二十二》第9条）

吴茱萸三两，当归、川芎、芍药各二两，人参、桂枝、阿胶、牡丹皮（去心）、甘草各二两，半夏半升，麦门冬（去心）一升，生姜三两（一本二两）。

上十二味，以水一斗，煮取三升，分温三服。亦主妇人少腹寒，久不受胎，兼取崩中去血，或月水来过多，及至期不来。

【方歌】

温经芎芍草归人，胶桂二两牡丹皮君。半夏半升麦倍用，姜萸三两对君臣。

【辨证要点】

证：冲任虚寒夹瘀证。

病机：冲任虚寒，瘀血内阻，虚热内生。

证候：月经不调，小腹冷痛，经有瘀块，色紫而淡，舌质暗红，脉细涩。

【现代应用】

现代常用于治疗功能性子宫出血、习惯性流产、产后腹痛、不孕、慢性盆腔炎等证属冲任虚寒、瘀血阻滞者。

【经验采撷】

1. 常用加减

若小腹冷痛甚者，去牡丹皮、麦冬，加艾叶、小茴香，或以肉桂易桂枝，以增强散寒止痛作用；少腹胀满属寒凝气滞者，加香附、乌药以理气止痛；漏下色淡不止者，去牡丹皮，加炮姜、艾叶、熟地黄以温经补血止血；经血色紫暗、血块多者，去阿胶，加桃仁、红花以增强活血祛瘀之功；如阴虚内热明显，可去吴茱萸、生姜、半夏，加生地黄、女贞子、旱莲草以补益肝肾之阴；子宫虚冷、瘀阻胞脉、婚久不孕，症见月经后期、量少，或月经稀少、色暗淡，少腹冷痛，喜温，畏寒肢冷，性欲淡漠，可加鹿角霜、仙茅、淫羊藿、巴戟天、益母草等以温补肾阳；气虚甚者，加黄芪、白术以益气健脾。

2. 使用注意

月经不调属实热或无瘀血内阻者，忌用；服药期间忌食生冷之品。更年期患者出现上述证候，尚须妇科检查，排除肿瘤等疾患。

【典型病案】

1. 功能性子宫出血案

周某，女，51岁。经水淋漓不断半年。患者已停经3年，于半年前偶见漏下，未予治疗。一个月后，病情加重，经水淋漓不断，经色浅，夹有血块，时见少腹疼痛。诊断为功能性子宫出血，经注射和服用止血药，虽止血数日，但少腹胀满时痛，且停药后复漏下不止。又服中药数十剂，亦罔效。刻下：面色㿠白，五心烦热，午后潮热，口干咽燥，大便秘结，舌淡红，苔薄白，脉细涩。证属冲任虚损，瘀血内停。治以温补冲任，养血祛瘀。投以温经汤：吴茱萸 9g，当归 9g，川芎 6g，白芍 12g，党参 9g，桂枝 6g，阿胶 9g（烊化），牡丹皮 6g，半夏 6g，生姜 6g，炙甘草 6g，麦冬 9g。服药 7 剂，漏下及午后潮热减轻，继服上方，随症稍有加减。服药 20 剂后，漏下忽见加重，夹有黑紫血块，血色深浅不一，腹满时轻时重，病家甚感忧虑。诊其脉象转为沉缓，五心烦热、口干咽燥等症大为减轻，即告病家，脉症均有好转，下血忽见增多，乃为佳兆，系服药之后体质增强，正气渐充而瘀血乃行之故。此瘀血不去，则新血不生，病亦难愈。嘱继服原方 6 剂，隔日 1 剂，药后连续下血 5 日，之后下血渐少，血块已无，腹胀痛基本消失。又服原方 5 剂，隔日服。药后下血停止，唯尚有便秘，但亦较前好转，以麻仁润肠丸调理 2 周而愈。追访 10 年，未见复发。

2. 痛经案

李某，女，23 岁。经行腹痛 9 年。患者自 14 岁初潮起经行腹痛，经前 1 日与经行第 1~2 日尤剧，腹冷喜按，痛甚呕吐，需卧床休息。平素月经周期尚规律，30~35 日一行，经行 5~7 天，量中，色红，有少量暗色血块。舌淡胖边有齿痕，苔薄白，脉细滑。诊断：痛经。辨证：寒凝气滞，肝胃不和。治则：温经散寒，调肝和胃。处方：肉桂 3g（后下），吴茱萸 3g，炒当归 15g，川芎 9g，蒲黄 6g，五灵脂 9g，延胡索 9g，乌药 6g，制半夏 6g，青皮 6g，橘皮 6g，赤芍 9g，白芍 9g。二诊：经行腹痛较前渐减，未有呕吐。继予上法温经散寒、通调血气，加小茴香 3g，醋柴胡 6g，干姜 5g。

3. 不孕案

张某，女性，29 岁。不能受孕 5 年。患者述婚后 2 个月初次妊娠，第 45 天自然流产，产后未施清宫术。术后 1 个月月经按时来潮，此后周期正常且有规律，经量少，色暗红，有小血块，历时 3 天，至今已 5 年未再受孕。妇科检查：子宫体偏小且后位，输卵管造影通畅。刻诊：素感手心烦热，腰腹冷痛喜热，口干，纳差，平日不避凉水，舌质暗红，苔薄白，脉细涩。证属冲任虚损，瘀血内阻，血虚不濡，寒凝血脉。以温经汤加味。处方：桂枝 6g，吴茱萸 6g，川芎 10g，当归 15g，白芍 10g，牡丹皮 10g，生姜 6g，半夏 10g，麦冬 10g，党参 10g，阿胶 6g（烊化），炙草 6g，阳起石 20g，蒲黄 10g，艾叶 6g。服药 3 剂，前述诸症明显减轻，效不更方，继服 10 剂，诸症若失，体重增加 2kg，血块消失，经量较前增多，嘱其勿用凉水洗刷，2 个月后怀孕，顺产 1 男。

4. 习惯性流产案

邱某，女，32 岁。曾小产 3 胎，现又小产半个月。症见少腹阵痛，痛有定处，腰痛，唇口干燥，舌质暗红，脉细涩。此乃多次小产而致胞宫血脉受损，瘀阻胞宫，故见少腹阵痛而有定处，舌暗红、脉细涩及口干唇燥，为瘀阻少腹不去所致。治宜温补冲任，养血化瘀。方用温经汤减甘草：当归 15g，白芍 15g，川芎 10g，党参 12g，桂枝 10g，吴茱萸 6g，牡丹皮 10g，阿胶 15g（烊化），半夏

9g，麦冬 10g，生姜 4 片。每日 1 剂，水煎分 2 次温服。服上方 9 剂，诸症消失。后妊娠 6 个月时，又感腹痛下坠，经用当归芍药散 3 剂而愈。至足月，顺产一女婴。

5. 慢性盆腔炎案

陈某，女，39 岁。持续性小腹胀痛 2 年余。该患者于 3 年前行人工流产半年后出现小腹胀痛，每到经期加重，喜温热，白带清稀，月经先期，量少，质适中，有血块色暗红，腰空痛。经 B 超诊断为慢性盆腔炎，曾用消炎药疗效不显。现为经期 3 天，舌淡有瘀斑，苔白，脉沉涩。中医诊断：腹痛，证属寒凝血瘀。治以温经暖宫散寒，行气活血止痛。投以温经汤加减。处方：吴茱萸 10g，桂枝 10g，当归、川芎各 15g，赤芍、牡丹皮、蒲黄、五灵脂各 10g，党参 15g，甘草 6g，艾叶、香附、乌药、小茴香各 10g，延胡索 10g，山茱萸 15g，5 剂水煎服。二诊，自诉服 2 剂后痛剧，3 剂后流出诸多瘀血块，痛止，5 剂后经血止。继服原方，服 12 剂后，经期至，已无腹痛，仅略有腰酸痛，偶有血块。经期过后查 B 超提示：正常盆腔，未见异常。继以乌鸡白凤丸调理善后，随访 2 个月无复发。

乌梅丸

乌梅丸 PPT

乌梅丸视频

【原文】

伤寒脉微而厥，至七八日肤冷，其人躁无暂安时者，此为脏厥，非蛔厥也。蛔厥者，其人当吐蛔。今病者静而复时烦者，此为脏寒，蛔上入其膈，故烦，须臾复止，得食而呕又烦者，蛔闻食臭出，其人常自吐蛔。蛔厥者，乌梅丸主之。又主久利。(《伤寒论》第 338 条)

乌梅三百枚，细辛六两，干姜十两，黄连十六两，当归四两，附子六两（炮，去皮），蜀椒四两（出汗），桂枝六两（去皮），人参六两，黄柏六两。

上十味，异捣筛，合治之，以苦酒渍乌梅一宿，去核，蒸之五斗米下，饭熟捣成泥，和药令相得，内白中，与蜜杵二千下，丸如梧桐子大，先食饮服十丸，日三服，稍加至二十丸。

【方歌】

六两柏参桂附辛，黄连十六厥阴遵，归椒四两梅三百，十两干姜记要真。

【辨证要点】

证：寒热错杂证。

病机：胃热肠寒，蛔动上扰。

证候：腹中绞痛时作，烦闷呕吐，常自吐蛔，手足厥冷，得食而烦或久利。

【现代应用】

本方现代临床常用于治疗胆道蛔虫症、肠道蛔虫症、慢性菌痢、慢性肠炎等证属寒热错杂、正气虚弱者。

【经验采撷】

1. 加减变化

虫积较重者，可酌加使君子、苦楝根皮、榧子、槟榔等；若热重者，可去附子、桂枝、干姜；若寒重者，可去黄柏；无虚者，可去人参、当归；呕吐者，可加吴茱萸、半夏；大便不通者，可加大黄、槟榔。

2. 使用注意

本方应空腹服用，禁食用生冷、油腻等物，以免影响疗效。若蛔虫腹痛证属湿热者，本方不宜。

【典型病案】

1. 胆道蛔虫症案

郑某，女，36 岁。腹痛吐蛔 1 天。患者夜间突然脘胁疼痛，宛如刀绞，彻于右侧肩背，四肢冰冷，汗出如珠，兼发恶心呕吐，吐出黄绿苦水，并吐蛔虫 1 条，胃中灼热嘈杂，脘腹痞胀，烦扰不安，呻吟不止，终夜不能入睡。天明，其痛稍有减轻，方才交睫，又复作痛如前，遂由家人护送急诊。经检查，诊断为胆道蛔虫病，住院治疗。刻下见患者脉沉弦而紧，舌苔白腻，舌质青暗，不渴饮。此乃厥阴脏寒，肝胆气机郁结，腹中蛔虫上扰作痛，属蛔厥之证。照仲景法，以乌梅丸主之。制附片 30g（先煎），干姜 15g，肉桂 9g，当归 15g，党参 15g，黄连 6g，黄柏 9g，川椒 5g（炒去汗），细辛 5g，乌梅 3 枚。煎 1 剂，分 3 次服。二诊：1 剂疼痛稍减；3 剂尽，疼痛、呕吐均止，手足已回温，夜间已能安静入睡。唯胃中仍嘈杂，脘腹尚感痞闷，口苦不思饮食，脉沉弦，已不似昨日兼有紧象，舌质仍含青色，腻苔稍退。蛔虫虽安，但肝胆寒凝之气尚未祛尽。照原方加川楝子 9g，槟榔片 9g。连服 2 剂后，便下蛔虫 20 余条，腹中感到舒缓，饮食渐有恢复，苔退，脉缓。再以香砂理中汤加荜茇、高良姜调理 2 剂，气机恢复，痊愈出院。

2. 慢性肠炎

鲍某，女，55 岁。夜半腹泻多年。形体中等偏瘦，肤黄唇暗，神情烦愁。患者夜半腹泻多年，时有失禁，伴嗳气，凌晨泛酸，兼有胸骨后火辣灼热不适，无恶心呕吐，胃脘胀痛时作，夜间手指麻痛。平素性格急躁，有胆囊炎病史。胃肠腔镜检查示：浅表性胃炎，结肠炎。就诊时症见：手脚冰冷，心下压之不适，舌淡红而暗，舌根苔腻薄白，脉沉弦细。处方：乌梅 30g，制附片 10g，干姜 10g，肉桂 10g，花椒 5g，北细辛 5g，党参 15g，当归 10g，黄连 3g，黄柏 10g。每日 1 剂，水煎服，每服 2~3 剂停 2 天。二诊：服药 10 剂后腹泻止，胃胀痛及嗳气泛酸减轻，手麻缓解，心下按压不适基本消失，四肢回温，但大便欠畅，晨起手胀。续服上方（服 3 剂停 2 天）17 剂后，诸症得愈。

3. 细菌性痢疾

申某，男，1 岁 8 个月。腹泻 10 余天。患者因细菌性痢疾住本院传染科治疗已 10 余天，每日大便 10~20 余次不等，下痢黏液脓血便，每次量少，便常规化验：红细胞（++），白细胞（+++）。西医诊断：细菌性痢疾。输液治疗效果不显，故请中医会诊。其母代述：患儿每天下午至午夜前发烧38.5~39℃，干呕，厌食，泻下黏液脓血便，日十余次。查体：神志清楚，精神尚可，腹胀满，尿少色黄，面黄肌瘦，手足欠温，舌红苔白，指纹青紫暗淡。诊为脾胃虚寒，湿热羁留肠道，寒热错杂之泻痢。治宜温阳扶正，寒热并调。方用乌梅丸加味：乌梅8g，细辛2g，干姜5g，黄连5g，当归6g，制附片3g（先煎），川椒10粒，肉桂3g，党参6g，黄芩5g，葛根10g。以灶心土50g煮水煎药，嘱其两煎药液混合，每两小时喂药一次，每次30mL左右。二诊：脓血便已止，干呕腹胀已消失，唯便稀、纳差，于原方中加焦三仙各6g，莱菔子3g，服三剂后，便常规化验：阴性。临床治愈出院。3个月后随访，未复发。

千金苇茎汤

千金苇茎汤PPT

【原文】

《千金》苇茎汤：治咳有微热，烦满，胸中甲错，是为肺痈。（《金匮要略·肺痿肺痈咳嗽上气病脉证并治第七》附方）

苇茎二升，薏苡仁半升，桃仁五十枚，瓜瓣半升。

上四味，以水一斗，先煮苇茎，得五升，去滓，内诸药，煮取二升，服一升，再服，当吐如脓。

【方歌】

胸中甲错肺痈成，烦满咳痰数实呈。苡瓣半升桃五十，方中先煮二升茎。

【辨证要点】

证：肺痈成脓证。

病机：瘀热蕴肺。

证候：胸痛，咳嗽，吐腥臭痰或吐脓血，舌红苔黄腻，脉数。

【现代应用】

现代临床常用于大叶性肺炎、支气管炎、百日咳、肺癌等属热毒壅肺、痰瘀互结类疾病的治疗。

【经验采撷】

1.加减变化：若肺痈脓未成者，宜加金银花、鱼腥草以增强清热解毒之功；脓已成者，可加桔梗、生甘草、贝母以增强化痰排脓之效。

2.不论肺痈之将成或已成，均可使用。

3.使用注意：本方药物多为滑利之品，并有活血作用，故孕妇慎用。

【典型病案】

1.肺炎案

梅某，女，30岁。咳嗽伴胸骨下段疼痛半月余。半月前因感冒、发热至广州二院诊治。X线片示，肺炎链球菌性肺炎。经予西医抗菌、支持对症治疗，现热已退，仍觉胸痛，咳嗽，痰多质稠，色黄白难咯，疲倦乏力，纳眠一般，二便尚调，舌红苔薄黄，脉细滑。此为痰热壅肺，肺气失宣，肺络失畅。拟方如下：苇茎30g，冬瓜子30g，桃仁15g，生薏苡仁15g，鱼腥草30g，桑白皮30g，法半夏12g，栝楼皮12g，车前子6g，甘草6g。3剂，水煎服。二诊：药后咳嗽减轻，仍诉胸痛，以两胁肋间疼痛较为明显，痰少，倦怠乏力，舌红苔薄白，脉滑。调整处方如下。苇茎30g，冬瓜子30g，桃仁15g，生薏苡仁15g，法半夏5g，薤白8g，栝楼皮12g，白芍25g，赤芍15g，茯苓20g，甘草6g。3剂，水煎服，药后诸症而愈。

2. 百日咳案

唐某，男，6岁。因发热、咳嗽，经某医院诊断为百日咳，应用链霉素、氯霉素治疗，此后咳嗽加剧，而来我处就诊。症见：咳嗽约每小时发作一次，每咳嗽一次连续数十声，直至咳吐涎沫后，咳方暂止。眼目充血，眼睑浮肿，二便正常，苔薄白，脉滑数。此因久咳，郁久化热，伤及肺阴，气血郁滞。故以清热润肺，化瘀通络止咳为治。处方：沙参、麦冬、杏仁各10g，薏仁、冬瓜仁、苇茎、茅草根各15g，甘草3g。服两剂后咳嗽减轻，仍以上方加贝母10g，半夏5g开胸清热、化痰降逆，又服三剂，两目充血全部消失，咳缓解。最后以养阴益胃而恢复健康。

3. 肺癌案

陈某，女性，64岁。肺癌并腰椎骨转移1月余。曾于外院行顺铂化疗，现仍咯痰，痰中带血丝，纳眠可，二便调，舌红苔白，脉滑。中医诊断：肺癌。证属：痰热壅肺，热灼血络。治以清热化痰，凉血止血。处方：芦根30g，生薏苡仁30g，冬瓜仁30g，桃仁15g，藕节30g，黄连6g，橘红15g，姜半夏15g，茯苓15g，枳实15g，竹茹15g，炙百合30g。14剂，水煎服，每日2次。

二诊：患者诉咯痰减轻，痰中血丝减少，纳眠可，二便调，舌红苔白。复查腰椎CT示：腰椎肿瘤较前缩小。继用上方14剂。三诊：咯痰明显减轻，痰中血丝明显减少，精神佳。之后随症加减，坚持服用中药至今，定期复查，患者一般情况可，未见远处转移灶，局部未见复发。

肾气丸

肾气丸PPT

【原文】

虚劳腰痛，少腹拘急，小便不利者，八味肾气丸主之。（《金匮要略·血痹虚劳病脉证并治第六》第15条）

夫短气，有微饮，当从小便去之，苓桂术甘汤主之；肾气丸亦主之。（《金匮要略·痰饮咳嗽病脉证并治第十二》第17条）

男子消渴，小便反多，以饮一斗，小便一斗，肾气丸主之。（《金匮要略·消渴小便不利淋病脉证并治第十三》第 3 条）

问曰：妇人病，饮食如故，烦热不得卧，而反倚息者，何也？师曰：此名转胞，不得溺也，以胞系了戾，故致此病，但利小便则愈，宜肾气丸主之。（《金匮要略·妇人杂病脉证并治第二十二》第 19 条）

治脚气上入，少腹不仁。（《金匮要略·中风历节病脉证并治第五》附方）

干地黄八两，山药四两，山茱萸四两，泽泻三两，牡丹皮三两，茯苓三两，桂枝一两，附子一两（炮）

上八味，末之，炼蜜和丸梧子大，酒下十五丸，加至二十五丸，日再服。

【方歌】

温经暖肾整胞宫，丹泽苓三地八融，四两萸薯桂附一，端教系正肾元充。

【辨证要点】

证：肾气不足证。

病机：肾气虚弱，膀胱气化不利。

证候：虚劳腰痛，少腹拘急小便不利或小便清长，消瘦，腰酸膝软，唇淡舌淡苔少乏津，脉沉细无力，尺脉尤弱。

【现代应用】

1. 循环系统疾病，如高血压等。

2. 呼吸系统疾病，如慢性支气管炎、哮喘等。

3. 消化系统疾病，如胃神经官能症等。

4. 内分泌疾病，如糖尿病、更年期综合征、月经不调等。

5. 泌尿系统疾病，如肾炎水肿、尿崩症后期、老年人小便频数或尿失禁、小儿遗尿、前列腺肿大等。

6. 生殖系统疾病，如阳痿等。

【经验采撷】

1. 常用加减

肾气丸为补肾祖方、主剂，若其他诸脏久病及肾，或肾虚日久累及他脏所致病变，亦可以本方加减变通治之。如后世加减方中济生肾气丸、十补丸、右归丸、右归饮以温补肾阳为主；六味地黄丸、知柏地黄丸、杞菊地黄丸、麦味地黄丸、左归丸、左归饮以滋补肾阴为主。

济生肾气丸：肾气丸加车前子、牛膝。功能温阳利水，用于肾阳不足之腰重脚肿、水肿、小便不利等症。

十补丸：肾气丸加鹿茸、五味子。功专温肾壮阳，用于肾阳虚弱之精气不足、面色黧黑、足冷足肿、耳鸣耳聋、肢体羸瘦、足膝软弱、小便不利、腰膝疼痛等症。

右归丸：肾气丸减茯苓、泽泻、牡丹皮，加枸杞子、杜仲、菟丝子、当归、鹿胶。功专温补肾阳，填充精血。主治肾阳不足、命门火衰所致的年老久病而出现气衰神疲、畏寒肢冷、阳痿、滑精、腰膝酸软等症。

右归饮：肾气丸减去茯苓、泽泻、牡丹皮，加枸杞子、杜仲、炙甘草、桂枝易肉桂。功专温补肾阳，填精止遗。用于肾阳不足之气怯神疲、腰膝酸软、肢冷脉细，或阴盛格阳、真寒假热之症。

六味地黄丸：肾气丸减去附桂。凡肾阴不足者，皆以此方加减。

知柏地黄丸：六味地黄丸加知母、黄柏。其滋阴降火之力更大，用于阴虚火旺所致的骨蒸、潮热、盗汗、腰膝酸软、头晕健忘、耳鸣耳聋、男子遗精不育、女子崩漏或经闭不孕、口干咽燥，舌红少苔，脉细数。

杞菊地黄丸：六味地黄丸加枸杞子、菊花。重在滋补肝肾之阴以明目，用于肝肾亏虚、虚火上扰所致的眩晕、头胀痛、两目干涩、视物不清、失眠多梦、耳鸣耳聋、五心烦热、口燥干，舌红少苔，脉弦细数。

麦味地黄丸：六味地黄丸加麦冬、五味子。功专滋补肺肾之阴，用于肺肾阴虚所致的咳嗽痰少、动则气喘、间或咳嗽、腰膝酸软、消瘦、骨蒸潮热、盗汗、颧红、遗精，舌红少苔，脉细数。

左归丸：六味地黄丸减茯苓、牡丹皮、泽泻，加枸杞子、牛膝、菟丝子、鹿胶、龟胶。为纯甘壮水之剂，有补无泻，滋阴之力比六味地黄丸为大。凡精血亏损、津液不足之证，均可应用。

左归饮：六味地黄丸减泽泻、牡丹皮，加枸杞子、炙甘草，功效主治与左归丸相近，由于药物较左归丸为少，故滋补之力不如左归丸。

2. 使用注意

内有实热之病证不可用。

【典型病案】

1. 慢性肾炎案

陈某，女，47岁。间断全身浮肿近1年。患者十年前患肾盂肾炎，旋即治愈。今春以来经常出现全身浮肿，时起时退。尿检发现蛋白（++）、管型（+），经中西药治疗无明显进步。目前全身仍浮肿，腹皮增厚，腹胀，头晕，腰酸，食欲减退，小便频，量少，色深黄，口不干，脉细涩，舌体胖有齿印，质红苔白较厚。血压正常。予肾气丸加味。处方：熟地黄15g（砂仁杵），怀山药15g，茯苓12g，泽泻12g，牛膝12g，枸杞9g，牡丹皮9g，制附片9g（先煎），车前子9g（包），肉桂心1.8g（另冲）。连服30剂，诸症基本解除，小便多次复检未见异常。

2. 哮喘案

黄某，男，39岁。哮喘3年。患者哮喘三载，入冬易发，平时形寒，痰多清稀，脑转耳鸣，腰膝酸软，不耐操劳，动辄气促。脉象细软，舌淡苔薄。证属肾虚不能温脾，脾弱停湿成痰，肺气不得宣肃所致。兹秋令未发之前，宜从本治，以金匮肾气丸加减，处方：熟地黄12g，白术12g，山萸肉10g，制附片10g（先煎），桂枝 10g，茯苓 10g，苏梗 10g，泽泻 10g，山药 30g，冬瓜子 15g，陈皮 6g，甘草 6g。每日 1 剂，连服 7 剂，诸症好转。后嘱患者续服金匮肾气丸，每次 10g，1 日 2 次，连服 1 月，去冬未见复发。

3. 高血压案

王某，女，50 岁。阵发性头晕目眩 2 月余。患者平素体健，闭经 4 个月，2 个月前忽觉头晕，视物昏花，呈阵发性，同时伴有颜面烘热，自汗，心烦易怒，尤其在情绪激动及精神紧张时易发。血压 170/110mmHg。眼底动脉变细，有交叉压迹。曾按更年期综合征及高血压给予对症治疗月余，疗效不显，转求中医治疗。患者诸症如上，在询问病情时即见患者忽然颜面烘热，汗出淋漓，心烦气躁，约半小时才暂安。触其足胫欠温，舌淡红，苔薄白，脉弦细弱。血压 170/100mmHg。证属肾阴阳两虚证，故拟以温阳益肾、引火归原之法。处方：怀山药 12g，茯苓 12g，怀牛膝 12g，山萸肉 9g，牡丹皮 9g，泽泻 9g，肉桂 4g，制附片 6g（先煎），熟地黄 15g，龙骨 15g，牡蛎 15g。5 剂水煎服。后又复诊三次，基本守上方，前后服药共 30 剂，血压降至 140/90mmHg，舌质淡红，苔薄白，诊脉弦细，各症皆愈。

4. 糖尿病案

张某，男，53 岁。糖尿病 8 年。患者患有糖尿病 8 年，服用多种中西药，药物效果均不明显。患者诉刚开始时口渴多尿，消谷善饥，血糖和尿糖检查都高于正常值。刻诊：形体消瘦，精神萎靡不振，面色黧黑，饭量惊人，口渴多尿，大便次数偏多，且多为不成形的稀便，尿液混浊如膏，伴头晕乏力，喜温喜按，腰膝酸软，舌淡红，脉细数无力。处方用肾气丸合白虎加人参汤加减。药用：熟地黄 30g，山药 15g，山茱萸 15g，茯苓 10g，泽泻 10g，牡丹皮 10g，桂枝 5g，制附片（先煎）5g，天花粉 15g，生石膏 45g，知母 18g，红参 10g，粳米 30g，葛根 30g，炙甘草 10g。每日 1 剂，水煎服，嘱控制饮食，停用西药，7 剂后症状有所好转，无不良反应，又服用 60 剂后查血糖和尿糖，均恢复到正常。

5. 痛经案

王某，女，22 岁。痛经 6 年。月经于 16 岁初潮，每于行经时，少腹坠痛，伴腰骶痛，恶心欲吐，手足冰冷，头面汗出，口服止痛药物，效微。月经延后，量少色淡，无凝血块，带下清稀。形体瘦弱，面色㿠白，肢体乏力。舌质淡红，苔薄白，脉沉细。证属肾气未充，精血虚少，冲任不调。治宜温肾助阳，填补阴精，调理冲任。药用：制附片 9g（先煎），肉桂 3g，熟地黄 30g，山茱萸 15g，牡丹皮 6g，茯苓 10g，泽泻 9g，当归 10g，赤芍 10g，白芍 15g，益母草 30g，甘草 3g，小茴香 6g。连服 3 个月经周期，月事正常。随访 4 年，痛经消失。

6. 更年期综合征案

王某，女，47 岁。烦躁、喜怒无常半年余。患者诉半年来经常感到烦躁，喜怒无常，与家人不和，尤以夜间梦魇缠身，不能入睡为苦。伴头昏，精神不振，畏寒肢冷，腰脊酸痛，纳谷不馨，月经量时多时少，行无定期，质稀并夹有紫块，舌质淡苔薄白，脉沉细。前医多投逍遥散、甘麦大枣汤之类，几无良效。脉症合参，证属肾阳不足所致之更年期综合征。遂投：熟地黄 20g，山药 20g，牡丹皮 15g，茯苓 10g，泽泻 10g，山茱萸 12g，附片 20g（先煎），肉桂 3g（研末冲服）。进服 18 剂后，诸症消失而愈。

7. 阳痿案

王某，男，56 岁。阳痿 2 年。患者年轻时房事不节，2 年前出现阳事不振，经多方求医，均无果。刻下症见：房事时阴茎不能勃起，面色㿠白，精神萎靡，头晕耳鸣，腰膝酸软，畏寒怕冷，舌质淡，苔白，脉细无力。属阳痿，命门火衰证。治宜温补下元，振阳起痿。予金匮肾气丸原方加减。方用：制附片 12g（先煎），熟地黄 12g，山萸肉 12g，茯苓 12g，山药 12g，泽泻 12g，牡丹皮 12g，黄狗肾 10g，海马 10g，淫羊藿 10g，肉桂 5g（后下）。7 剂，每日 1 剂，水煎服。二诊：诉阴茎能勃起，但不够坚，头晕耳鸣，腰膝酸软，畏寒怕冷症状改善，精神好转，面色略转红润，舌质淡红苔白，脉细有力。上方继服 7 剂。三诊：阴茎已能正常勃起，能正常行房事，伴随症亦消失，舌脉恢复正常。为巩固疗效，嘱其继服金匮肾气丸 1 个月，每日 2 丸，分早晚 2 次服，用淡盐水冲服，至今停药半年未复发。

8. 胃神经官能症案

宋某，女，44 岁。胃脘嘈杂、纳差 6 年余，加重 4 月。每于食后嘈杂，继则慢慢减轻。胃纤维镜、钡餐透视均示正常，西医诊为"胃神经官能症"，曾服诸药无效。刻诊：体胖神清，面色无华，语声无力，头昏，四肢酸软，腰疼，口不渴，舌淡胖，苔薄白，脉沉细。证属脾肾阳气虚弱，无力运化水谷。治拟温肾健脾和胃。方用金匮肾气丸加味：熟地黄 15g（砂仁拌），茯苓 15g，焦三仙 15g，炒白芍 15g，山药 20g，牡丹皮 6g，白术 10g，佛手 10g，山萸肉 10g，泽泻 10g，桂枝 8g，陈皮 6g，制附片 6g（先煎）。5 剂后，胃嘈杂大减，纳食转香，精神振奋。再以原方出入 10 余剂，诸症悉除，继服浓缩金匮肾气丸二个月加以调理，随访一年未见复发。

当归贝母苦参丸

当归贝母苦参丸 PPT

【原文】

妊娠小便难，饮食如故，归母苦参丸主之。（《金匮要略·妇人妊娠病脉证并治第二十》第 7 条）

当归、贝母、苦参各四两。男子加滑石半两。

上三味，末之，炼蜜丸如小豆大，饮服三丸，加至十九。

【方歌】

饮食如常小水难，妊娠郁热液因干，苦参四两同归贝，饮服三丸至十九。

【辨证要点】

证：血虚热郁证。

病机：血虚生郁，郁而化热，湿热蕴结，气机不畅。

证候：小便不利，有涩痛感，尿黄而少，小腹作胀或会阴部隐痛坠胀，舌苔黄腻，脉象细数或弦。

【现代应用】

1. 妊娠小便难，大便难。

2. 泌尿系统疾病，如泌尿系感染、慢性肾盂肾炎、前列腺炎等。

3. 呼吸系统疾病，如慢性支气管炎。

4. 复发性口腔溃疡等。

【经验采撷】

常用加减：有习惯性便秘者，加麻仁、生首乌、莱菔子、玄参以滋阴润肠；前列腺炎，湿热结于下焦者，加滑石合知柏地黄汤，以滋肾养血清热利湿；妊娠小便涩痛重者，加甘草梢以通利，或加白花蛇舌草、败酱草等以清热解毒。

【典型病案】

1. 妊娠便难案

张某，女，26岁。小便频急半月余。早孕两个月，小便频急，点滴难下，灼热疼痛已半月余，阴部下坠感，口渴喜冷饮，晚上咽喉干痛，常有齿衄，口唇红，大便秘结，4~5天一行，舌红苔黄，舌面裂纹散布，脉细滑。患者素体阴虚，孕后阴血下注冲任以养胎，则阴血更亏，阴虚血热，津液涩少，膀胱气化不利，兼有湿热下注。法拟清热利湿，养血安胎。方用当归贝母苦参汤合猪苓汤化裁。处方：当归10g，贝母10g，苦参10g，阿胶10g（烊化），猪苓10g，茯苓10g，白术10g，泽泻5g。4剂，日1剂。二诊：尿频灼痛大减，守方加玄参10g，麦冬10g，2剂。三诊：小便正常，大便干结，2~3日1次，余症均除，舌脉如前，守原方再进3剂，至今未发。

2. 慢性肾盂肾炎案

刘某，女，39岁。尿频急、涩痛，伴腰酸痛7天。患者尿频急、涩痛伴腰酸痛反复发作18年，西医诊断为慢性肾盂肾炎。遇劳或受热则发，夏至初秋发作尤频，近又发作一周。现症见：腰酸胀痛，尿频急，点滴涩痛，色混浊如茶，伴低热、神疲乏力，舌尖红苔净，中根部薄腻黄苔，脉弦小数。此下焦湿热蕴结，上焦肺气闭郁，且气阴受损之证也。当归贝母苦参丸加味主之：当归10g，浙贝母10g，苦参15g，生地黄15g，金银花15g，鱼腥草15g，赤小豆15g，桔梗3g。水煎日服1剂。3剂，尿频急痛消失，12剂尿色转清。追访5年，未再复发。

3. 前列腺炎案

王某，男，30岁。尿道口灼热，排尿时会阴胀痛2月。其他医院直肠指检：前列腺稍大而硬。前列腺按摩液检查：脓细胞11个/HP，卵磷脂小体减少。诊为前列腺炎。诊见：尿道灼热疼痛，排尿时会阴部胀痛，伴腰膝酸软，手足心热，口干舌燥，大便干结，舌红苔薄白，脉弦滑。此为肾虚兼有湿热，治宜滋补肾阴、利湿清热。方用当归贝母苦参丸（汤）合知柏地黄汤加减：生地黄 15g，浙贝母 15g，山萸肉 10g，牡丹皮 10g，茯苓 20g，赤小豆 20g，桑寄生 20g，泽泻 20g，当归 20g，苦参 30g，连翘 30g，泽兰 12g，牛膝 12g。水煎，分 2 次服。二诊：服药 5 剂，尿道灼热减退，上方去牛膝，加木通 10g，蒲黄 10g，继续服用 5 剂。三诊：会阴部肿胀明显减轻，腰痛、发热缓解，前列腺检查正常。嘱服用成药六味地黄丸 1 盒，以巩固疗效。

外台茯苓饮

外台茯苓饮 PPT

外台茯苓饮视频

【原文】

《外台》茯苓饮：治心胸中有停痰宿水，自吐出水后，心胸间虚，气满，不能食，消痰气，令能食。（《金匮要略·痰饮咳嗽病脉证并治第十二》附方）

茯苓三两，人参三两，白术三两，枳实二两，橘皮二两半，生姜四两。

以上六味，水六升，煮取一升八合，分温三服，如人行八九里进之。

【方歌】

中虚不运聚成痰，枳二参苓术各三。姜四橘皮二两半，补虚消满此中探。

【辨证要点】

证：停痰宿水证。

病机：脾胃虚弱，中焦饮阻气滞。

证候：脘腹胀满，或伴疼痛，纳呆食少，恶心呕吐，时吐清稀痰涎，大便溏或干结，舌质多见淡白或淡红，苔白滑或薄白，脉沉弦或沉迟或迟缓。

【现代应用】

常用于慢性胃炎、腹胀、急性肠胃炎、小儿厌食症、幼儿腹泻等。

【经验采撷】

常用加减：若兼便秘，加大生白术剂量温中生津通便；无脘腹胀满，去行气除满之枳实；脘腹痛剧，加延胡索活血止痛；泛酸或吞酸，加海螵蛸、煅瓦楞子制酸以治标；水饮化热，加生薏苡仁清热利饮；经行或病久血虚，加当归养血等。为了增强祛湿利饮、理气降逆之功，以苍术、党参易方中白术、人参，重用陈皮，减少生姜，增入清半夏。湿饮者，多予茯苓、苍术；反之则少用。生姜减量，减轻了汤药的辛辣之味，改善了口感；又因与清半夏同用，有小半夏汤降逆止呕之意。

【典型病案】

1. 急性肠胃炎案

王某，男，3 岁。其母代述：患儿 1 个月前曾因急性肠胃炎住院，治疗 1 周

（具体用药不详），情况好转后出院，3 天前因过食生冷瓜果而腹痛、腹泻，日行 6~7 次，伴不消化食物。刻诊：形体瘦弱，面色不佳，倦怠无力，夜寐欠安，肠鸣辘辘，腹痛喜温喜按，舌质淡白腻苔稍黄，脉细弱无力。中医诊断为泄泻，此乃脾胃虚弱、食滞中焦所致。治宜温中健脾，辅以导滞。方宜《外台》茯苓饮化裁。处方：党参 6g，白术 6g，茯苓 6g，枳实 3g，陈皮 3g，白芍 6g，干姜 3g，焦麦芽 10g，焦山楂 10g，焦神曲 10g，鸡内金 6g。3 剂，水煎服，日 1 剂。复诊，腹泻次数减少，纳增，夜寐仍欠安，遂在原方基础上加生龙骨、生牡蛎各 6g，再服 3 剂，渐趋康复。后改服香砂养胃丸冀以巩固，并嘱其节饮食，调起居。追访半年，未复发。

2. 慢性胃炎案

陈某，女，48 岁。胃胀 1 年。患者近 1 年来胃胀，多在进食后出现，有时呕吐、嗳气、口苦或口甜，诊断为慢性胃炎，经治疗未获好转。刻诊见胃胀，嗳气，纳差，口干不欲饮，颈部活动不适，背部针扎感，腰部凉，上腹部压痛，大便 2~3 日 1 次，时干时稀，小便少，夜尿 2~3 次。舌淡苔白，脉沉弦细数无力。西医诊断：慢性胃炎；中医诊断：痞满。此乃胃虚饮停、气郁气逆、饮郁化热，兼太阳表证。方选《外台》茯苓饮合五苓散加半夏。处方：茯苓 12g，苍术 18g，泽泻 18g，猪苓 10g，党参 10g，枳实 10g，陈皮 30g，清半夏 15g，桂枝 10g，生姜 15g。7 剂，每日 1 剂，水煎分 3 次温服。二诊：患者胃胀、口干、颈背部不适明显减轻，纳食增加，嗳气减少。继服 7 剂，基本痊愈。

3. 幼儿腹泻案

周某，女，1 岁零 1 个月。腹泻 4 天。4 天前起发热、腹泻，查血常规、便常规未见异常，口服阿奇霉素后热退，但腹泻未止，日 2~4 次，大便夹有未消化食物，夜间易醒，辗转反侧，口中"哼哼"，无盗汗，白天可睡 2~3 小时，近两日纳差，得食则嗳气，声音较大，饮水不多，平素多动，因患者不配合，舌象未知，脉细。诊断：泄泻。证属太阴虚寒。冯世纶教授云："患儿尚不会表达，否则当有腹胀之诉。"此为《外台》茯苓饮证："治心胸中有停痰宿水，自吐出水后，心胸间虚气满，不能食；消痰气，令能食。"处方：清半夏 15g，党参 10g，炮姜 6g，苍术 10g，茯苓 12g，陈皮 30g，枳实 10g，桂枝 10g，生龙牡各 15g，炙甘草 6g。2 剂水煎，分 4 天服，日一煎。服药半剂，当天晚上眠即明显改善，药后第二日大便 1 次，糊状便。后回访睡眠明显改善，夜间醒 2~3 次。

橘枳姜汤

橘枳姜汤 PPT

【原文】

胸痹，胸中气塞，短气，茯苓杏仁甘草汤主之，橘枳姜汤亦主之。（《金匮要略·胸痹心痛短气病脉证治第九》第 6 条）

橘皮一斤，枳实三两，生姜半斤。

上三味，以水五升，煮取二升，分温再服。

【方歌】

痹而气塞又何施，枳实辛香三两宜，橘用一斤姜减半，气开结散勿迟疑。

橘皮竹茹汤 word

【辨证要点】

证：胸痹轻证。

病机：饮阻气滞，气滞偏盛而水饮停蓄，以致胃气不降。

证候：胸中气塞短气，心下痞满，呕吐气逆。

【现代应用】

1.冠心病心绞痛、风湿性心脏病、肺心病。

2.咳嗽、支气管哮喘、支气管炎等。

3.早孕反应。

【经验采撷】

常用加减：若呕逆较重，酌加半夏、旋覆花。

【典型病案】

1.冠心病案

陈某，男，67岁。胸部憋闷，压榨样疼痛10天。心慌，气短，全身乏力，遇劳累加重10年余，休息后缓解或消失，曾住院给予常规治疗。近10天上述症状明显加重，左下腹部自觉有冷气，大便稀，每日1~2次。心电图示：窦性心律，ST段下移0.05~0.10mV。甘油三酯3.0mmol/L，血糖、肝肾功能检查正常。舌质紫暗，舌苔浊腻，脉弦。中医诊断：胸痹（气滞痰凝）；西医诊断：冠心病（劳累性心绞痛）。治宜理气化痰。处方：枳实30g，陈皮100g，柴胡15g，黄芩10g，制附片30g（先煎），细辛10g，熟大黄10g，生姜50g，白芍30g。7剂。二诊：胸憋、心悸、气短等不适明显好转，复查心电图：窦性心律，ST段下移＜0.05mV。嘱继续服药治疗。痊愈。

2.支气管炎案

张某，男，37岁。咳嗽3年，诊为支气管炎，用青霉素、麦迪霉素、甘草片、罗汉果止咳冲剂、痰咳净、半夏止咳露，皆不效。细询患者，方知咳嗽虽久但不剧烈，且痰不多，入夜有轻度喘息，胃脘胸胁及背部均隐隐作痛，稍有畏寒，纳差。苔薄白，脉迟而细。此证颇似《金匮要略》胸痹、胸中气寒、短气证，病机为饮阻气滞，遂以橘枳姜汤加百合治之，处方：橘皮15g，百合15g，枳实6g，生姜10g。服药3剂后，诸症消失，胁背疼痛亦止，但胃脘部尚有隐痛。续进原方，加大百合计量为25g，服2剂而痊愈。

3.妊娠呕吐案

张某，女，26岁。停经54天，恶心4天，无呕吐，偶有中下腹隐痛，B超检查提示：宫内见3.3cm×1.0cm×2.0cm妊囊回声，胎心管搏动规则。检测血

β–HCG：5089U/L，黄体酮：124nmol/L。舌淡红，苔薄白，脉细。此为寒凝气滞。治法：调气温中降逆。方用橘枳姜汤加味。处方：陈皮 9g，枳壳 3g，干姜 5g，党参 12g，炒白术 10g，炙甘草 5g。5 剂。二诊：恶心消失，腹痛除，口微苦，舌脉如上。治以健脾调气，温中清热。处方：香砂六君子汤加川黄连 3g，4 剂而愈。

三仁汤

三仁汤 PPT

【原文】

头痛恶寒，身重疼痛，舌白不渴，脉弦细而濡，面色淡黄，胸闷不饥，午后身热，状若阴虚，病难速已，名曰湿温。汗之则神昏耳聋，甚则目瞑不欲言，下之则洞泄，润之则病深不解，长夏深秋冬日同法，三仁汤主之。(《温病条辨》)

杏仁五钱，飞滑石六钱，白通草二钱，白蔻仁二钱，竹叶二钱，厚朴二钱，生薏仁六钱，半夏五钱。

甘澜水八碗，煮取三碗，每服一碗，日三服。

【方歌】

三仁杏蔻薏苡仁，朴夏白通滑竹伦，水用甘澜扬百遍，湿温初起法堪遵。

【辨证要点】

证：湿重于热证。

病机：湿温初起，邪在气分，湿重于热。

证候：湿温初起及暑温夹湿见头痛恶寒，身重疼痛，面色淡黄，胸闷不饥，午后身热，苔白不渴，脉弦细而濡。

【现代应用】

1. 用于发热、肾盂肾炎、急性黄疸型肝炎以及类风湿性关节炎等。

2. 常用于治疗自汗、盗汗，即各种多汗症。

【经验采撷】

1. 常用加减

若湿温初起，卫分症状较明显者，可加藿香、香薷以解表化湿；若寒热往来者，可加青蒿、草果以和解化湿。

2. 使用注意

舌苔黄腻，热重于湿者则不宜使用。

【典型病案】

1. 术后发热案

陈某，女，42 岁。会阴部肿块 20 天。拟"巴氏腺囊肿"收住妇产科病房。行会阴囊肿切开术，术后患者出现烦躁不安，行为不能自主，西医考虑为精神过度紧张所致，服用奋乃静等药后，症状渐渐消除。术后10天，患者出现夜间发热，持续不退，遂请中医会诊。诊见倦怠乏力，头昏，夜间潮热，脘腹胀满。苔白腻厚，脉细。证属脾虚湿阻，郁而化热。治拟扶脾化湿清热。用三仁汤加减。处方：党参、厚朴、柴胡、炒白术、杏仁各10g，薏苡仁30g，白蔻仁3g，姜半夏15g，竹叶6g。3剂，每日1剂，水煎服。二诊：患者夜间潮热已消除，头昏脘胀时有发作，苔薄白腻，拟原法加大扶脾化湿之品共服8剂，诸症悉除。

2. 急性肾盂肾炎案

李某，女，19岁。尿频、尿痛、尿余沥不尽2天。次日伴发冷发热，周身不适，头痛，腰痛，腹胀。经某医院检查：白细胞计数11000/mm³，中性80%，尿检：蛋白（+），红细胞（+），脓细胞（+++），上皮细胞（++）。刻下症见体温38.5℃，身热，畏寒，口渴但不欲饮，呕恶纳呆，尿频数涩痛，尿色赤黄，腰疼，小腹胀，舌红苔腻微黄，脉浮数。辨证为热淋，膀胱气化不行，湿热蕴结下焦。治以清热解毒，利尿通淋。处方：金银花12g，连翘12g，柴胡10g，杏仁12g，黄柏10g，白蔻仁10g，薏苡仁12g，车前子12g，滑石12g，通草10g，竹茹10g，竹叶6g，生甘草6g。2剂。日3夜1服。二诊：上方连服4剂，发冷发热已退，尿量增多，仍有轻度尿涩及余沥不尽感觉，舌苔微腻，脉转濡缓。遵原方减金银花、连翘、柴胡，加姜半夏10g，厚朴10g，佩兰10g。日1剂，共服3剂。尿检恢复正常，余症均愈。

3. 急性黄疸型肝炎案

依某，女，25岁。食欲不振，胸闷腹胀，肢困乏力，小便深黄如浓茶5天。查：ALT＞200IU/L，总胆红素70μmol/L，HBsAg（-），确诊为急性黄疸型肝炎，建议中药治疗。刻诊见面目身黄如橘皮色，脘痞纳呆，恶心欲呕，大便溏而不畅，舌边尖红，舌苔淡黄而腻，脉弦滑。证属湿热郁滞三焦，郁而发黄（阳黄）。治宜清利湿热，开畅气机。处方：茵陈30g，薏苡仁15g，杏仁5g，白蔻仁6g，厚朴10g，半夏10g，滑石18g，通草5g，栀子15g，大黄5g，白花蛇舌草15g，白术15g，麦芽15g。每日1剂，连服12剂，黄疸全部消退，大小便正常，饮食如常，复查总胆红素、谷丙转氨酶均恢复正常，随访半年未见异常。

4. 多汗症案

梁某，女，56岁。盗汗1个月。胸以上为甚，头颈汗出如浴，每晚数次，头麻头重，舌紫红苔白腻，脉细滑微数。辨为湿热熏蒸，气机郁滞。治宜清利湿热，宣畅气机。处方：白蔻仁6g，杏仁10g，薏苡仁15g，竹叶12g，通草12g，滑石12g，法半夏10g，丹参15g，菖蒲12g，浮小麦12g，生龙骨30g（先煎），生牡蛎30g（先煎）。水煎服，每日1剂，早晚分服。二诊：服药3剂，头颈汗出明显减少，头麻头重基本消失，感腰胀痛，舌红、苔薄白腻，脉细滑。上方去浮小麦、龙骨、牡蛎，合张锡纯活络效灵丹，加杜仲15g，续断15g。

三诊：诉头颈、胸部汗出已止，睡眠好，腰不痛，无特殊不适，舌红苔薄白微腻，脉细滑微数。再进三仁汤原方 3 剂，清余热利湿而病愈。

三甲复脉汤

三甲复脉汤 PPT

三甲复脉汤视频

【原文】

下焦温病，热深厥甚，脉细促，心中憺憺大动，甚则心中痛者，三甲复脉汤主之。(《温病条辨》)

炙甘草六钱，干地黄六钱，白芍六钱，麦冬五钱（不去心），阿胶三钱，麻仁三钱，生牡蛎五钱，生鳖甲八钱，生龟板一两。

水八杯，煮取八分三杯，分三次服。

【方歌】

三甲复脉蛎龟鳖，地芍麻仁胶草枣，温邪伤阴肢痉挛，息风潜阳又养血。

【辨证要点】

证：阴虚阳亢证。

病机：邪热羁留下焦，热深厥甚。

证候：手足蠕动，心悸，抽搐，口干舌燥，脉细数。

【现代应用】

1. 帕金森病、面肌抽搐、小儿多动症、低血钙手足搐搦等抽搐疾病。

2. 甲状腺功能亢进、脑动脉硬化性头痛、病毒性心肌炎、阵发性心房颤动等。

【经验采撷】

1. 常用加减

若兼气虚喘急，加人参补气定喘；气虚自汗，加人参、龙骨、小麦补气敛汗；气虚心悸，加人参、小麦、茯神补气宁神定悸；若低热不退，加地骨皮、白薇以退虚热。

2. 使用注意

邪热炽盛之抽搐、痉厥，勿用本方。

【典型病案】

1. 帕金森案

唐某，女，60 岁。左侧肢体震颤 3 年，上肢较重，诉用手持物后无震颤，精神紧张，生气时症状加重。近 2 年呈逐渐加重趋势。刻诊见左侧肢体震颤，伸舌有舌颤，舌质偏暗，脉沉细，测血压时左上肢震颤加重，血压 99/80mmHg，脉搏 70 次 / 分。患者自发病以来无头痛、头晕，无恶心呕吐，神志清楚，无高血压、糖尿病史。诊为肝肾阴虚，筋脉失养之颤证。治以镇肝柔筋，育阴息风。处方：鳖甲 10g（先煎），龟板 10g（先煎），煅龙骨 30g，煅牡蛎 30g，生地黄 15g，白芍 20g，炙甘草 15g，阿胶 10g（烊化），麦冬 10g。14 剂，每日 1 剂，水煎服，每日 2 次。二诊：患者服药两周后，震颤明显减轻。近因家务劳累，颤动小有加重，然较前减轻。效不更方，守原法徐徐调之，病情平稳，渐轻。

2. 面肌抽搐案

王某，女，38 岁。左侧口眼歪斜，诊为面神经炎，初期针灸治疗 3 周，恢复缓慢，后改为口服激素、维生素 B1 及维生素 B12 注射治疗，恢复较快，但半个月后出现病侧面部、眼角、口角肌肉不自主间歇性抽搐，逐渐加重。曾多方治疗效果不佳。诊见神态安详，形体偏瘦，面色较暗，舌质暗红，苔薄白，脉弦细。予三甲复脉汤，处方：生牡蛎 15g，生龟板 15g，生鳖甲 15g，生地黄 10g，炙甘草 5g，白芍 10g，青蒿 15g，枸杞子 10g，焦三仙各 10g。7 剂后症状明显减轻，面部肌肉原有僵硬感消失，再予补中益气汤加牡蛎、龟板、鳖甲、枸杞子各 10g，服 2 周后痊愈，随访至今未复发。

3. 病毒性心肌炎案

王某，男，20 岁。发热恶寒、流清涕、头痛 10 天入院。检查见体温 39.2℃，脉搏 120 次 / 分，呼吸 20 次 / 分，血压 15.96/10.64kPa。胸闷气粗，疲乏无力。心律不齐，第一心音减弱，二尖瓣及三尖瓣区收缩期杂音（Ⅱ级）。X 线检查：心影稍大，肺（-）。西医诊断：病毒性心肌炎，上呼吸道感染。症见神清，形疲体衰，头晕耳鸣，潮热盗汗，手足心热，胸闷气短，左胸隐痛，纳呆干呕，溺短赤，舌光红少津，脉虚细数而促。证属心悸、怔忡，治拟三甲复脉汤以滋肾阴。处方：龟板（打碎先煨）、麦冬、干地黄各 25g，牡蛎 30g（打碎先煨），鳖甲 20g（打碎先煨），麻仁、白芍、阿胶（烊化）各 10g，黄芪 50g。煎服 2 剂热退尽，3 剂诸症悉除。嘱其注意饮食营养，调理生活，防止感冒，至今无后遗症。

4. 甲状腺功能亢进案

李某，女，21 岁。明显消瘦乏力 2 月余。症见消瘦，眼胀，眼球外突，心悸，烦躁易怒，恶热汗多，颈部稍增粗，失眠，纳食增进，大便每日 1 次，质软，小便量少色黄，舌质红苔薄黄，脉沉细数。体重 46kg，血压 16/9.3kPa。心率每 86 次 / 分，第一心音亢进。甲状腺呈 I 度弥漫肿大，未闻及甲状腺血管杂音。双手平伸震颤明显。确诊为甲亢。辨证为阴虚阳亢，以滋阴潜阳，养津润燥散结。方选三甲复脉汤加味。处方：炙甘草 10g，干地黄 20g，白芍 20g，麦冬 15g，阿胶 10g（烊化），麻子仁 10g，生牡蛎 15g，生鳖甲 20g，生龟板 30g，浙贝母 15g。经服 40 余剂后，症状和体征悉除，体重增加至 50kg。其他实验室检查值均恢复正常。为巩固疗效，嘱患者继续服药半月后减量再停药。4 个月后随访未复发。

主要参考书目

1. 欧阳卫权. 伤寒论六经辨证与方证新探——经方辨治皮肤病心法 ［M］. 北京：中国中医药出版社，2013.

2. 张琪. 张琪临证经验荟要 ［M］. 北京：中国中医药出版社，1993.

3. 刘渡舟. 经方临证指南 ［M］. 天津：天津科学技术出版社，1993.

4. 陈明，刘燕华，李芳. 刘渡舟临证验案精选 ［M］. 北京：学苑出版社，1996.

5. 闫云科. 临证实验录 ［M］. 北京：中国中医药出版社，2005.

6. 赵守真. 治验回忆录 ［M］. 北京：人民卫生出版社，1962.

7. 陈明，张印生. 伤寒名医验案精选 ［M］. 北京：学苑出版社，1998.

8. 赖良蒲. 蒲园医案 ［M］. 南昌：江西人民出版社，1965.

9. 席梁丞. 席梁丞治验录 ［M］. 兰州：甘肃人民出版社，1978.

10. 范学文，徐长卿. 范中林六经辨证医案选 ［M］. 北京：学苑出版社，2007.

11. 刘渡舟. 新编伤寒论类方 ［M］. 太原：山西人民出版社，1984.

12. 何庆勇. 经方叠用 ［M］. 北京：人民军医出版社，2015.

13. 杜雨茂. 伤寒论辨证表解 ［M］. 西安：陕西科技出版社，1984.

14. 米烈汉. 中国百年百名中医临床家丛书·米伯让 ［M］. 北京：中国中医药出版社，2001.

15. 李赛美. 李赛美伤寒论通俗讲解 ［M］. 北京：中国医药科技出版社，2017.

16. 崔章信. 《伤寒论》临证实践录 ［M］. 北京：人民卫生出版社，2018.

17. 宋永刚. 伤寒论例释 ［M］. 北京：中国中医药出版社，2015.

18. 王占玺，张荣显. 张仲景药法研究 ［M］. 北京：科学技术文献出版社，1984.

19. 谭日强. 金匮要略浅述 ［M］. 北京：北京人民出版社，1981.

20. 黄卿发. 伤寒六经病证治验选录［M］. 上海：上海中医学院出版社，1990.

21. 刘渡舟，聂惠民，傅世垣. 伤寒挈要［M］. 北京：人民卫生出版社，2006.

22. 王廷富. 金匮要略指南［M］. 成都：四川科学技术出版社，1986.

23. 吕志杰. 伤寒杂病论研究大成［M］. 北京：中国医药科技出版社，2010.

24. 王阶，张允岭，何庆勇. 经方名医实践录［M］. 北京：科学技术文献出版社，2009.

25. 冯世伦，张长恩. 经方传真——胡希恕经方理论与实践［M］. 北京：中国中医药出版社，2015.

26. 刘渡舟. 刘渡舟教授临证验案精选［M］. 北京：学苑出版社，1996.

27. 陈明. 金匮名医验案精选·徐有全医案［M］. 北京：学苑出版社，2000.

28. 刘渡舟. 新编伤寒论类方［M］. 太原：山西人民出版社，1984.

29. 肖子曾，肖碧跃. 现代名医用方心得［M］. 太原：山西科学技术出版社，2013.

30. 马大正. 马大正中医妇科医论医案集［M］. 北京：中医古籍出版社，2006.

31. 林盛进. 经方直解［M］. 北京：中国中医药出版社，2016.

32. 闫云科，闫峻. 临证实验录［M］. 北京：中国中医药出版社，2012.

33. 胡国华，罗颂平. 全国中医妇科流派名方精粹［M］. 北京：中国中医药出版社，2016.

34. 高秀兰. 名老中医方剂医案［M］. 北京：中国中医药出版社，2015.

35. 何庆勇. 金匮要略方药心悟［M］. 北京：人民军医出版社，2015.

36. 吴佩衡. 吴佩衡医案［M］. 昆明：云南人民出版社，1979.

37. 蒋健，朱抗美. 金匮要略汤证新解［M］. 上海：上海科学技术出版社，2017.

38. 何华. 国家中青年名中医——何华［M］. 郑州：中原农民出版社，2015.